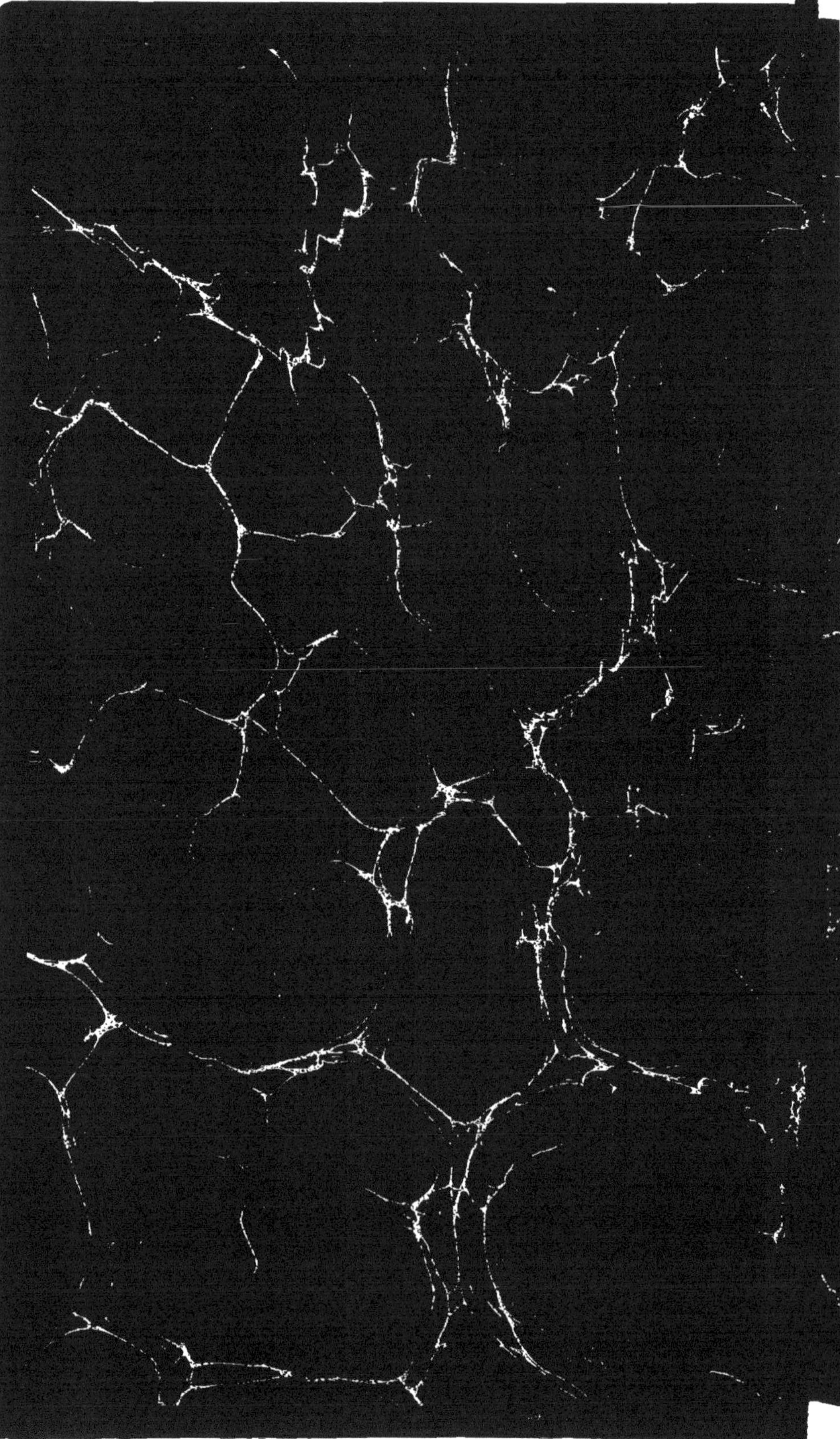

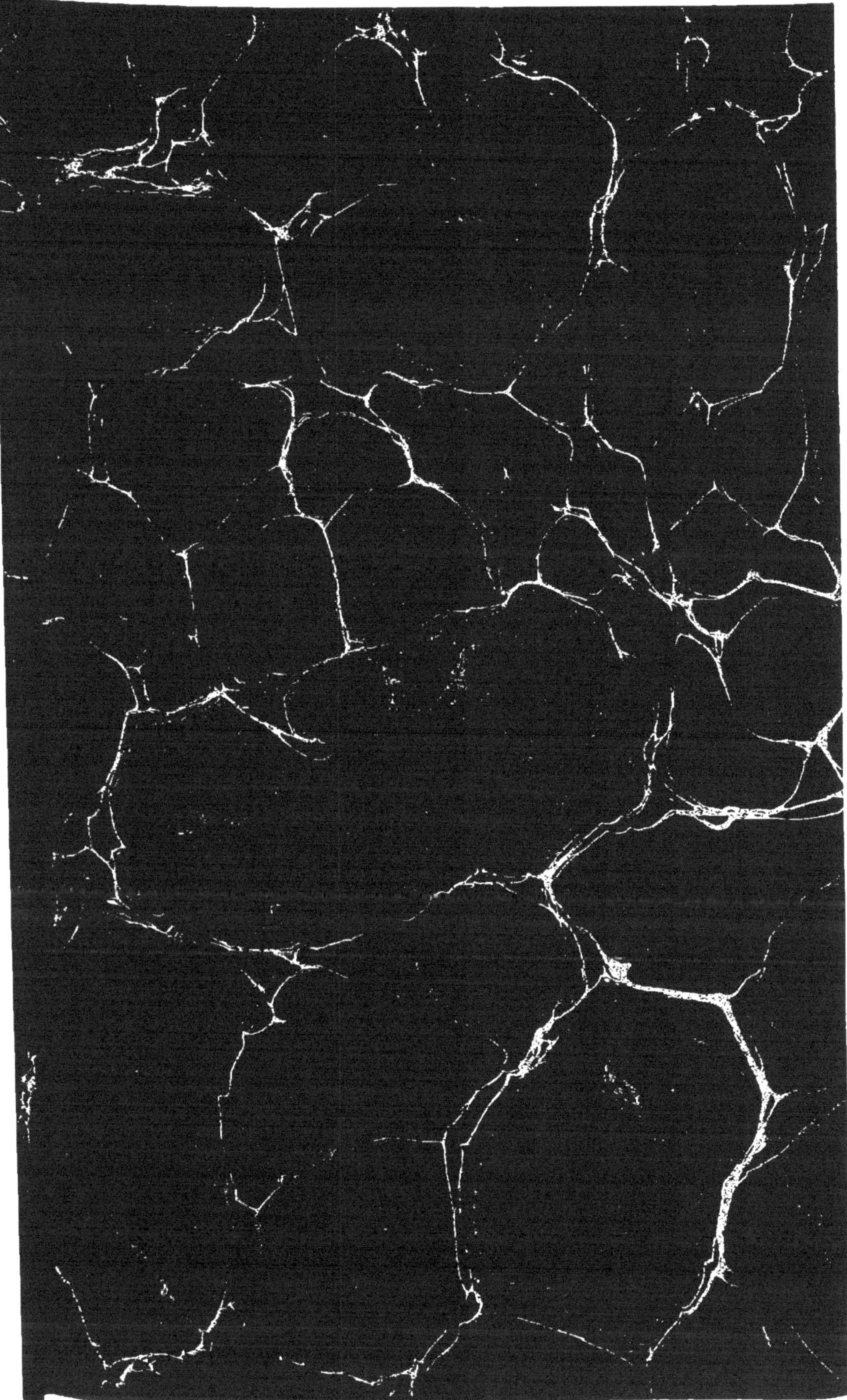

COURS COMPLET

D'ÉTUDES ANATOMIQUES.

I.

Paris. — Imprimerie de Lacour, r. des Boucheries-S.-Germ., 38.

COURS COMPLET

D'ÉTUDES ANATOMIQUES

OU

TRAITÉ ÉLÉMENTAIRE

D'ANATOMIE DESCRIPTIVE,

CONTENANT

DES CONSIDÉRATIONS GÉNÉRALES SUR L'ENSEMBLE DE CHACUN
DES SYSTÈMES ORGANIQUES,

Par Ph. RIGAUD,

PROFESSEUR DE CLINIQUE CHIRURGICALE, DE PATHOLOGIE EXTERNE
ET D'OPÉRATIONS A LA FACULTÉ DE MÉDECINE DE STRASBOURG;
PROFESSEUR AGRÉGÉ DE LA FACULTÉ DE MÉDECINE DE PARIS;
CHIRURGIEN DU BUREAU CENTRAL DES HÔPITAUX CIVILS;
MEMBRE DE LA SOCIÉTÉ ANATOMIQUE, ETC., ETC.

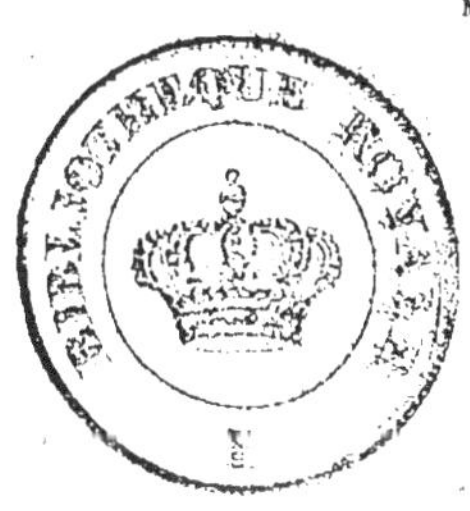

Tome Premier.

PARIS,

A la Librairie des Sciences Médicales
DE JUST ROUVIER,
Rue de l'École-de-Médecine, 8.

STRASBOURG,		MONTPELLIER,
TREULET et WURTZ,		L. CASTEL, SEVALLE.
LEVRAULT, DERIVAUX.		
MARSEILLE,		LYON,
VEUVE CAMOIN.		CH. SAVY, Jᶜ.

1843

PRÉFACE.

Mon intention était simplement de publier quelques *études anatomiques;* j'y voulais exposer certains points de l'anatomie, soit qu'ils me semblassent devoir être présentés sous une forme différente de celle qui est généralement adoptée, soit que j'eusse des données nouvelles à faire connaître sur plusieurs d'entre eux. Mais, d'une part, certaines exigences m'ont mis dans la nécessité de toucher tous les sujets de l'anatomie descriptive; et de l'autre, l'ordre que j'ai cru devoir adopter, m'a également contraint à faire un peu d'anatomie générale.

Le tissu cellulaire et les membranes tégumentaires avec leurs dépendances m'ont paru devoir être placés en tête de ce travail; le premier étant l'élément fondamental de tout l'organisme, et les secondes étant les premières modifications du tissu cellulaire.

Après cela, nous avons remarqué que tous les systèmes constituans du corps pouvaient être divisés en deux groupes ; les systèmes fractionnés et les systèmes continus. Dans les premiers, chaque partie est indépendante des autres ; les systèmes continus ne peuvent, au contraire, être scindés dans aucun point de leur étendue, et servent, en même temps, à réunir les différentes parties des premiers en un seul tout : les os, les ligamens, les muscles et les viscères peuvent être considérés comme indépendans dans chacune de leurs parties ; l'action propre de l'une d'elles peut s'exercer sans le concours des autres, tandis que les vaisseaux et les nerfs forment un ensemble complet, dont il est impossible de considérer les portions comme isolées. Ces considérations nous ont permis d'appliquer aux systèmes fractionnés la grande division en troncs et en membres ; les os du tronc, les ligamens qui les unissent, les muscles du tronc, les cavités que forment ces parties et les organes ou viscères qui y sont contenus, sont étudiés dans ce premier volume.

Dans le second volume, nous verrons les os, les ligamens et les muscles des membres ; et, ainsi, se trouvera complétée l'étude des systèmes fractionnés. Nous passerons ensuite à la description des vaisseaux *artères*, *veines et lymphatiques*, puis à celle des nerfs.

COURS
D'ÉTUDES ANATOMIQUES.

DU TISSU CELLULAIRE.

Le tissu cellulaire, désigné par Bordeu sous le nom de tissu muqueux, et appelé par d'autres auteurs, tissu lamineux, cribleux, glutineux, aréolaire, etc., constitue à lui seul tout l'organisme des animaux les plus simples. J.-F. Meckel le définit *une substance cohérente, homogène, visqueuse, à peine solidifiée et amorphe*, ou bien encore *le fluide coagulable coagulé*.

Jouissant de l'*hygrométricité* et de l'*extensibilité*, ses qualités essentielles, il doit à la première de se pénétrer de l'humidité qui lui donne la vie et qui seule est le véhicule de son aliment; c'est là l'absorption nutritive : la faible exhalation qui s'accomplit est le mouvement opposé nécessaire au renouvellement de l'alimentation. C'est à l'extensibilité que le tissu cellulaire doit toutes les apparences variées sous lesquelles il se présente.

A un degré plus élevé de l'échelle, une couche tégumentaire protége l'animal celluleux et devient le siége de l'absorption nutritive. Ce tégument externe se réfléchit sur lui-même et pénètre au centre de la masse muqueuse, formant d'abord ainsi un simple cul-de-sac qui, se prolongeant ensuite de plus en plus

"

vers l'extrémité opposée, s'ouvre enfin par l'orifice *anal;* de cette manière se trouvent constitués les différens degrés du tube alimentaire. La fonction de nutrition se concentre de plus en plus sur le tégument interne et devient une véritable intus-susception. La peau proprement dite ou tégument extérieur conserve long-temps encore, en partie au moins, la faculté de nutrition. La structure de ces deux tégumens est encore si peu différente, qu'ils peuvent se suppléer l'un l'autre; car, si l'on retourne l'animal comme un doigt de gant, sa surface extérieure exercera l'absorption nutritive, tandis que la surface intérieure deviendra plus particulièrement cutanée protectrice. Ainsi donc, au centre de la masse muqueuse du plus simple organisme, une véritable cavité digestive s'est creusée.

Entre ces deux couches tégumentaires, et dans l'épaisseur de la masse muqueuse, apparaissent successivement toutes les parties dissimilaires des organisations de plus en plus complexes. L'élément celluleux au sein duquel elles se sont développées, en constitue le parenchyme et remplit les intervalles qui les séparent; les enveloppant ainsi de toutes parts, et leur formant une véritable atmosphère, comme le disait Bordeu, il sert en même temps à les isoler et à les réunir; il les rend indépendans dans leurs fonctions comme, parfois, dans leurs maladies; les uns l'ont considéré comme une barrière que la nature a opposée à la transmission des troubles morbides des organes voisins, et les autres, au contraire, comme un moyen de communication de leurs affections : il remplit tantôt un de ces usages, tantôt l'autre.

L'élément celluleux se présente sous deux formes bien distinctes : 1° le tissu cellulaire intermédiaire aux organes; constituant des masses plus ou moins abondantes, il remplit tous les intervalles que ceux-ci laissent entre eux, ou mieux, qu'ils n'ont point encore envahis. Partout continu, c'est lui que l'on rencontre partout et que l'on désigne sous le nom de tissu cellulaire *général, externe, intermédiaire* (*textus cellularis laxus*). Il est abondamment accumulé dans le bassin autour des organes qui y sont contenus ; à la partie antérieure de la colonne vertébrale et aux membres, où sa quantité est en rapport direct avec l'étendue et la facilité des mouvemens, comme on le voit à l'aine, au creux poplité, à l'aisselle. Le cou, la face en renferment beaucoup ; là, ainsi qu'aux membres, sa quantité est toujours en rapport direct avec les mouvemens ; la distension considérable et le retour sur eux-mêmes des organes pelviens, offrent le plus haut degré de ce rapport.

2° La seconde forme comprend la portion qui a été envahie par l'organe nouveau et que celui-ci s'est appropriée ; on y distingue d'abord A, le tissu cellulaire, d'enveloppe propre, *textus cellularis strictus* : c'est la gaîne celluleuse d'un muscle, c'est la tunique externe d'une artère, etc. ; ensuite B, les prolongemens qui, occupant l'épaisseur de l'organe, en séparent ou en réunissent les diverses parties ; par exemple : le tissu cellulaire inter-fasciculaire et inter-fibrillaire d'un muscle, le tissu cellulaire qui réunit entre elles les tuniques artérielles, etc. On les désigne sous le nom particulier de *textus cellularis stipatus*. Enfin C, le tissu cellulaire, qui fait essentiellement partie de l'élément de l'organe nouveau, et que l'on a désigné sous le nom de *textus cellularis organicus*.

Nous considérons, avec J.-F. Meckel, cet élément fondamental comme un liquide, produit d'une sécrétion génératrice, et passant, en partie au moins, à l'état solide. Mais de plus, pour nous, il prend alors une véritable organisation propre, lamellaire et filamentaire, offrant une disposition aréolaire, ou mieux, spongieuse, dont les vacuoles, réellement existantes, ouvertes de tous côtés, n'ont point de forme ni de capacité fixes, et tirent leur configuration actuelle, qui n'est que passagère, de l'élasticité du moment et de la quantité de liquide ou de gaz qui s'y accumulent. Leur volume, et souvent leur forme, ont été changés par le fait même de la cristallisation des liquides contenus; cristallisation que l'on a donnée comme indiquant ces deux manières d'être; en un mot, les vacuoles du tissu aréolaire se moulent sur les substances qui y sont renfermées. La communication est libre et facile entre toutes les cavités, dont quelques unes s'affaissent et s'effacent momentanément, pour se rouvrir dans d'autres circonstances; elles ne sont véritablement alors que des cavités possibles : tout cela dépend du haut degré d'élasticité du tissu qui les forme.

Composition chimique. Fourcroy, d'après l'analyse qu'il en a faite, considère le tissu cellulaire comme entièrement formé de gélatine. John a trouvé de plus, un peu de fibrine et des traces de phosphate et de carbonate de chaux.

Composition organique. Vasculaire d'après Ruisch, formée de vaisseaux blancs d'après Mascagni, elle est considérée par d'autres auteurs comme essentiellement constituée par la terminaison des nerfs. Béclard regarde la fibre simple comme sa seule base véritable; mais la fibre elle-même est composée de substance aréolaire perméable et de globules microscopiques, comme on en trouve dans toutes les humeurs; or, la substance aréolaire donne seule naissance aux lames et aux filamens celluleux ou muqueux, et en constitue le seul élément; tandis que les globules venant s'y déposer, produisent les deux autres élémens primitifs, la fibre musculaire et la fibre médullaire.

Dans le tissu cellulaire, on trouve deux humeurs, la sérosité et la graisse : la première est si peu abondante dans l'état ordinaire, qu'on la désigne souvent sous le nom de vapeur ; la graisse n'y est point simplement déposée, elle est toujours contenue dans des utricules qui la sécrètent et qui sont groupées autour d'une sorte de pédoncule vasculaire.

TISSU ADIPEUX.

La graisse, selon Bichat, serait simplement déposée dans les mailles du tissu cellulaire ; elle s'y trouverait exhalée comme la sérosité, et s'y accumulerait en plus ou moins grande quantité, suivant les diverses circonstances : cette opinion a été récemment reproduite et soutenue par M. de Blainville. Malgré l'autorité de noms aussi justement illustres, nous adopterons l'idée fondamentale de Hunter, Monro, etc., etc., idée reprise par M. Raspail et considérée par ce physiologiste, sous quelques points de vue nouveaux. Ainsi pour nous, il existe de petites vésicules réunies en grappes, autour d'un pédoncule vasculaire ; dans ces vésicules closes de toutes parts, la graisse est contenue, à l'état de fluidité chez l'homme, mais à des degrés différentes, selon les âges et les diverses régions du corps. Le nom spécial de *tissu adipeux* doit être réservé à cette modification du tissu cellulaire qui forme les saccules dans lesquels la graisse se trouve renfermée.

Les recherches de M. Raspail lui ont montré la masse graisseuse résultant de l'agrégation de vésicules de plusieurs ordres décroissans, et dont les dernières ; que le microscope seul peut faire voir, renferment les granules adipeux. Les granules sont formés eux-mêmes : 1° par le sac qui contient le fluide graisseux,

2° par ce fluide même ; et pour nous servir d'une comparaison qui nous fera bien comprendre , les granules adipeux sont les molécules intégrantes de la graisse ; le saccule d'une part, et le fluide graisseux de l'autre , en sont les élémens constituans ou molécules constituantes. Chaque granule, d'après M. Raspail, offre un point par lequel il adhère à la face interne de la vésicule qui les contient ; ce point, il le nomme *hile*, nom qui s'applique aussi au point par lequel chaque vésicule du dernier ordre tient elle-même à la surface intérieure d'une vésicule plus grande dans laquelle sont renfermées plusieurs vésicules de l'ordre inférieur. Ainsi se trouve produit le grain graisseux, c'est alors celui-ci qui est suspendu à un ramuscule vasculaire, qui lui-même tient au pédoncule artériel et veineux particulier du lobule. C'est ce dernier fait où s'étaient arrêtés Hunter, Monro, Mascagni, etc.

L'augmentation et la diminution de l'embonpoint résultent de l'accroissement des vésicules microscopiques par suite de la formation de nouveaux granules, ou de la résorption de ceux qui existaient.

DE LA PEAU.

Sur la masse muqueuse qui constitue à elle seule toute la composition des proto-organismes, se forme une couche plus dense, véritable tégument fermé de toutes parts, qui sert en même temps à circonscrire l'animal, à le protéger contre les actions extérieures et qui remplit aussi la fonction d'absorption assimilatrice ; essentiellement muqueux et spongieux, il jouit, comme le tissu primordial, d'un haut degré d'hygrométricité ; il n'en diffère que sous le rapport de la plus grande résistance. Tel est le véritable rudiment de la peau. Ce tégument pénétrant dans le centre de l'être simple, donne naissance, ainsi que nous l'avons indiqué, au tégument intérieur, première forme des muqueuses, qui conservent toujours quelque chose d'une organisation moins avancée.

Long-temps on ne reconnut à la peau que deux parties distinctes : le *chorion* ou *derme* et la *cuticule* ou *épiderme*. Malpighi aperçut la couche muqueuse interposée à ces deux élémens ; il vit que là siégeaient aussi les diverses colorations de la peau. Le nom de *mucus*, de *corps muqueux de Malpighi* lui fut assigné. Gaultier admit quatre couches distinctes dans le corps muqueux : 1° Les bourgeons sanguins ; 2° la couche albide profonde ; 3° les gemmules espèce de membrane colorée ; 4° la couche albide superficielle, allant ainsi du derme à l'épiderme.

Fohmann admet six couches : 1° le panicule graisseux ; 2° la couche interne à mailles ; 3° un réseau vasculaire formé de vaisseaux sanguins, de nerfs et de vaisseaux lymphatiques ; 4° un réseau lymphatique superficiel ; 5° le mucus de Malpighi ; 6° l'épiderme.

MM. Breschet et de Vauzème, s'appuyant sur des recherches d'anatomie comparée, ne reconnaissent et avec eux nous n'admettrons comme base fondamentale du tégument commun que la partie fibreuse, le *derme*. Essentiellement formé de fibres aponévrotiques ou de tissu fibreux à mailles larges à la face profonde et de plus en plus serré en allant vers la surface extérieure où la texture est telle qu'elle semble uniforme et partout compacte ; il en résulte qu'à la face adhérente on voit des excavations, des locules, espèces de culs-de-sac qui contiennent de petites masses graisseuses. Les mailles les plus profondes assez larges sont distinctement en connexion avec l'enveloppe fibreuse commune du corps, au moyen de filamens aponévrotiques. Le tissu cellulaire général plonge aussi avec la graisse à travers ces aréoles et se met en connexion avec le second ordre de mailles, moins amples que les premières; enfin les plus petites que l'on puisse distinguer reçoivent en quelque sorte un tissu cellulaire plus lâche, plus mou.

Simple organe de protection encore, des parties accessoires se développent dans son épaisseur : ces parties sont 1° un appareil *kératogène*, composé d'un petit sac placé au niveau de sa face profonde et à des hauteurs peu variables, lequel reçoit des vaisseaux déliés qui sillonnent sa surface, lui donnent une couleur rougeâtre et lui apportent les matériaux de sa sécrétion. Cette glandule simple est enveloppée de granulations graisseuses; un canal excréteur droit s'élève de son extrémité périsphérique, traverse toute l'épaisseur du derme et vient verser à sa surface, le produit sécrété, véritable substance cornée qui comprend le corps muqueux de Malpighi et l'épiderme qui n'en est que la couche la plus extérieure privée de son humidité et desséchée. L'analyse microscopique de cette couche déposée y fait reconnaître une disposition fibreuse, dont chaque filament s'élevant d'abord perpendiculairement sur la surface du derme, s'infléchit brusquement et devient presque horizontal, ce qui a fait considérer le corps muqueux comme étant composé de deux couches de fibres dirigées en sens différens, les unes perpendiculaires, les autres horizontales : chacune de ces fibres, en particulier, paraît composée d'une série de petites écailles ayant la forme d'une raquette, imbriquées les unes sur les autres et suivant la direction de la portion de fibre à laquelle elles appartiennent : les plus extérieures desséchées constituent l'épiderme proprement dit et laissent entre elles de légers intervalles dans lesquels viennent s'ouvrir les canaux excréteurs de la sueur. Cette couche cornée est toujours organe de protection.

Dans ce même but, la nature aurait créé, selon les auteurs dont nous exposons les travaux, un organe sécréteur du *pigmentum* : ils le nomment *chromatogène*. Situé au dessus de la surface libre du derme, dont elle n'est séparée que par un réseau vasculaire, la granulation sécrétoire excessivement petite, réunie à toutes les autres de la même espèce, forme une sorte de couche dont le microscope le plus fort fait distinguer la structure : elle donne naissance à un petit canal excréteur, qui s'élevant au milieu des fibres verticales de la substance cornée vient déposer dans sa couche extérieure la matière de la couleur noire du nègre et des diverses autres colorations.

Jusqu'à présent, la peau n'a été pour nous qu'un organe de protection ; elle devient actuellement un organe d'excrétion ou d'exhalation. Cette fonction est accomplie par l'appareil sudorifère ou *hydrophore*, composé d'une ampoule logée dans l'épaisseur même du derme, assez près de sa face adhérente, recevant par son fond des vaisseaux capillaires : de son goulot naît un canal spiroïde qui traverse le derme, gagne sa surface externe et se plonge dans la substance cornée, après s'être engagée entre les diverses parties de l'appareil chromatogène ; il s'élève ensuite entre les fibres verticales de la substance épidermique, s'infléchit avec elles et vient s'ouvrir entre deux écailles de la couche desséchée. Les gouttelettes de sueur qui parviennent à cette bouche, s'accumulent jusqu'à ce qu'elles soient assez abondantes pour soulever l'écaille qui les recouvre et se répandent sur la surface libre du corps.

Dans les animaux les plus simples, la peau absorbait par sa seule faculté hygrométrique, mais dans les êtres complexes un ordre de vaisseaux particuliers parait nécessaire et dévolu à l'accomplissement de l'inhalation. Naissant dans les couches superficielles de la substance cornée ou mucus de Malpighi, ils forment entre eux des anses anastomotiques (c'est le réseau lymphatique superficiel de Fohmann), desquelles émanent les canaux qui doivent porter plus profondément le produit de l'absorption ; ceux-ci se dirigent vers la surface extérieure du derme, la traversent et viennent dans l'épaisseur de cette trame fibreuse former un nouveau réseau d'où naissent d'autres vaisseaux qui, se portant plus profondément encore, viennent se rendre dans le réseau lymphatique sous-cutané. La portion de ce système qui occupe l'épaisseur de la couche épidermoïde, paraît uniforme et régulière ; celle qui parvient au derme et qui pénètre dans sa couche la plus extérieure, offre des rudimens de cloisons, espèces de valvulves qui, rares ici, se multiplient de plus en plus et finissent par donner au vaisseau l'apparence moniliforme, propre aux lymphatiques avec lesquels ils vont communiquer.

Enfin la peau devient un organe des sens ; elle doit cette propriété à la présence des ramifications nerveuses qui viennent s'y terminer, en formant des mamelons coniques à la surface extérieure du derme qu'elles ont traversé et qui se plongent dans la substance sécrétée par l'appareil kératogène, dans laquelle elles pénètrent obliquement et s'élèvent jusque vers le milieu de son épaisseur. Le derme envoie sur toute la surface de ces papilles, comme on les nomme, une couche fibreuse, véritable névrilème ; le nerf s'était dépouillé du sien propre en pénétrant dans la peau. Les filamens nerveux conservent dans les papilles la disposition flexueuse qui leur est propre, et se terminent en s'anastomosant entre eux par arcade.

Ainsi, point de terminaison en pinceau, à filamens

simples et libres, comme on l'avait attribué au système inhalant et au système nerveux tactile. Les vaisseaux absorbans semblent donc exercer la fonction d'absorption par endosmose, ainsi que le pense M. Dutrochet. Comment les nerfs reçoivent-ils la faculté tactile ? nous l'ignorons complétement.

DES MEMBRANES MUQUEUSES.

Véritable partie de l'enveloppe commune, le système des membranes muqueuses n'est dans le principe qu'une portion rentrée du tégument extérieur. Nous avons dit comment la forme simple de la cavité digestive se creuse successivement dans la masse celluleuse du proto-organisme.

Le système muqueux est réduit dans le principe à sa portion alimentaire. Dans les animaux les plus élevés et dans l'homme en particulier, d'autres prolongemens rentrés de la peau, constituent des systèmes muqueux indépendans les uns des autres, et qui peuvent être regardés, par analogie, comme des prolongemens détachés de la membrane digestive : ainsi, la muqueuse des voies génito-urinaires, parfaitement indépendante dans l'homme, est moins isolée chez la femme où l'espace qui sépare la vulve de l'anus est si étroit et recouvert d'un tégument si délicat que celui-ci forme en quelque sorte le passage entre la peau et la muqueuse intestinale. Meckel regarde la peau du périnée, même chez l'homme, comme un intermédiaire entre la structure de ces deux tégumens. La muqueuse propre aux organes de la sécrétion du lait, est la seule tout-à-fait isolée et véritablement distincte ; elle n'existe que dans la classe élevée des mammifères.

Dans les points où la continuité s'établit entre les deux tégumens, au niveau des ouvertures libres des cavités intérieures, le passage de l'un à l'autre est tantôt brusque et tranché, comme on le voit à la bouche, sur le bord libre des lèvres; encore ici la membrane qui le recouvre ne prend elle-même que graduellement le caractère muqueux. A l'anus la ligne de démarcation est moins marquée, elle l'est moins encore à la vulve et aux fosses nasales.

Véritable peau à l'état de première simplicité, les membranes muqueuses consistent en un tissu spongieux, plus ou moins mou et d'une épaisseur variable. Les couches que l'on y peut reconnaître sont : 1° le chorion ou derme qui en forme la seule partie vraiment fondamentale, mais qui n'est point aréolaire ici comme il l'est à la peau. Adhérent par l'une de ses faces à la couche, tantôt musculaire, tantôt dartoïde, et tantôt celluleuse qui le double, il en reçoit la faculté de se mouvoir : l'adhérence est établie au moyen d'un tissu que les anciens ont appelé nerveux, qui fut ensuite dit simplement celluleux, et que l'on regarde assez généralement aujourd'hui avec M. Cruveilhier comme fibreux. Cet anatomiste le nomme la charpente des voies intérieures. Une couche du *tissu cellulaire lâche*, toujours immédiatement placée au dessous de la muqueuse, porte le nom de *tissu cellulaire sous-muqueux*. 2° Le corps muqueux (mucus de Malpighi) recouvre-t-il la surface libre de la portion tégumentaire qui nous occupe ? On peut regarder comme telle la couche humide et coagulable que l'on rencontre entre les papilles de la langue et l'épiderme qui s'y rencontre. Les villosités paraissent aussi enveloppées par une couche gélatiniforme qui nous semble n'être autre chose que ce mucus. 3° L'épiderme des muqueuses, que l'on nomme *épithélium* et qui existe évidemment aux orifices extérieurs; de là on le voit s'enfoncer plus profondément, en devenant de plus

en plus mince et de moins en moins distinct, jusqu'aux endroits où, cessant d'en pouvoir constater
l'existence, on suppose qu'il n'existe plus. Cette terminaison de l'épithélium se fait dans les points où les
substances étrangères ne conservent plus leurs qualités propres : ainsi celui qui revêt la portion supérieure du canal alimentaire cesse brusquement au
point d'union de l'œsophage et de l'estomac par un
bord découpé ; celui qui tapisse le vagin s'arrête sur
le bord libre des lèvres de l'utérus par un bord tranché et à peu près droit ; tandis que l'épiderme qui
revêt la pituitaire, celui que l'on voit à l'anus et à
l'orifice de l'urètre, se perdent insensiblement sans
que l'on puisse dire où il se termine.

Aucune des parties accessoires que nous avons indiquées dans la composition de la peau, n'ont été aper-
çues par les anatomistes dans les muqueuses, mais
leur surface libre nous offre des organes que l'étude du
tégument externe ne nous avait point montrés ; ce sont
les *villosités*, véritables radicules intérieures de notre
corps ; elles représentent le chevelu de la racine des
végétaux, et puisent les matériaux de la nutrition ; il
en est de deux sortes, les unes élargies et semblables
aux feuilles du gazon : on les appelle *foliacées* ; les autres sont nommées *filiformes*, ce qui dit assez leur
figure. Quelques anatomistes en ont admis une troisième espèce, *fungiformes*, ou renflées à leur extrémité
libre ; elles ne nous paraissent point différer essentiellement des premières, qui offrent seulement alors un
élargissement assez marqué à leur pointe ; elles méri-
teraient mieux le nom de villosités en raquette, mais
il est inutile d'en faire une espèce particulière. Quelle
est leur structure propre ? c'est là le point de la difficulté : M. Cruveilhier admet à leur extrémité, un pore
ou bouche, orifice d'un véritable vaisseau absorbant,

lequel parcourrait le centre de la villosité, et serait, d'après lui, entouré d'un réseau vasculaire jouissant de la faculté érectile nécessaire à l'accomplissement de ses fonctions. Beaucoup d'autres auteurs admettent également le réseau vasculeux ; mais ils doutent de l'existence du canal central et plus encore du pore absorbant. Un simple tissu spongieux, celluleux, dans lequel se répandent les dernières ramifications capillaires des vaisseaux intestinaux, nous semblent en constituer la structure et pouvoir également expliquer les phénomènes de l'absorption que nous croyons, avec M. Dutrochet, consister essentiellement dans l'*endosmose*. Les villosités foliacées se rencontrent particulièrement dans l'estomac et les filiformes se trouvent dans le duodénum et l'intestin grêle. Il en existe aussi dans le gros intestin de l'une et de l'autre espèce. Dans les muqueuses des voies génito-urinaires les villosités sont rares et n'occupent que les parties les plus profondes.

DÉPENDANCES DES MEMBRANES TÉGUMENTAIRES.

Les follicules, les poils, les ongles et les dents.

1° Les follicules existent tant dans la peau proprement dite que dans les membranes muqueuses en particulier ; dans la première on les appelle *follicules sébacés*, et dans la seconde *follicules muqueux* ; ils sont, dit-on, formés les uns et les autres d'une portion rentrée des tégumens. Il vaut mieux les considérer comme ayant une existence propre et primitive, mais présentant, il est vrai, les mêmes élémens fondamentaux que la partie de l'organe tégumentaire dont ils dépendent. Ils se présentent tous sous l'apparence d'utricules ou de petits sacs à fond renflé où se rendent de nombreux vaisseaux. Retrécis à leur goulot, qui s'ouvre librement à la surface externe, leurs orifices se manifestent sous l'apparence d'enfoncemens alvéolaires, de grandeur variable, fort étroits quand un follicule unique s'ouvre isolément, plus larges et souvent infundibuliformes, lorsque plusieurs viennent s'ouvrir sur un même point; cette excavation commune est appelée *lacune*; tels sont les lacunes de Morgagni dans l'urètre, le trou borgne de la base de la langue, etc. Dans la peau, les follicules sont réunis en grand nombre à l'entrée des excavations intérieures et dans les endroits où l'on rencontre des poils nombreux; aux organes génitaux, autour de l'anus, à l'aisselle, dans le conduit auditif externe, au bord libre des paupières. Dans certaines régions, le liquide qu'ils sécrètent répand une odeur extrêmement prononcée. Sur les muqueuses, les follicules sont groupés ou discrets; on les dit *agminés* lorsqu'ils sont simplement nombreux dans un petit espace (*glande lacrymale*, *glande arythénoïde*, *follicules de Peyer*, etc.); *composés* quand on rencontre des lacunes multiples sur la surface de la masse qu'ils constituent (*les amygdales*, *les glandes molaires*, etc.); *groupés* lorsque plusieurs s'ouvrent dans une lacune; enfin l'on a improprement appelé *glandes de Brünner* les follicules discrets que l'on rencontre dans le tube digestif et qui d'abord n'avaient été aperçus que dans le duodénum et l'estomac; c'est Peyer qui les a indiquées le premier, et non Brünner, comme on serait conduit à le croire. Dans les membranes muqueuses, les follicules sécrètent partout un mucus analogue. Dans la peau, au contraire, le produit de leur sécrétion est tantôt une huile grasse, sans odeur; tantôt une huile fortement odorante; d'autres fois un mucus particulier (*la chassie*, par exemple, *aux paupières*; *le cérumen dans le con-*

duit auditif externe, etc.). Ils ont toujours un orifice unique.

2° *Les poils*. Ils se composent de deux parties ; un bulbe qui les sécrète et la portion libre ou poil proprement dit : les follicules pilifères sont formés d'élémens semblables à ceux qui constituent les follicules dont nous venons de parler ; siégeant comme eux dans l'épaisseur de la couche profonde du derme et faisant saillie au dessous du tégument dans le tissu cellulaire sous-jacent, ils offrent seulement ceci de particulier que leur fond donne naissance à une papille conique, vasculaire et nerveuse, sur laquelle se réfléchit la couche cornée, tandis qu'autour de sa base s'arrête le derme au travers duquel la papille surgit. Celle-ci est désignée sous le nom de bulbe du poil ; c'est elle qui le sécrète : une première couche se dépose sur sa surface et s'y moule, une seconde est sécrétée au dessous de celle-ci, qu'elle soulève. Successivement formées ainsi de cornets épidermoïdes emboîtés, à base tournée du côté profond, les poils poussent avec une extrême lenteur, tant qu'ils sont encore renfermés entièrement dans l'épaisseur de la peau ; ils croissent avec une grande rapidité dès qu'ils sont arrivés au dehors. L'épiderme général ne forme donc point un étui au poil tout entier, au contraire il se continue toujours avec la couche dernièrement sécrétée et immédiatement en rapport avec le bulbe. La base du poil est donc véritablement excavée, mais doit-on croire que les vaisseaux et les nerfs s'élèvent dans le centre jusqu'à une certaine hauteur ? Cela ne peut point être, si le mode de formation que nous venons d'indiquer est vrai.

Les poils occupent généralement chez l'homme la face antérieure du corps. Réunis en grand nombre dans certaines régions, à la tête, aux organes géni-

taux, etc., ils sont essentiellement organes de protection. Les points divers de la surface extérieure du
corps où ils se trouvent accumulés chez les différens animaux, attestent cette vérité, tellement que
les quadrupèdes qui, pour se défendre, se couchent
sur le dos, ont les poils les plus nombreux sur
leur face abdominale. N'est-ce point dans le but de
protéger ces parties contre les chocs auxquels elles
sont soumises dans le coït, que la nature a pourvu le
pubis de l'espèce humaine de poils forts et nombreux ?

Les membranes muqueuses n'offrent pas de poils
dans l'état normal ; cependant il s'en développe quelquefois dans certaines régions, sur la caroncule lacrymale, sur la conjonctive palpébrale, et dans des cas
extraordinaires, à la surface interne de l'estomac ou
de quelqu'autre point des muqueuses, la vessie par
exemple.

3° *Les ongles.* Ils occupent toujours la face dorsale de l'extrémité libre de la dernière phalange ;
la forme ellipsoïde qu'ils présentent chez l'homme
serait modifié si nous n'avions l'habitude d'en retrancher la portion qui excède les doigts, ils ten-
draient à se doubler dans le sens de leur largeur et se
recourberaient en crochets, comme on le voit chez la
plupart des animaux, si nous les abandonnions à leur
libre accroissement. Recouvrant la portion du derme
le plus abondamment pourvu de papilles, et par conséquent la plus sensible, ils réfléchissent en quelque
sorte la sensation du toucher qui se trouve ainsi véritablement multipliée sur la pulpe.

Les ongles sont une des circonstances de notre organisation le plus nécessaires à la perfection du toucher.
Ils présentent trois parties, que l'on désigne sous les
noms de racine, de corps et d'extrémité libre. La ra-

cine est la portion qui se trouve entièrement cachée dans la rainure que forme le derme et que l'on appelle généralement *matrice de l'ongle*. Le corps comprend presque toute la portion à découvert ; et la pointe ou l'extrémité libre est cette partie que nous retranchons de temps à autre et qui n'adhère point au derme. La surface de ces productions épidermoïdes est marquée de stries longitudinales qui les ont fait regarder comme réellement formées par une réunion de poils : mais si l'on regarde avec plus d'attention et à l'aide d'une forte loupe, l'on voit bientôt que des lignes transversales et légèrement convexes en avant y peuvent être distinguées ; ajoutons que la facilité avec laquelle les ongles se déchirent transversalement indique qu'ils sont formés de filamens transverses ; or, en recherchant attentivement la disposition des papilles, on se convainc facilement que ces stries longitudinales indiquent seulement les séries que forment ces papilles ; l'ongle les coiffe et se moule exactement sur elles. A l'union du corps et de la racine existe à la main, mais pas chez tous les individus, une tache semi-lunaire blanche, à convexité tournée en avant, dont la base se perd du côté de la racine et vient se cacher sous le rebord du derme, c'est ce que l'on appelle *lunule*. Cette tache blanche ne siége point dans l'ongle lui-même ; elle appartient, en propre, au derme sous-jacent et n'est aperçue que par transparence.

Au point où le corps et l'extrémité libre se continuent l'un avec l'autre, l'ongle adhère à la peau et si l'on examine avec attention, on voit que l'épiderme de l'extrémité du doigt vient se réfléchir sous la face profonde de la pointe de l'ongle et ne se prolonge point entre celui-ci et le derme : une disposition analogue, mais en sens inverse, se remarque du côté de la racine, sur la face supérieure de laquelle l'épiderme, après avoir accompagné le chorion jusqu'au point où celui-ci se réfléchit pour former la rainure postérieure ou matrice, contracte adhérence avec cette couche cornée, en forme la lame la plus superficielle et vient se réfléchir sur sa pointe pour se continuer avec celui qui provenait de l'extrémité libre du doigt ; cette continuité se trouve interrompue par le retranchement ou par l'usure de la portion libre de l'ongle : l'épiderme enlevé avec ce dernier, forme un étui à son extrémité libre et laisse au contraire sa racine flottante au dessous de lui.

Chez l'homme à l'état de civilisation, c'est à sa pointe que l'ongle offre le plus d'épaisseur : la racine en est la partie la plus mince et l'épaisseur va graduellement en augmentant de celle-ci vers la première ; ce qui s'explique par le mode de développement de cet organe ; or, ce développement se fait de la manière suivante : l'ongle est sécrété en même temps par le derme auquel il adhère par sa face profonde, et par la portion de cette membrane que l'on a nommée la *matrice* : celle-ci fournit toujours la couche la plus superficielle qui croît d'arrière en avant. Les autres couches fournies par la portion du derme que l'ongle recouvre sont plus profondes et successivement plus courtes ; elles sont repoussées en avant par l'accroissement en longueur du produit sécrété par la *matrice* ; évidemment toutes les couches concourent à former ainsi le corps et l'extrémité libre ; la racine seule est plus mince.

Quelques différences entre les ongles des mains et ceux des pieds doivent être notées ici : à ceux des mains seulement se retrouve la lunule qui pourtant n'existe pas toujours, qui souvent ne s'observe qu'à l'ongle du pouce, et dans tous les cas, est moins mar-

quée à mesure qu'on se rapproche davantage du petit doigt. Au pied, les stries de la face superficielle de
l'ongle ne sont point, comme à la main, toujours longitudinales ; on les voit surtout aux deux ou trois derniers orteils irrégulièrement disposées ; car les papilles qui leur donnent lieu, présentent une disposition
irrégulière ; l'ongle seul du gros orteil et quelquefois
celui du second offrent des stries semblables à celles
que l'on observe aux ongles du membre supérieur.

4° *Les dents.* Si nous étudions les dents à l'occasion des membranes tégumentaires, c'est que nous
les considérons comme de véritables follicules primor-
dialement identiques aux follicules sébacés, pilifères
et muqueux, modifiés en raison des usages particuliers
qu'ils sont appelés à remplir.

Les dents sont au nombre de trente-deux, lorsque
leur éruption est complète. Les auteurs ont rapporté
des exemples d'excès dans le nombre ainsi que de défaut : ce défaut peut porter sur quelques dents en
moins ; il peut consister en une absence totale de ces
organes de la mastication.

Étudiés dans leur développement, nous voyons
d'abord les os maxillaires creusés d'une simple gouttière non cloisonnée, fermée vers le bord libre et
antérieurement par une lame fibreuse, qui, plus dure
et plus épaisse au niveau du bord alvéolaire, a reçu
dans ce point le nom de cartilage dentaire. Sa portion
fibreuse est dite membrane *gengivale.* Le cartilage
dentaire est festonné, et l'on voit du côté de la gouttière alvéolaire des prolongemens fibreux qui, la tapissant, ont été nommés par quelques auteurs *périoste
alvéolaire ;* d'autres l'appellent *sac fibreux dentaire.*
Des cloisons osseuses s'élèvent du fond de la gouttière,
et forment les alvéoles. Au fond de chacune de celles-
ci viennent se rendre les terminaisons des nerfs et des

artères dentaires ; elles y constituent une véritable papille, qui proémine au fond du sac fibreux. Les uns disent que cette membrane fibreuse est seulement soulevée et vient coiffer, en quelque sorte, la papille elle-même ; tandis que, d'après les autres, il offre une ouverture pour laisser passer la papille. Nous partageons cette dernière manière de voir ; car l'examen le plus minutieux ne permet jamais de constater l'existence d'aucun prolongement de la couche fibreuse que l'on voit toujours s'arrêter autour de la base de la papille. Une vésicule ou poche, que nous regardons comme séreuse, se forme dans la cavité du sac fibreux ; elle est fermée de toute part, et contient d'abord un liquide absolument incolore, qui devient rougeâtre, puis jaunâtre. La papille, prenant de l'accroissement, refoule devant elle et dans la cavité propre de ce sac, la portion membraneuse qui lui correspond, comme le fœtus repousse devant lui la caduque propre pour former ce que l'on a nommée caduque réfléchie. La substance de la dent, celle que l'on appelle ivoire ou osseuse, est sécrétée par la papille coiffée de la lame séreuse réfléchie, sur la surface interne de laquelle il se dépose. A une certaine époque de la dentition, l'émail est sécrété : quelques anatomistes ont pensé que la papille est également chargée de le fournir, et qu'il transsude au travers des porosités de l'ivoire pour venir se déposer à la surface de la couche osseuse ; mais nous croyons, avec d'autres auteurs, que l'émail est sécrété par la lame extérieure du sac du follicule dentaire, et qu'il se trouve directement déposé de dehors en dedans sur l'ivoire. Cette manière de concevoir la formation des deux substances de la dent rend facilement raison de la disposition intime des fibres qui les composent ; l'ivoire, comme les poils, est formé par de véritables cornets emboîtés ; l'émail est au contraire constitué par des fibres perpendiculaires à la surface qu'il recouvre.

Le germe d'une dent de lait et celui de sa dent de remplacement sont contenus, au commencement, dans la même alvéole ; plus tard, on voit une lamelle osseuse s'élever des parois de l'alvéole, et former une cloison d'abord incomplète, présentant une ouverture de communication entre les deux moitiés de la cavité qu'elle a cloisonnée ; à travers cette ouverture passe le vaisseau de connexion entre les deux germes. Ce trou se rétrécit de plus en plus, et les deux germes deviennent indépendans l'un de l'autre. Le follicule dentaire de remplacement est toujours situé au dessous pour la mâchoire inférieure, au dessus pour la mâchoire supérieure, et un peu en arrière pour les deux, relativement au follicule de la dent de lait. A l'époque fixée par la nature, l'accroissement successif du germe de la dent de remplacement, après s'être opéré du côté de la racine, s'effectue vers la couronne ; et, repoussant la cloison qui le sépare de la dent de lait, commence à détruire le vaisseau nourricier de cette dent, puis détermine la résorption de la racine. Réduite à son corps et à sa couronne, elle est maintenue par la membrane des gencives et peut être détachée par le plus léger effort ; mais il peut arriver qu'à la chute d'une dent de lait on observe qu'elle a conservé sa racine, qui est alors excessivement mince, ce qui tient à la manière dont la dent de remplacement a agi sur elle. La dent de lait peut encore ne point se détacher, et celle de remplacement, atteignant le bord alvéolaire, ne s'en montre pas moins au dehors : ainsi se trouvent constituées les sur-dents.

Les grosses molaires, qui n'ont point leurs dents de lait, appartiennent essentiellement à la seconde dentition. La dernière, appelée dent de sagesse, ne se

montre que fort tard. Le germe de ces grosses molaires est seul dans son alvéole.

Les germes des dents prennent de bonne heure la
forme même de la dent qu'ils doivent former. Les racines doubles des petites molaires, celles triples ou
quadruples, rarement quintuples, des grosses molaires,
sont représentées par des végétations particulières de
la papille dentaire. L'on devrait admettre en réalité
autant de germes particuliers qu'une dent offre de
racines.

Parmi les trente-deux dents, il en est huit que l'on
nomme incisives, quatre à la mâchoire supérieure et
quatre à la mâchoire inférieure, deux médianes et deux
latérales; ces dents placées à l'extrémité du levier que
représente chaque mâchoire ont le moins de puissance
et sont destinées à couper, à la manière des ciseaux,
les corps qui leur sont présentés : leur couronne est
taillée en biseau, aux dépens de la face antérieure pour
les dents du bas, et aux dépens de la face postérieure
pour les dents du haut. Des quatre canines, deux sont
supérieures et deux inférieures; leur couronne est à
peu près conique, et leur racine ayant la même figure,
on peut les regarder comme formées de deux cônes
réunis par leur base. Les petites molaires, au nombre
de quatre à chaque mâchoire et deux de chaque côté,
ont une couronne garnie de deux tubercules, l'un externe, l'autre interne : le premier est le plus développé. Leur racine est double; souvent les deux portions sont réunies, mais un sillon antérieur et un sillon
postérieur indiquent la trace de la division. Les grosses
molaires, au nombre de douze, six à chaque mâchoire,
trois à droite, trois à gauche, ont leur couronne garnie de trois tubercules, souvent quatre, et très-rarement cinq, en nombre égal à celui de leurs racines,
qui, du reste, présente toujours, lorsque leur nom-

bre est moindre que celui des tubercules ; un sillon qui indique la séparation qui devrait exister. Ces racines se rapprochent parfois, et se réunissent dans quelques cas rares par leur sommet, on les appelle alors *dents barrées* ; tantôt elles embrassent ainsi des portions de l'alvéole, d'autres fois l'on n'observe point cette disposition. Le corps des dents est cette partie intermédiaire à la couronne et à la racine ; il est très-court, et c'est sur lui que vient se serrer la membrane des gencives. La limite entre le corps et la couronne est indiquée par les bords mêmes de l'émail, qui présentent deux lignes courbes, l'une en dehors, l'autre en dedans, et à convexité tournée vers le bord alvéolaire : on les nomme improprement *collet des dents.*

Le sommet de chaque racine est percé d'un trou ; un seul, par conséquent, pour les incisives et les canines, deux pour les petites molaires, trois, quatre, et très-rarement cinq, dans les grosses molaires. Par ce trou pénètrent les vaisseaux et les nerfs qui font vivre les dents ; une cavité intérieure existe dans chacune ; elle offre à peu près la forme de la dent, et contient la partie essentiellement vivante que l'on nomme *pulpe dentaire.* La portion dure des dents est un dépôt inorganique ; nous le regardons comme épidermoïde ou cornée.

La courbe parabolique que représente la série des dents de la mâchoire inférieure est toujours un peu plus petite que celle que représentent les dents supérieures ; d'où résulte que l'arcade dentaire inférieure s'emboîte en quelque sorte, ou tend à s'emboîter, dans l'arcade dentaire supérieure. Cette disposition est manifeste pour les dents incisives et canines ; pour les petites molaires et pour les grosses molaires en particulier, leurs couronnes se rencontrent et se heurtent ; mais souvent l'on voit les tubercules externes des inférieures venir se loger dans le sillon qui sépare les tubercules externes des internes des molaires d'en haut.

L'on peut dire que toutes les dents s'inclinent du côté de la cavité buccale, soit un peu plus, soit un peu moins, d'où nous croyons devoir tirer le précepte de renverser toujours les dents en dedans lorsque l'on veut en faire l'avulsion.

DU TRONC.

Le tronc comprendra pour nous ce que l'on a généralement désigné sous ce nom, plus la tête que nous étudierons comme formée de deux parties : le crâne, dépendant de la colonne vertébrale, et la face, constituée par des appendices analogues aux côtes et à l'os hyoïde.

DU RACHIS.

Nous diviserons la cavité osseuse qui contient l'axe cérébro-spinal en trois parties, 1° la colonne vertébrale proprement dite, s'étendant entre le crâne et le sacrum; 2° le sacrum et le coccyx; 3° le crâne.

La colonne vertébrale est composée de vingt-quatre pièces osseuses appelées *vertèbres*. Le nombre de ces pièces varie assez rarement; cependant nous avons vu cinq ou six fois leur nombre porté à vingt-cinq et dans ce cas l'on trouvait toujours une vertèbre dorsale en plus. Nous n'avons jamais vu le nombre des vertèbres cervicales varier, quoique quelques anatomistes célèbres aient dit que c'est sur cette région que porte la différence d'une vertèbre en plus ou en moins. Nous n'étudierons la colonne vertébrale en général qu'après avoir vu chacune des pièces qui la constituent en particulier.

DES VERTÈBRES.

On divise les vertèbres en trois groupes, les *dorsales*, les *cervicales* et les *lombaires*. Chaque vertèbre présente un *corps*, une *masse apophysaire*, des *pédicules* et *un trou.*

Le corps est la partie essentiellement articulaire et le centre des mouvemens. La masse apophysaire sert en même temps à l'insertion des puissances musculaires et concourt à former la cavité protectrice de la moelle; les apophyses articulaires contribuent tout autant à constituer le canal vertébral qu'à l'articulation des vertèbres voisines entre elles. Les pédicules sont destinés à lier ensemble la masse apophysaire et le corps, en même temps qu'ils font partie du canal central.

DES VERTÈBRES DORSALES.

Le corps des vertèbres dorsales représente la forme d'une section de cylindre ; son diamètre antéro-postérieur l'emporte généralement sur le diamètre transverse. La différence est des plus marquée quand on examine une vertèbre dorsale moyenne, la sixième ou la septième par exemple ; mais elle diminue soit que l'on se porte vers les premières ou vers les dernières vertèbres de la même région, tellement que le diamètre transverse du corps de celles-ci prédomine sur le diamètre antéro-postérieur, se rapprochant ainsi successivement du caractère propre de celles de la région cervicale et de la région des lombes. Les faces supérieure et inférieure sont à peu près planes et parallèles; cependant l'épaisseur du corps d'une vertèbre du dos est un peu moindre antérieurement que postérieurement, ce qui dépend de la courbure à concavité antérieure de cette portion de la colonne. La face antérieure est fort étendue dans le sens transversal et forme à peu près les 3/4 au moins, ou même les 4/5ᵉˢ de la circonférence totale ; elle est fortement convexe dans ce même sens et d'autant plus que le diamètre antéro-postérieur l'emporte davantage sur le diamètre transverse ; aux extrémités de cette face et par conséquent sur les côtés du corps de chacune de ces vertèbres, l'on remarque des facettes lisses, pour l'articulation de la tête des côtes. Cette face est légèrement concave dans le sens de sa hauteur ; c'est elle qui forme ces gouttières transverses que l'on voit sur toute l'étendue de la colonne vertébrale. La face postérieure est concave transversalement, plane de haut en bas et elle forme la partie antérieure du trou vertébral. On voit vers sa partie moyenne tantôt un, tantôt deux trous, pour la sortie des veines qui émanent de l'épaisseur du corps de la vertèbre. Toute la surface de celui-ci est criblé de petites ouvertures par lesquelles pénètrent les vaisseaux nourriciers.

Sept apophyses se distinguent dans la masse apophysaire. L'*apophyse épineuse*, longue, de forme pyramidale, fortement inclinée de haut en bas et d'avant en arrière, imbriquée sur ses voisines, se termine par une extrémité généralement mince et quelquefois légèrement renflée ; elle donne attache aux ligamens sur-épineux. Sa base élargie se divise en deux lames, *lames vertébrales*, qui sont larges, assez épaisses et assez courtes. Ces lames forment la partie postérieure du trou vertébral ; elles donnent attache par leurs bords supérieur et inférieur aux ligamens jaunes. De la base de ces lames s'élèvent les apophyses transverses, très-développées, déjetées en arrière, renflées à leur sommet en manière de tête qui présente sur sa surface antérieure, dans toutes les vertèbres dorsales, la onzième et la douzième exceptées , une facette lisse , concave , pour son articulation avec la tubérosité des côtes. Au dessus et au dessous du point où les apophyses transverses sont unies avec les lames vertébrales, existent les apophyses articulaires ; les supérieures regardent directement en arrière , les inférieures directement en avant , les supérieures seules concourent à former le canal vertébral; placées au devant des inférieures, celles-ci ne peuvent point y concourir immédiatement.

Les *pédicules* complètent sur les côtés le trou vertébral; ils ont chacun deux échancrures dont la supérieure est très-peu profonde , l'inférieure est au contraire très-marquée; ces échancrures forment par leur rapprochement les trous de conjugaison par où sortent les nerfs de la moëlle. Le trou des vertèbres dorsales est étroit et cylindroïde. C'est dans cette région que le canal vertébral présente le moins de capacité.

DES VERTÈBRES CERVICALES.

Leur *corps* est ovalaire transversalement. Le diamètre antéro-postérieur n'est guère que la moitié du diamètre opposé. La face supérieure est concave transversalement et légèrement convexe d'arrière en avant. La face inférieure concave dans ce dernier sens, est au contraire convexe dans le premier ; en un mot, sa configuration est alternative avec celle de la face supérieure. Les faces antérieure et postérieure offrent une étendue transversale peu différente l'une de l'autre: la première l'emporte cependant un peu sur la seconde et présente en même temps une légère convexité. L'on y voit deux lignes qui la divisent en trois portions ; la moyenne est recouverte par le ligament commun antérieur, et les deux autres le sont par les muscles de la région pré-vertébrale (*les longs du cou et les grands droits antérieurs de la tête*). On ne voit point de facettes articulaires sur les parties latérales de ce corps dont l'épaisseur, un peu plus grande antérieurement, est en rapport avec la courbure du rachis, dans sa portion supérieure.

L'apophyse épineuse est assez courte. Légèrement oblique en arrière et en bas, elle est bifurquée à son sommet où l'on voit deux tubercules recourbés inférieurement et qui donnent attache aux extrémités supérieures des muscles inter-épineux ; le point de la bifurcation de ce sommet donne attache supérieurement à l'extrémité inférieure de deux mêmes petits muscles. La base de cette apophyse se divise en deux lames, longues, minces et étroites. L'apophyse transverse se compose essentiellement de deux parties ; l'une antérieure, naissant sur les côtés du corps, l'autre postérieure s'élevant du point où se réunissent la lame et le pédicule ; ces deux portions de l'apophyse transverse cervicale, interceptent un trou dans lequel passe l'artère vertébrale ; réunies en dehors de ce trou, elles se séparent de nouveau : les tubercules terminaux de cette bifurcation se recourbent vers la partie supérieure, à l'inverse de ceux des apophyses épineuses ; en même temps une gouttière assez profonde regardant en haut est formée par les deux portions de cette apophyse transversale. Les muscles inter-transversaires cervicaux se fixent inférieurement sur leur sommet bifurqué ; supérieurement, au contraire, ils viennent s'attacher au point où les deux tubercules se réunissent. Les gouttières de la face supérieure des apophyses transverses, cervicales, soutiennent, pendant quelque temps, les nerfs cervicaux, après leur sortie des trous de conjugaison.

Les apophyses articulaires supérieures regardent en

arrière et en haut, les inférieures regardent en bas et en avant, ce qui permet à la portion cervicale du rachis des mouvemens faciles et étendus.

Les pédicules présentent des échancrures dont la supérieure est à peu près égale à l'inférieure.

Le trou des vertèbres cervicales est triangulaire, c'est dans cette région qu'il est le plus large.

DES VERTÈBRES LOMBAIRES.

Le volume de leur *corps*, comparé à celui des autres vertèbres, l'emporte de beaucoup. Son diamètre transverse est plus grand que l'antéro-postérieur, mais la différence est beaucoup moins grande que dans la région cervicale. La face antérieure est deux fois et demie plus étendue que la face postérieure ; elle présente à sa partie moyenne un peu plus de hauteur que celle-ci, comme on le voit également au cou. Sa convexité dans le sens transversal est beaucoup moins prononcée qu'aux vertèbres du dos ; il n'existe point de facettes articulaires sur les parties latérales.

L'*apophyse* épineuse se dirige horizontalement ; elle est large, de forme quadrilatère, et son bord postérieur est en général fort épais. Les *lames* ont peu de longueur ; elles sont peu larges, et présentent une épaisseur remarquable. Les *apophyses transverses*, tantôt assez longues, quelquefois presque nulles, sont toujours grêles, et servent seulement à des insertions musculaires. Il n'est point très-rare de voir une treizième côte surnuméraire s'élever du corps de la première vertèbre des lombes ; cette côte est une côte flottante, qui ne s'articule pas plus avec l'apophyse transverse que la onzième et la douzième. Les apophyses articulaires supérieures regardent en dedans, elles sont concaves et reçoivent dans leur écartement les apophyses articulaires inférieures de la vertèbre qui est au dessus ; d'où résulte que ces dernières apophyses regardent en dehors, et sont beaucoup plus rapprochées l'une de l'autre que les supérieures. Les *pédicules* offrent des échancrures supérieures dont la profondeur, quoique moindre que celle des inférieures, ne s'en éloigne pourtant pas beaucoup : néanmoins la différence est plus grande ici que dans les vertèbres du cou.

Le trou, moins grand que dans cette dernière région, présente un diamètre plus considérable que celui des vertèbres du dos.

CARACTÈRES ESSENTIELS ET DIFFÉRENTIELS DES VERTÈBRES DE CHAQUE RÉGION.

Pour les vertèbres dorsales, le caractère est unique, constant et invariable : c'est la présence de facettes articulaires sur les parties latérales de leurs corps.

Dans la région lombaire, la direction des facettes articulaires supérieures seule est également caractéristique et sans exception.

Les vertèbres du cou sont caractérisées par la présence du trou dont est percé la base de l'apophyse transverse ; et si la septième vertèbre cervicale n'offre souvent pas cette ouverture, il sera néanmoins impossible de la prendre pour une vertèbre du dos, à cause de l'absence des facettes articulaires sur les parties latérales de son corps, et encore moins pour une vertèbre des lombes, en raison de la direction des apophyses articulaires supérieures.

CARACTÈRES PROPRES A QUELQUES VERTÈBRES EN PARTICULIER.

A la région du dos, nous trouvons quatre vertèbres, la première, la dixième, la onzième et la douzième, qui, indépendamment de leur caractère spécial de région, peuvent être reconnues à des caractères particuliers.

La *première vertèbre dorsale* offre seule sur les côtés de son corps une facette costale entière supérieure et une portion de facette seulement près du bord inférieur. La *dixième* n'a qu'une facette incomplète près de son bord supérieur, et n'en présente point en bas; mais comme cette facette paraît souvent entière, et qu'elle offrirait ainsi un caractère commun avec la onzième et la douzième vertèbre de la même région, il faut y joindre la présence de la facette que l'on aperçoit sur la face antérieure de la tête de l'apophyse transverse, comme dans toutes les vertèbres qui sont au dessus. Les deux dernières, *onzième* et *douzième*, ont une facette articulaire complète sur le milieu de la partie latérale de leur corps, et n'en offrent point sur l'apophyse transverse. Ce caractère, qui leur est commun, ne permettrait point de les distinguer l'une de l'autre; mais la direction en dehors des apophyses articulaires inférieures de la douzième seule, ainsi que leur rapprochement, nécessités par la disposition des apophyses articulaires supérieures de la première lombaire, la caractérisent toujours suffisamment.

Parmi les cervicales, nous en pourrons distinguer trois, la première, que l'on nomme *atlas;* la seconde, appelée *axis*, et la septième, dite *saillante* ou *proéminente.*

Première vertèbre cervicale ou atlas. Sa forme la

fait reconnaître au premier coup d'œil. C'est un anneau irrégulier auquel on distingue deux arcs et deux masses latérales ; l'arc antérieur ou petit arc, forme à peine le cinquième ou le sixième de la circonférence totale. Aplati légèrement d'avant en arrière, il présente sur la partie moyenne de sa face antérieure un tubercule qui donne attache à l'extrémité inférieure du faisceau *tendineux* du ligament occipito-atloïdien antérieur. La face postérieure de cet arc nous présente une petite facette arrondie, légèrement concave, avec laquelle s'articule la face antérieure de l'apophyse odontoïde de l'axis. Le bord supérieur donne insertion à la portion *membraneuse* du ligament occipito-atloïdien antérieur, et le bord inférieur donne attache au ligament atloïdo-axoïdien antérieur. L'arc postérieur de l'atlas, deux fois et demie plus long que l'antérieur, nous offre à la partie moyenne de sa face postérieure un petit tubercule ou crête, rudiment véritable de l'apophyse épineuse, auquel vient s'attacher le faisceau *tendineux* du ligament occipito-atloïdien postérieur. Sur ses côtés on voit de petits enfoncemens rugueux pour l'insertion de l'extrémité inférieure des muscles petits droits postérieurs de la tête. La face antérieure de cet arc est concave, et forme la paroi postérieure du trou vertébral. Les deux quarts moyens du bord supérieur, donnent insertion à la portion *membraneuse* du ligament occipito-atloïdien postérieur. Sur les parties latérales de ce bord existent des échancrures sur lesquelles reposent les artères vertébrales, au moment où elles vont pénétrer dans le crâne. Le bord inférieur donne attache à la membrane fibreuse lâche, que l'on nomme improprement *ligament atloïdo-axoïdien postérieur*.

Les masses latérales de l'atlas présentent une face supérieure lisse, concave, regardant en haut, en dedans et en arrière, et souvent divisée en deux parties par un enfoncement médian; elle s'articule avec le condyle de l'occipital. La face inférieure est beaucoup moins étendue, de forme circulaire, dirigée en bas et en dedans pour s'unir avec les apophyses articulaires supérieures de l'axis. Des deux faces latérales, l'externe est surmontée par une véritable apophyse transverse, dont le sommet offre une trace légère de bifurcation, et dont la base est percée du trou dans lequel passe l'artère vertébrale, qui, se jetant horizontalement en arrière, contourne l'extrémité postérieure de la masse latérale et passe dans l'échancrure du bord supérieur du grand arc de l'atlas. La face interne offre des enfoncemens irréguliers pour l'insertion du ligament transverse de la première vertèbre. Ce ligament divise le trou de l'atlas en deux moitiés inégales dont l'antérieure plus petite est remplie par l'apophyse odontoïde et la postérieure, large, est la partie la plus supérieure et la plus évasée du canal rachidien.

Seconde vertèbre cervicale. La première remarque à faire est celle-ci : l'*axis* peut être en quelque sorte divisé dans le sens de son épaisseur en deux moitiés, dont l'une supérieure offre seule des différences remarquables avec les vertèbres du cou en général, tandis que l'inférieure est en tout semblable à la face inférieure des autres vertèbres de la même région; dispositions nécessitées par la configuration propre de la vertèbre qui la précède et de celle qui la suit.

Le corps de l'axis présente le seul exemple d'un diamètre vertical plus étendu que les diamètres transverse et antéro-postérieur. Sa face antérieure est garnie de deux crêtes qui s'écartent inférieurement et dont l'intervalle donne attache au ligament vertébral commun antérieur. Sur les côtés viennent s'insérer les extrémités supérieures des muscles longs du cou. La face postérieure est plane et presque aussi large que l'antérieure. La face supérieure est surmontée par l'apophyse *odontoïde*, qui tire son nom de la ressemblance qu'on lui a trouvée avec une dent. Cette apophyse offre en avant une facette articulaire ovale, qui s'unit avec la face postérieure du petit arc de l'atlas : elle présente également en arrière une facette qui s'articule en réalité avec le ligament transverse de cette vertèbre, comme si ce ligament était une pièce osseuse. Le sommet de l'apophyse odontoïde donne attache, sur ses côtés, aux ligamens odontoïdiens.

L'apophyse épineuse est très-forte, assez longue et bifurquée. Le muscle grand oblique ou oblique inférieur de la tête en particulier, vient s'y fixer ; les lames sont longues et fort épaisses ; les apophyses transverses sont très-petites. L'apophyse articulaire supérieure est placée très en avant sur les côtés du corps et en dehors de la base de l'apophyse odontoïde ; elle regarde en haut et légèrement en dehors.

La face inférieure du corps et les apophyses articulaires inférieures de l'axis, offrent tous les caractères que l'on observe aux autres vertèbres du cou.

Septième vertèbre cervicale. La vertèbre *proéminente* tire son nom de la longueur de son apophyse épineuse qui est égale à celle des vertèbres du dos et dont le sommet offre une légère trace de bifurcation. Sa direction est presque horizontale, ce qui la rend très-saillante à la partie inférieure de la région postérieure du cou. Sur elle vient se fixer le faisceau le plus long du ligament cervical postérieur. Le trou de la base de l'apophyse transverse manque très-souvent, et dans tous les cas, l'artère vertébrale ne le traverse jamais ; cette apophyse transverse n'a point de caractère propre ; elle ne ressemble pas plus à celle des cervicales qu'à celle des dorsales : cependant la forme générale de la septième vertèbre du cou la fait ressembler beaucoup à la première du dos ; mais l'absence de facettes articulaires sur les côtés de son corps permettra toujours de les distinguer facilement l'une de l'autre.

Dans la région lombaire, la cinquième vertèbre est la seule qui puisse être distinguée par des caractères particuliers. Son corps est très-épais en avant, de là résulte que sa face inférieure est coupée très-obliquement de bas en haut et d'avant en arrière, disposition nécessitée par la direction générale de l'os sacrum : au point d'union de cet os avec la dernière vertèbre lombaire existe un angle très-prononcé, *angle sacro-vertébral*, qui fait partie du détroit supérieur du bassin. Un autre caractère bien plus essentiel et plus facile à retrouver, c'est la direction des facettes articulaires inférieures qui regardent en avant et dont l'écartement est au moins égal à celui des apophyses articulaires supérieures.

DU SACRUM.

Formé de plusieurs pièces appelées fausses vertèbres par quelques anatomistes, et dont le nombre est le plus souvent de cinq, quelquefois de six, cet os a été désigné par Hippocrate sous le nom de grande vertèbre. Il est situé à la partie postérieure médiane du bassin ; triangulaire, semblable à un coin par sa forme et par ses usages, le sacrum est recourbé sur lui-même, de manière à présenter sa concavité en avant et sa convexité en arrière. Cette courbure, beaucoup plus forte chez la femme que chez l'homme, est généralement plus prononcée vers le sommet que vers la base ; la femme surtout offre cette différence. Dans son ensemble le sacrum peut être dit obliquemen dirigé de haut en bas et d'avant en arrière. Il présente sur sa ligne médiane antérieure la trace des gouttières transversales de chacune des fausses vertèbres qui le constituent ; sur les côtés on voit les trous sacrés antérieurs, larges, évasés en gouttière au côté externe et dont la grandeur va en diminuant de haut en bas ; leur nombre est de quatre et parfois cinq. Entre ces trous existent des crêtes, véritables apophyses transverses sur lesquelles viennent s'insérer les digitations des muscles pyramidaux. La face postérieure offre sur sa ligne médiane la série des apophyses épineuses rudimentaires, qui tantôt restent distinctes et tantôt s'unissent pour former une crête continue. Vers la partie supérieure où cesse cette crête, se voit l'orifice supérieur et de forme triangulaire du canal sacré ; ses bords, constitués par les lames de la première vertèbre sacrée, sont très-obliquement dirigées en bas. Vers l'extrémité inférieure, la crête épineuse du sacrum se bifurque et laisse voir l'ouverture inférieure et triangulaire du canal propre de l'os ; ouverture dont la base dirigée inférieurement est limitée sur les côtés par les lames de la dernière ou des deux dernières pièces du sacrum, ces lames ne s'étant point réunies pour former les apophyses épineuses. Un tubercule libre appelé *corne du sacrum*, forme l'extrémité inférieure de chacun de ces bords. Au dessous d'elle sort le dernier nerf de la queue de cheval ; une lame fibreuse complète postérieurement cette fin du canal rachidien.

Sur les côtés de la crête médiane du sacrum, on voit les gouttières sacrées où viennent s'ouvrir les trous sacrés postérieurs, toujours plus petits mais toujours en nombre égal aux antérieurs, et dans leurs intervalles les crêtes indiquant l'existence des apophyses articulaires, confondues avec les apophyses transverses. Des trousseaux fibreux, insertions mus-

culaires, viennent s'implanter sur toutes ces saillies ;
et vers la base du sacrum, des enfoncemens irréguliers et très-prononcés servent à l'insertion des faisceaux du grand ligament sacro-iliaque. Les bords du
sacrum, très-épais supérieurement, présentent une
facette configurée en manière d'oreille d'homme, pour
l'articulation, à surfaces continues, avec l'os des îles.
La moitié inférieure de ce bord, assez mince, donne
attache au ligament sacro-épineux (petit ligament
sacro-iliaque de Boyer) ainsi qu'au grand et au petit
ligamens sacro-sciatiques : en même temps il concourt
à former la grande échancrure du même nom. Près de
son extrémité inférieure, ce bord nous présente une
échancrure qui constitue avec le coccyx le cinquième
ou sixième trou sacré antérieur, tandis que le trou
sacré postérieur correspondant est constitué par les
cornes du sacrum et du coccyx réunies au moyen d'un
faisceau ligamenteux.

La base du sacrum offre à sa partie moyenne la face
supérieure du corps de la première vertèbre sacrée ;
en arrière et latéralement s'élèvent les apophyses articulaires de l'os, fort écartées l'une de l'autre et regardant en arrière ; d'où la nécessité de la disposition
particulière des apophyses articulaires de la cinquième
lombaire. En avant de ces apophyses on voit les échancrures supérieures des pédicules et entre elles l'entrée
du canal sacré, déjà indiquée. Sur les côtés de la face
articulaire de la première vertèbre sacrée, une surface concave transversalement et convexe de haut en
bas, fait partie de la fosse iliaque interne : entre
elle et la face antérieure du sacrum, une saillie
mousse, qui n'est autre chose que l'apophyse transverse, forme le commencement du détroit supérieur
du bassin.

Dans le sacrum les sommets des apophyses transverses considérablement renflées se confondent les uns avec les autres pour constituer ses bords latéraux.

Le sommet offre une facette ovalaire transversalement pour l'articulation avec le coccyx.

DU COCCYX.

Généralement composé de trois pièces distinctes dont la première rappelle encore assez la forme propre aux vertèbres, le coccyx n'offre dans les dernières que de simples tubercules osseux qui ne sont à vrai dire que le point d'ossification primitif et central du corps des vertèbres.

Première vertèbre du coccyx. La première pièce seule mérite une description particulière. On y reconnaît assez bien un corps, ovalaire transversalement ; deux apophyses transverses qui tantôt restent libres , et tantôt s'unissent par leur sommet avec la fin des bords de l'os sacrum ; formant ainsi le dernier trou sacré antérieur; enfin le rudiment bifide des lames vertébrales qui, se dirigeant vers en haut, sont unies avec les cornes du sacrum ; on les appelle aussi cornes du coccyx. Le trou vertébral largement ouvert postérieurement entre ces deux cornes, n'existe point en réalité.

DE LA COLONNE VERTÉBRALE
EN GÉNÉRAL.

Situé sur la ligne médiane et postérieure du tronc, l'ensemble des vertèbres, au nombre de vingt-quatre seulement , sauf les exceptions assez rares en plus ou en moins, forme une tige osseuse que les anatomistes ont tantôt considérée comme une pyramide régulièrement décroissante , depuis la base qui repose sur le sacrum jusqu'à son sommet qui supporte la tête , et tantôt comme formée de deux pyramides dont les sommets se rencontrent vers la troisième ou quatrième vertèbre dorsale : la pyramide supérieure ayant sa base tournée en haut. La première de ces deux manières de voir est vraie si l'on considère le volume absolu des différens points de la colonne vertébrale. La seconde paraîtra fondée si l'on regarde la colonne vertébrale par sa face antérieure ; alors, en effet , le corps de la quatrième vertèbre du dos présente généralement le diamètre transverse le plus petit : à la largeur du corps s'ajoute, dans la région cervicale, la longueur de la branche antérieure de l'apophyse transverse qui s'élève des côtés de ce corps ; mais cette largeur n'est ici qu'une simple apparence sans aucune utilité ; nous préférons la première manière de considérer les choses.

On distingue à la colonne vertébrale une face antérieure , une face postérieure et deux faces latérales.

La face antérieure présente des gouttières transversales en nombre presque égal à celui des vertèbres, l'atlas et l'axis lui-même n'en offrent point. Ces gouttières sont séparées par les bords supérieurs et inférieurs légèrement saillans du corps vertébral , séparés eux-mêmes par l'épaisseur du fibro-cartilage intermédiaire qui déborde toujours un peu dans l'état frais et qui par la dessiccation au contraire se retire et forme des gouttières fort étroites.

Le ligament vertébral commun antérieur recouvre immédiatement la partie moyenne de cette face antérieure.

La face postérieure du rachis est divisée en deux gouttières par la série des apophyses épineuses. Légèrement inclinées en bas, dans la région du cou, les apophyses y sont toutes bifides, sauf la première qui se trouve représentée par le tubercule de l'arc postérieur de l'atlas, et la septième, où l'on voit à peine un léger indice de bifurcation. Dans cette région l'apophyse épineuse de l'axis se distingue par un peu plus de longueur et beaucoup plus de volume, et la même apophyse de la septième est remarquable par son grand développement, particulièrement en longueur, en même temps que par sa direction à peu près horizontale.

Au dos, les apophyses épineuses s'imbriquent et se touchent presque, leur direction devenant à peu de chose près parallèles à celle de l'axe du corps : par suite elles ne constituent qu'une saillie assez peu prononcée.

Dans la région des lombes, la direction horizontale de ces apophyses et leur développement assez grand en longueur, quoique la largeur soit presque égale, donnent lieu à une proéminence bien marquée, mais que les énormes masses musculaires communes des sacro-spinaux, enterrent en quelque sorte ; tandis que dans la portion thoracique le peu de volume de ces muscles laisse apparaître la crête que forme l'ensemble des épines dorsales : au cou l'apophyse épineuse de la proéminente et bien rarement celle de l'axis sont les seules qui se montrent entre les faisceaux charnus de cette région.

Sur les côtés de la série des apophyses épineuses dont l'ensemble constitue une véritable crête postérieure, on voit les deux gouttières vertébrales, larges et superficielles à la région du cou, étroites et profondes au dos, elles ont encore une plus grande profondeur et une largeur très-remarquable dans la portion lombaire. Le sommet des apophyses transverses indique la limite externe de ces gouttières et dans le milieu de leur largeur paraissent les apophyses articulaires inférieures pour les deux premières régions, tandis qu'aux lombes, en raison de leur aplatissement transversal, on distingue le bord postérieur des supérieures aussi bien que des inférieures ; de plus, dans cette dernière partie de la colonne vertébrale, ces apophyses forment une sorte de crête saillante que l'on ne retrouve point au dos ni au cou. La paroi antérieure des gouttières vertébrales formée en dedans par les lames des os du rachis, présente dans leurs intervalles des espaces larges aux lombes, étroits au cou et que la disposition imbriquée qu'affectent les lames des vertèbres dorsales ne permet plus d'appercevoir pendant l'extension. Les ligamens jaunes n'en existent pas moins ici que dans la partie supérieure et dans l'inférieure ; mais on les apperçoit à peine quand on regarde par la face postérieure. La moitié externe des gouttières est formée par les apophyses transverses dont les intervalles sont le plus larges aux lombes, puis au dos ; enfin au cou ils sont assez étroits. Des muscles, des aponévroses ou des ligamens les remplissent.

Examiné par ses faces latérales, le rachis offre dans toute son étendue les trous de conjugaison formés par les échancrures des pédicules des vertèbres ; leur diamètre le plus grand est aux lombes, ensuite au dos, puis au cou. Dans cette dernière région, la face supérieure de l'apophyse transverse prolonge le trou en gouttière légèrement dirigée en avant : ils se trouvent donc situés ici exactement entre les apophyses transverses ; au lieu que dans la région dorsale ils sont placés en avant ; à la région lombaire la situation qu'ils présentent au cou tend à se reproduire. C'est en examinant ainsi la colonne vertébrale par son côté, que l'on reconnaît facilement la direction propre aux apophyses transverses de chaque région. On les voit au cou se diriger un peu obliquement en avant et en bas; au dos elles se déjettent en arrière, tandis qu'aux lombes elles sont parfaitement transversales et horizontales. La portion thoracique du rachis offre seule les petites cavités articulaires pour l'articulation costo-vertébrale.

La base de la colonne vertébrale est représentée par la face inférieure de la cinquième vertèbre lombaire, et regarde par conséquent en bas et en arrière, s'articulant ainsi avec le sacrum.

Le sommet est formé par la face supérieure de l'atlas, et plus particulièrement peut-être par l'apophyse odontoïde de l'axis.

Chez le fœtus, la série des vertèbres représente une pyramide renversée, dont la base, tournée en haut, supporte la tête, et dont le sommet est tourné vers en bas. Elle offre en même temps une courbure régulière à concavité antérieure. Peu de temps après la naissance, cette tige osseuse se redresse et par le progrès de l'âge elle s'affaisse et s'infléchit trois fois dans le sens antéro-postérieur sous le poids des parties supérieures. De ces trois courbures, l'une cervicale à convexité antérieure est peu marquée ; l'autre dorsale à convexité postérieure est assez prononcée au niveau de la quatrième vertèbre du dos et va s'effaçant à mesure que l'on se porte vers en bas. La troisième courbure, celle de la région lombaire, a sa convexité antérieurement; elle est assez marquée vers la quatrième des pièces osseuses qui la constitue. Cette courbure se continue avec l'angle sacro-vertébral, qui en est le point le plus saillant.

Vu par sa face antérieure, le rachis présente encore une courbure latérale au niveau des troisième, quatrième et cinquième vertèbres dorsales; sa concavité s'observe généralement à gauche ; c'est à ce point que correspond la fin de la crosse de l'aorte, que l'on a long-temps accusée de s'opposer au libre développement de la partie latérale correspondante du corps de ces os. Bichat soupçonna le premier, et l'observation du rachis des gauchers où l'on trouve la concavité de cette courbure à droite démontra à Béclard, qu'elle résulte dans la généralité des cas, de l'habitude que nous avons de nous servir presque exclusivement de la main droite, ce qui nécessite pour le rétablissement de l'équilibre, que nous infléchissions presque constamment notre tronc du côté opposé, d'où la persistance de cette incurvation latérale. Aujourd'hui l'on fait entrer en ligne de compte cette cause et la présence de l'aorte.

La superposition des trous de chaque vertèbre forme un canal qui contient la moelle, les racines des nerfs rachidiens, les prolongemens vertébraux des méninges, plus quelques petites artères, des veines larges et nombreuses dépourvues de valvules, improprement nommées sinus vertébraux, du tissu cellulaire toujours dépourvu de graisse, enfin une double couche liquide à la faveur desquelles la moelle est constamment et uniformément comprimée dans toute son étendue, quelle que soit la position du corps; la capacité du canal rachidien est très-considérable au cou, encore assez large dans la région des lombes et notablement rétréci au dos. Or, on a long-temps pensé que ces divers degrés de capacité étaient en rapport direct avec le volume différent de telle ou telle partie du prolongement rachidien. Mais nous croyons, avec M. le professeur Cruveilhier, que ces diverses largeurs sont plus particulièrement proportionnelles à l'étendue des mouvemens des diverses portions du rachis.

DE LA TÊTE.

M. Duméril lut à l'Académie des sciences, en 1808, un mémoire dans lequel il considéra le crâne comme une véritable portion de la colonne vertébrale, le comparant à une vertèbre dont telle partie avait pris un développement excessif, tandis que telle autre s'était presque entièrement effacée (1); une plaisanterie bien inopportune l'empêcha de fertiliser un aperçu aussi élevé et lui ravit l'honneur de faire seul toutes les observations, et de tirer toutes les hautes conséquences qui ont illustré les noms de Spix, d'Oken, de Meckel, de Geoffroy Saint-Hilaire. Parmi ces illustres anatomistes, les uns, poussant plus loin l'analyse des diverses parties constituantes du crâne et les comparant à ce que présente cette boîte osseuse dans les animaux, ont admis trois vertèbres crâniennes; une occipitale, une autre sphéno-pariétale et la troisième fronto-ethmoïdale. M. Geoffroy Saint-Hilaire porte le nombre de ces pièces fondamentales jusqu'à sept.

Avant que d'étudier le crâne de l'homme séparément de la face et sous le point de vue de son analogie avec le rachis, nous allons d'abord, suivant la marche de M. Boyer, faire une étude générale de la tête, le crâne et la face compris, et sans avoir aucun égard à cette dernière distinction; avec lui nous admettons cinq régions pour la surface extérieure; trois ovales et deux triangulaires.

1° La *région ovale supérieure*, que limite antérieurement la dépression que l'on observe immédiatement au dessous des bosses coronales. En arrière, cette ré-

(1) Il paraît que J.-P. Franck avait déjà reconnu cette analogie.

gion est bornée par la protubérance occipitale externe
et les deux lignes courbes supérieures de l'occipital ;
sur les côtés, les lignes courbes temporales la séparent
des régions latérales ; il en résulte que la forme de cette
région n'est point ovalaire, mais bien quadrilatère : l'é-
tendue du sens antéro-postérieur étant approximativement le double de celle du sens transversal. La partie
postérieure de cette région est notablement plus large
que le reste de son étendue. Sur la ligne médiane on
remarque d'avant en arrière une suture qui résulte de
l'articulation des deux portions du frontal, puis de celle
des pariétaux et tout-à-fait en arrière, on trouve chez
les très-jeunes sujets seulement, la trace de l'union
des deux moitiés de l'occipital. Dès l'âge de dix-huit
à vingt ans, l'articulation des deux portions du coronal s'ossifie et s'efface. La suture pariétale, au contraire, persiste jusqu'à trente ou quarante ans. Cette
suture, médiane dans sa totalité, est généralement
désignée sous le nom de *suture sagittale*. Deux autres
sutures la coupent transversalement, l'une *fronto-
pariétale* est fort étendue et décrit une légère courbure à convexité postérieure en même temps qu'elle
est fortement courbée en haut ; elle s'efface généralement de vingt-cinq à trente ans ; l'autre suture transverse est celle qui résulte de l'articulation des pariétaux avec l'occipital ; elle est anguleuse et le sommet
de l'angle est dirigé en haut et en avant ; on la nomme
suture lambdoïde. Les dentelures qui la forment sont
très-prononcées, et souvent on rencontre sur son trajet
des os *wormiens*, c'est-à-dire des pièces osseuses à
point d'ossification particulier. L'angle supérieur de
l'occipital est parfois remplacé ou formé par un de
ces os, et c'est celui-ci dont l'étendue est la plus considérable. Sur les côtés de la suture sagittale et en
avant de la suture fronto-pariétale, on remarque les

deux bosses frontales qui se prolongent supérieurement et en arrière par une surface légèrement convexe. La peau qui recouvre le coronal est dépourvue de poils dans la plus grande partie de son étendue; mais toute la portion de tégument qui répond au bord convexe de l'os, en est garnie dans une certaine largeur. Entre les deux sutures transversales, mais plus près de la postérieure, et tout à côté de la ligne courbe temporale, nous voyons la bosse pariétale. En dedans de celle-ci, plus haut et plus en arrière, presque immédiatement sur les côtés de la partie postérieure de la suture bi-pariétale, on remarque le trou pariétal qui souvent n'existe que d'un seul côté et qui, dans bien des cas, ne se retrouve pas du tout; une veine le traverse. Enfin immédiatement derrière la suture lambdoïde existe de chaque côté une bosse peu étendue et souvent bien peu marquée; c'est la bosse occipitale supérieure. L'on voit ordinairement celle du côté droit et celle du côté gauche se confondre en quelque sorte pour offrir l'apparence d'une bosse unique médiane, qui n'est, aux yeux de M. Gall, que l'expression extérieure de l'organe de l'amour pour les enfans.

Toute cette région supérieure du crâne est recouverte par les deux muscles occipito-frontaux dans leur portion charnue comme dans leur portion aponévrotique; la peau qui la recouvre est toujours chargée de poils.

2° La région ovale inférieure est divisée par Boyer en trois parties ou fosses ; l'occipitale, la gutturale et la palatine. Une ligne légèrement courbée en avant et qui, s'étendant d'une apophyse mastoïde à l'autre, passerait derrière l'apophyse styloïde et au devant des condyles, ainsi que du trou de l'occipital, établit la séparation entre les deux premières fosses ; une autre

ligne qui partirait de l'un des angles de la mâchoire
et passerait en se courbant fortement en haut sur le
sommet des apophyses ptérygoïdes, pour se rendre à
l'angle de la mâchoire du côté opposé, sépare la fosse
moyenne de la fosse antérieure.

Fosse occipitale. Le nom de fosse ne lui convient
pas à vrai dire, car au contraire elle est convexe; n'importe : la protubérance externe et les lignes courbes
supérieures de l'occipital la bornent en arrière ; la
protubérance de forme pyramidale qui, souvent bien
prononcée, est d'autres fois presque nulle, laisse voir
au contraire quelquefois à sa place une véritable dépression ; le faisceau le plus postérieur et le plus long du
ligament cervical postérieur vient s'y fixer, cette protubérance est évidemment le sommet de l'apophyse
épineuse de la vertèbre occipitale. La crête occipitale
externe s'étend de cette protubérance au grand trou
occipital; elle représente la partie moyenne de l'apophyse épineuse et donne attache aux autres faisceaux
du ligament cervical ; elle semble parfois se bifurquer
et ses branches se perdent sur la partie postérieure du
grand trou de communication de la cavité crânienne
avec la cavité du rachis.

Les lignes courbes supérieures de l'occipital s'étendent depuis la protubérance jusqu'aux apophyses
mastoïdes et sont d'autant moins marquées que l'on
se porte davantage vers celles-ci. La lèvre supérieure
de ces lignes donne insertion au faisceau charnu occipital de l'occipito-frontal. La lèvre inférieure donne
attache dans son tiers interne à l'angle supérieur du trapèze, et dans ses deux tiers externes à l'aponévrose du
sterno-mastoïdien. Cette aponévrose recouvre toujours
un peu par son bord interne postérieur, l'insertion du
trapèze : il est donc nécessaire que cette portion aponévrotique du muscle sterno-mastoïdien vienne se

1.   4

fixer sur l'interstice d'une petite portion de la ligne courbe; au dessous de cette ligne existe une dépression large d'environ un travers de doigt, dans la moitié interne de laquelle vient s'attacher le muscle grand complexus ; dans sa moitié externe s'implante le splenius de la tête ; au dessous du bord externe de celui-ci le petit complexus vient prendre son insertion.

La ligne courbe inférieure partant du milieu de la longueur de la crête occipitale et venant se terminer à l'apophyse jugulaire de l'occipital, ne donne attache à rien. Au dessous d'elle on observe une nouvelle surface assez étroite en dedans, une petite cavité placée immédiatement sur les côtés de la crête occipitale donne attache à l'extrémité supérieure du muscle petit droit postérieur de la tête ; plus large en dehors ou elle est légèrement convexe, elle offre un point d'insertion aux deux muscles grand droit postérieur et oblique supérieur ou petit oblique de la tête.

Enfin vient le grand trou occipital légèrement ovalaire dans le sens antéro-postérieur, un peu plus large en avant qu'en arrière; il donne passage au bulbe rachidien, aux méninges, au nerf spinal, à l'artère vertébrale et à des veines. Sur ses parties latérales et antérieures se remarquent les condyles de l'occipital ; leur forme est ovalaire, et ils se dirigent obliquement d'arrière en avant et de dehors en dedans. Ces condyles présentent une surface articulaire légèrement convexe dans tous les sens et qui regarde en bas, en dehors et un peu en avant; elle s'articule avec la face supérieure des masses latérales de l'atlas. En arrière du condyle on voit une fossette, *fosse condyloïdienne postérieure,* qui, le plus généralement, n'est percée par aucun trou et qui, au contraire, en offre quelquefois un. En avant du condyle un peu au dessus de lui et en dehors de son extrémité antérieure, se voit le trou

condyloïdien antérieur , par lequel sort le nerf grand
hypoglosse: directement en dehors du condyle existe
l'apophyse jugulaire à laquelle se termine la ligne
courbe inférieure et où vient s'attacher le muscle droit
latéral de la tête, plus en dehors encore est l'articulation de l'occipital avec la portion mastoïdienne du
temporal et en dehors de celle-ci on trouve la rainure
digastrique où s'insère le ventre postérieur du muscle
de ce nom.

Fosse gutturale. La fosse moyenne ou gutturale se
compose de deux parties, l'une horizontale ou postérieure et l'autre verticale ou antérieure. La première
appartient essentiellement au crâne dont elle concourt
à former la base, l'autre au contraire appartient à la
face et nous présente l'ouverture postérieure des fosses nasales, avec son pourtour. La première de ces portions est constituée, au milieu, par la surface basilaire
de l'os occipital et donne attache immédiatement au
devant du grand trou de cet os et sur les côtés de la
ligne médiane, à l'extrémité supérieure aux muscles
grands droits et petits droits antérieurs de la tête. Le
faisceau tendineux et antérieur du ligament occipito-atloïdien antérieur, vient se fixer entre ces muscles immédiatement au devant du grand trou occipital. Sur
la crête moyenne et à peu près au centre de la surface
basilaire, viennent s'implanter les angles supérieurs
des muscles constricteurs supérieurs et constricteurs
moyens du pharynx. En dehors de la surface basilaire existe une sorte de fente qui résulte du rapprochement du sommet du rocher et de cette apophyse
basilaire ; à l'extrémité antérieure de cette fente on
observe le trou déchiré antérieur qui est entièrement
fermé, dans l'état frais, par une lame fibreuse, ainsi
que toute l'étendue de la fente elle-même ; en arrière
de celle-ci et un peu plus en dehors on trouve l'articu-

lation du bord postérieur du rocher avec le bord inférieur correspondant de l'occipital ; c'est sur le trajet
de cette articulation qu'existe le trou déchiré postérieur, lequel établit une véritable communication entre
l'intérieur du crâne et l'extérieur de la tête. Ce trou
tend à se diviser en deux parties, dont l'interne donne
passage au nerf pneumo-gastrique, au glosso-pharyngien et au spinal , et l'externe plus large est encore
excavé aux dépens du rocher et loge dans ce point, le
golfe de la veine jugulaire interne , où le sinus latéral
vient verser tout le sang veineux intra-crânien. La division de ce trou déchiré postérieur est indiquée par
une petite crête osseuse qui, le plus souvent, appartient
au temporal; quelquefois au contraire, c'est sur l'occipital qu'elle s'élève ; on en observe dans quelques cas,
une sur chacun de ces os.

Reprenant maintenant l'étude de cette portion de
la fosse gutturale et marchant d'arrièr en en avant ,
nous trouvons immédiatement au devant de l'apophyse
mastoïde, et un peu en dedans d'elle , le trou stylo-
mastoïdien , d'où sort le nerf facial et dans lequel pénètre l'artère stylo-mastoïdienne. En avant de ce trou
et un peu plus en dedans s'élève l'apophyse styloïde ,
longue, grêle et flexueuse, laquelle se dirige toujours un
peu en avant et un peu en dedans, et donne attache au
bouquet anatomique de Riolan (*muscles stylo-hyoïdien , stylo-glosse* et *stylo-pharyngien*), plus, aux ligamens stylo-hyoïdien et stylo-maxillaire. La base de
cette apophyse, tournée en haut, est fixée au temporal
dont elle dépend, au moyen d'une lamelle osseuse qu'on
appelle sa gaîne vaginale, et qui se trouve placée au devant et en dehors de sa base ; cette gaîne est une sorte
de gouttière verticale dans laquelle s'engage l'apophyse
qui s'y trouve unie au moyen d'une substance ligamenteuse intermédiaire , ce qui permet à cette éminence

osseuse d'exécuter quelques mouvemens en différens sens. Plus en dedans encore, la surface inférieure du rocher nous présente l'orifice inférieur du canal carotidien, dans lequel s'engagent l'artère carotide interne et les branches supérieures du ganglion cervical supérieur, ces branches allant former autour de l'artère carotide le plexus carotidien. En dedans de cet orifice est une surface inégale où viennent s'attacher le muscle péristaphylin interne et le muscle interne du marteau. En avant de ces parties existe l'articulation du bord antérieur du rocher avec la partie la plus reculée du bord interne de la grande aile du sphénoïde; plus antérieurement enfin, nous voyons le trou ovale ou maxillaire inférieur et un peu plus en dehors le trou petit rond ou sphéno-épineux ; à côté de celui-ci on remarque l'épine du sphénoïde qui donne attache au ligament latéral interne de l'articulation temporo-maxillaire ; la cavité glénoïde est située au devant de l'apophyse styloïde et occupe la partie la plus externe de cette fosse.

La portion verticale de la fosse gutturale est limitée au dehors par les branches de l'os maxillaire inférieur. La face interne de ces branches présente, à peu près vers son centre, l'orifice postérieur du canal dentaire inférieur. Au dessous est la face interne de l'angle de la mâchoire, où s'insère le ptérygoïdien interne. En avant, cette portion verticale nous montre les orifices postérieurs des fosses nasales; les deux réunis ont une forme carrée ; mais le bord postérieur de la cloison les sépare l'un de l'autre, de telle façon que la figure de chacun est quadrilatère, et que leur diamètre vertical est double du diamètre transverse. En dehors de ces ouvertures se trouvent les fosses ptérygoïdiennes dans lesquelles s'insèrent les muscles ptérygoïdiens internes. A la partie supérieure de ces fosses existe une petite cavité de forme ovalaire que quelques uns nomment *cavité naviculaire* et qui sert à l'insertion du muscle péristaphylin externe ; en bas on aperçoit la bifurcation du sommet de l'apophyse ptérygoïde ; sur le crochet de l'aile interne vient se réfléchir le tendon de ce dernier muscle qui repose sur toute la longueur du bord postérieur de cette aile. La partie inférieure de l'orifice postérieur des fosses nasales est formé par le bord postérieur de la portion horizontale de l'os palatin. Au point d'union de ce bord des deux palatins existe l'épine nasale postérieure , qui termine en quelque sorte inférieurement le bord postérieur de la cloison ; à cette épine vient s'attacher le muscle *palato-staphylin*. Le côté supérieur de ces mêmes ouvertures est formé par la face inférieure du corps du sphénoïde ; on y remarque 1° sur la ligne médiane l'écartement des deux lames du bord supérieur du vomer , écartement qui reçoit la crête inférieure du corps du sphénoïde. 2° En dehors, ces lames du vomer sont reçues dans une sorte de fissure de la face inférieure du corps du sphénoïde. 3° Enfin un peu au côté externe existe un petit trou, c'est l'orifice postérieur du canal ptérygo-palatin.

Fosse palatine. On y distingue la voûte et les parois. La voûte est formée par quatre os ; les deux apophyses palatines du maxillaire supérieur et les deux portions horizontales des os palatins. Une suture antéro-postérieure unit ensemble les os du côté droit avec ceux du côté gauche. A l'extrémité antérieure de cette suture se rencontre le trou palatin antérieur qui, simple inférieurement, se bifurque et va s'ouvrir par un orifice particulier dans chacune des fosses nasales; le bord inférieur de la cloison établit cette division. Dans le trou palatin antérieur existe un petit corps rougeâtre que M. Hippolyte Cloquet croit être un ganglion nerveux, et auquel semble venir se terminer les deux nerfs naso-palatins, ce ganglion a été nommé ganglion naso-palatin; on le désigne parfois sous le nom de ganglion de Cloquet. Cet anatomiste croit que des rameaux nerveux émanent de son extrémité inférieure et viennent se perdre dans la membrane palatine; mais cette disposition n'a pu être aperçue par aucun autre. Vers le quart postérieur de la suture médiane palatine, se remarque une autre suture transverse qui résulte de l'articulation de l'apophyse palatine du maxillaire avec la portion horizontale du palatin, et c'est au point d'intersection de ces deux sutures que Boyer répétait souvent que l'on pouvait toucher en même temps cinq os avec la pointe d'une aiguille; le vomer en effet, se rencontre dans le même point; car il est reçu entre les bords correspondans de ces quatre os. Sur les côtés et tout-à-fait en arrière se voit une crête transversale où s'insère l'aponévrose réfléchie du péristaphylin externe. Au devant de l'extrémité externe de cette crête, on voit l'orifice inférieure du canal palatin postérieur, et dans le voisinage, un peu en arrière de lui, existent un ou deux autres petits trous. Le nerf grand palatin sort par le premier, le petit palatin par celui du milieu, et le moyen palatin par le plus postérieur. Toute la surface de la voûte palatine est inégale et râboteuse pour donner attache à la membrane du palais. L'on y voit, le long du bord alvéolaire supérieur, la gouttière des vaisseaux et des nerfs palatins supérieurs ou postérieurs.

Les parois de la fosse palatine sont formées en haut par les deux bords alvéolaires et les arcades dentaires, plus bas, la face interne de la mâchoire inférieure les constitue : sur la ligne médiane existe la symphyse du menton; vers sa partie inférieure les quatre tubercules de l'apophyse-géni tantôt distincts et tantôt réunis, donnent insertion aux deux génio-glosses et aux deux génio-hyoïdiens : plus bas encore et un peu sur les côtés sont deux fossettes pour l'attache du ventre antérieur du muscle digastrique de la tête. Une ligne oblique s'étend depuis l'apophyse-géni jusque sur la face interne de l'apophyse-coronoïde ; c'est la ligne myloïdienne à laquelle vient s'attacher le muscle mylohyoïdien antérieurement et le muscle buccinateur dans sa partie postérieure redressée. Au dessous de la ligne myloïdienne un enfoncement assez large loge la glande sous-maxillaire; au dessus de la ligne oblique et plus en dedans, un autre enfoncement très-superficiel et très-peu étendu répond à la glande sous-linguale.

3° La région ovale antérieure ou face proprement dite, s'étend de haut en bas depuis la dépression qui est au dessous des bosses frontales jusqu'à la base de la mâchoire. Cette région est bornée sur les côtés par deux lignes qui, partant de l'apophyse orbitaire externe, partagent l'os malaire et viennent se terminer au point d'union du corps et de la branche du maxillaire inférieur. Dans cette région on trouve, sur la ligne médiane et de haut en bas, la terminaison de la suture des deux os frontaux, puis une éminence arrondie placée au dessus de la racine du nez, c'est la bosse nasale : de cette bosse partent deux petites arcades qui se portent en haut et en dehors; ce sont les arcades surcilières qui se perdent vers le milieu de la longueur des sourcils; et qui sont situées au dessus de la partie interne de ces deux arcs pileux. Le muscle surcilier les recouvre et vient se fixer sur leur extrémité interne plus large que l'externe. Au dessous de la bosse nasale est une suture convexe en haut, formée supérieurement par le coronal seul et en bas par quatre os, les deux os carrés du nez au milieu et les apophyses montantes des os maxillaires supérieurs sur les côtés.

Entre les deux os carrés du nez, la suture médiane se continue : en dehors de celle-ci, la face supérieure ou antérieure de ces os, concave de haut en bas, légèrement convexe transversalement, présente vers sa partie moyenne un trou dans lequel passent des rameaux vasculaires. En dehors des os du nez est l'articulation de leur bord externe avec l'apophyse montante de l'os maxillaire ; puis vient la face antérieure et externe de cette apophyse, sur laquelle on remarque la crête qui forme le bord antérieur de la gouttière lacrymale ; enfin on trouve cette gouttière elle-même au milieu de laquelle est l'articulation de l'apophyse montante avec l'os unguis. L'orifice antérieur des fosses nasales, de forme à peu près triangulaire et que l'on a parfois comparé à un cœur de carte à jouer dont la pointe serait tournée en haut, est limitée supérieurement par le bord inférieur de l'éminence du nez et sur ses côtés par les apophyses montantes de l'os maxillaire. En bas et sur la ligne médiane, l'articulation des deux maxillaires supérieurs nous présente l'épine nasale antérieure où s'insère la sous-cloison du nez. Cet orifice des fosses nasales est coupé obliquement de haut en bas et d'avant en arrière, à cause de la saillie de l'éminence du nez. Les cartilages latéraux et ceux des ailes rejettent entièrement en bas les narines antérieures.

Sur les côtés de cette ouverture on voit les fosses canines que remplissent les muscles canins, et à la partie supérieure de ces fosses le trou sous-orbitaire par où sortent le nerf et l'artère du même nom et dont la partie supérieure offre une lamelle saillante à laquelle s'attache le muscle élévateur propre de la lèvre supérieure. Au dessous de l'épine nasale antérieure est le symphyse des deux maxillaires supérieurs ; sur les côtés de cette symphyse deux petits enfoncemens donnent insertion au muscle myrtiforme, incisif ou abaisseur de l'air du nez. Plus bas on voit le bord alvéolaire supérieur, puis les deux arcades dentaires, ensuite le rebord alvéolaire inférieur; sur la ligne médiane du maxillaire inférieur, la symphyse du menton; au dessous d'elle est l'éminence du menton, de forme triangulaire et dont les angles inférieurs donnent naissance à la ligne oblique externe qui croise obliquement la face externe du corps de la mâchoire, et vient se perdre sur le bord antérieur de l'apophyse coronoïde : cette ligne donne attache par sa lèvre inférieure au muscle peaucier, et par sa lèvre supérieure au triangulaire du menton dans sa moitié externe, et au carré dans sa moitié interne. Le trou mentonnier se remarque au dessus de cette ligne oblique un peu en dedans du milieu de sa longueur : ce trou est l'orifice inférieur du canal dentaire qui se dirige dans ce point de dehors en dedans et d'avant en arrière, jusqu'à une petite distance de la symphyse, pour changer ensuite de direction et se reporter en dehors et en arrière. Le nerf et l'artère dentaires inférieurs viennent sortir par ce trou et se trouvent cachés sous le bord externe du muscle carré ; enfin tout-à-fait en dedans au dessus de la partie interne de la ligne oblique externe viennent s'insérer, dans deux petits enfoncemens, les muscles de la houppe du menton.

Fosses orbitaires. En dehors du nez on voit les fosses orbitaires ayant la forme d'un cône, ou mieux d'une pyramide quadrangulaire dont la base est dirigée en avant, un peu en dehors et un peu en bas, tandis que le sommet est tourné en arrière en haut et en dedans. On distingue à ces fosses quatre parois : une supérieure ou *voûte*, à peu près horizontale d'avant en arrière et concave tranversalement; une inférieure plane, mais inclinée obliquement en dehors et en

avant ; une interne , presque plane , verticale et parallèle à celle du côté opposé ; enfin la quatrième ou l'externe, qui se dirige obliquement en dehors et en avant ;
d'où résulte que les axes des deux orbites s'écartent
beaucoup en avant et se dirigent en bas , tandis que
du côté de la cavité crânienne ils se portent en arrière
et en haut, et vont se croiser sur la selle turcique.

La voûte de l'orbite présente à sa partie antérieure
et externe , un enfoncement large et assez profond
qui loge la glande lacrymale. A sa partie interne, on
aperçoit une petite gouttière étroite et dirigée d'avant
en arrière ; ses bords, légèrement saillans, donnent
attache aux extrémités du faisceau fibreux qui forme
la poulie de réflexion du tendon du muscle grand oblique de l'œil , lequel vient glisser dans cette gouttière
ou dans cet anneau moitié osseux, moitié ligamenteux.
Cette voûte est formée antérieurement et dans la plus
grande partie de son étendue par la portion horizontale de l'os coronal et dans sa partie postérieure par la
face inférieure de l'apophyse d'Ingrassia, et là par conséquent se voit l'articulation qui réunit ces deux
pièces osseuses.

Le plancher présente, en arrière, la gouttière sous-
orbitaire qui bientôt disparaît , se convertit en canal,
en s'enfonçant dans l'épaisseur de la paroi commune
à l'orbite et au sinus maxillaire dans lequel ce canal
forme souvent une saillie remarquable. Antérieurement le plancher de l'orbite offre les traces de l'articulation de l'os malaire avec l'os maxillaire. Cet os
malaire constitue une petite partie de ce plancher
dont le sommet ou l'angle postérieur est complété par
la facette supérieure de la grande apophyse de l'os palatin , qui vient s'articuler avec la partie la plus reculée de la face orbitaire du maxillaire supérieur.

La paroi interne formée presque totalement par la

lame compacte qui recouvre en dehors les masses latérales de l'ethmoïde et que l'on nomme *os planum*,
est complétée en avant par l'os unguis dont on retrouve les articulations tant avec l'*os planum* postérieurement qu'avec l'apophyse montante du maxillaire,
au milieu de la largeur de la gouttière lacrymale. Cette
gouttière située tout-à-fait en avant sur la paroi interne
de l'orbite, est superficielle en haut ; elle devient plus
profonde en bas et se continue enfin avec le canal
nasal; elle nous offre deux bords, l'un antérieur qui appartient à l'apophyse montante de l'os maxillaire supérieur, donne attache au tendon du muscle orbiculaire des paupières, tandis que le postérieur appartient
à l'os unguis.

La paroi externe est formée postérieurement et dans
une grande étendue par la face antérieure de la grande
aîle du sphénoïde et en avant par la portion orbitaire
de l'angle supérieur de l'os de la pommette.

L'angle de réunion de la voûte de l'orbite avec la
paroi interne nous présente l'articulation du coronal
avec l'os planum et tout-à-fait antérieurement son
articulation avec l'os unguis. Sur le trajet de cette
articulation on voit les deux trous orbitaires internes
dont l'un antérieur, constant, donne passage au filet
ethmoïdal de la branche nasale du nerf ophthalmique,
ainsi qu'à l'artère ethmoïdale antérieure ; le postérieur
qui n'existe pas toujours, livre passage à des vaisseaux.
Le bord externe de la voûte de l'orbite en se rapprochant du bord supérieur de la paroi externe , laisse en
arrière un intervalle dont la longueur est à peu près le
tiers de cet angle de réunion ; c'est la fente sphénoïdale, formée par le rapprochement de la grande et de
la petite aile du sphénoïde. Cette fente plus large en
dedans qu'en dehors, donne passage à la branche supérieure de la cinquième paire des nerfs crâniens , à la

troisième, à la quatrième et à la sixième paires, plus à la veine ophthalmique. Dans le reste de l'étendue de l'angle de rapprochement entre la voûte et la paroi externe, on trouve l'articulation de la grande aile du sphénoïde et d'une petite portion de l'os malaire avec le bord externe de la portion horizontale de l'os frontal.

Le bord inférieur de cette paroi externe et le bord externe de la paroi inférieure, laissent entre eux postérieurement une fente (la fente sphéno-maxillaire), dont la longueur est égale aux deux tiers de la longueur totale de cet angle de réunion ; le nerf sous-orbitaire et l'artère du même nom, traversent cette fente pour se loger dans la gouttière sous-orbitaire. Le reste de cette fente est fermé par du tissu cellulaire graisseux que parcourent des rameaux vasculaires et nerveux.

La réunion de la paroi interne et de la paroi inférieure n'offre de remarquable que l'articulation des os qui les forment.

La base de l'orbite est limitée en haut par l'arcade orbitaire qui nous présente vers son tiers interne un trou ou une échancrure que l'on nomme sus-orbitaire et qui donne passage à l'artère et au nerf sus-orbitaire ; il existe quelquefois deux trous. Aux deux extrémités de cette arcade, on voit les apophyses orbitaires dont l'interne plus large s'articule avec le sommet de l'apophyse montante et dont l'externe plus saillante s'articule avec l'angle supérieur du malaire. En dedans la circonférence de la base de l'orbite est formée par la lèvre antérieure de la gouttière lacrymale ; en bas par le bord antérieur et supérieur de l'os de la pommette, et en dehors par ce même bord qui se continue avec l'apophyse orbitaire externe. Le muscle petit oblique ou oblique inférieur de l'œil vient se fixer derrière la partie inférieure de cette circonférence, immédiatement en dehors de l'entrée du canal nasal.

Le sommet de l'orbite nous présente le trou optique par où passent le nerf optique et l'artère ophthalmique. Sur le pourtour de ce trou s'attachent les muscles droit supérieur, droit interne et une des bifurcations du droit externe ; plus, le muscle grand rotateur de l'œil, ainsi que l'élévateur de la paupière.

Toute la surface interne de l'orbite est tapissée par une lame fibreuse qui s'en détache facilement et que beaucoup d'anatomistes regardent comme un prolongement de la lame externe de la dure-mère ; cette lame tient lieu d'un véritable périoste.

Fosses nasales. Nous pourrions renvoyer l'étude des fosses nasales et de leurs dépendances au moment où nous étudierons l'organe de l'olfaction ; mais, comme en réalité les cavités nasales ne sont que l'extrémité supérieure évasée des voies aériennes et qu'une petite partie seulement de leur surface est affectée à l'organe de l'odorat proprement dit, nous préférons les décrire ici ; d'ailleurs, tous les détails de configuration appartiennent au squelette.

Dans leur ensemble, les fosses nasales représentent une cavité de forme triangulaire, dont la base tournée en bas, offre au moins quatre ou cinq fois plus de largeur que le sommet ou voûte. Les parois latérales sont obliques de haut en bas et de dedans en dehors, et se trouvent un peu excavées à leur partie moyenne. Une cloison, partie osseuse et partie cartilagineuse, divise cette cavité en deux cavités secondaires, et tantôt cette cloison est plane, tantôt au contraire elle est déjetée d'un côté ou de l'autre, quelquefois même au point d'effacer en grande partie la cavité de la fosse nasale correspondante ; dans ce cas, celle du côté opposé a des dimensions beaucoup plus grandes que dans l'état ordinaire. Chaque fosse nasale présente un orifice antérieur et un orifice postérieur que l'on désigne sous le nom de narines. Ces ouvertures, examinées sur le squelette, ont déjà été étudiées tant à l'occasion de la fosse gutturale que de la région ovale antérieure. Dans l'état frais, les narines postérieures conservent leur forme et à peu près leur dimension, tandis que les ouvertures antérieures sont cachées par les cartilages latéraux et ceux des ailes du nez réunis, de manière à ne laisser d'entrée à l'air qu'au dessous de cette éminence molle et élastique. Ces ouvertures se trouvent dirigées directement en bas et offrent une forme allongée dans le sens antéro-postérieur; elles sont un peu plus larges postérieurement qu'antérieurement; ce sont ces deux ouvertures auxquelles le nom de narines est vulgairement appliqué. Il ne serait pas possible de faire une étude complète de ces fosses nasales, si, dans leur examen, nous ne faisions pas rentrer celui de leur portion cartilagineuse.

On distingue à chaque fosse nasale une paroi interne, une paroi externe, un plancher et une voûte.

La paroi interne, formée par la cloison, tantôt plane, tantôt alternativement renflée ou enfoncée, est constituée par deux lames osseuses : la lame perpendiculaire de l'ethmoïde et le vomer; plus, une lame cartilagineuse, *cartilage de la cloison*. La lame carrée de l'ethmoïde et le vomer forment, en se rapprochant, un angle rentrant antérieurement, dans lequel est reçu l'angle postérieur du cartilage de la cloison. Le vomer seul forme la partie postérieure de celle-ci. Le cartilage lui-même a une forme à peu près triangulaire; sa base, qui est tournée en bas, est unie dans sa moitié postérieure avec la moitié antérieure du bord antérieur du vomer; son autre moitié ré-

pond à la sous-cloison du nez formée par les portions internes des cartilages des ailes : ces parties sont
unies entre elles au moyen d'une lame fibreuse que
renforce la membrane pituitaire ; celle-ci, participant
de la structure de la peau, donne naisssance à des poils
que l'on nomme *vibrices* ; ces poils ne sont bien développés que chez les vieillards et n'existent qu'à des narines antérieures. Le bord postérieur du cartilage de la
cloison s'articule avec le bord antérieur de la lame verticale de l'ethmoïde. Cette union s'opère au moyen du
périoste qui de l'os se jette sur le cartilage, et par quelques faisceaux fibreux placés entre les deux lames pé-
riostiques. Son bord antérieur est reçu en haut entre
les bords internes des os carrés du nez, et plus bas entre
les bords voisins des cartilages latéraux; l'union se fait
ici de la même manière que pour le bord postérieur.
Des trois angles, le supérieur répond au léger intervalle que laissent entre eux les bords inférieurs des
os carrés du nez. L'antérieur est compris entre les
deux moitiés du lobule au point où le cartilage s'infléchit et forme cette éminence. L'angle postérieur
est reçu dans l'intervalle que l'on observe entre la lame
de l'ethmoïde et le vomer : cet angle se prolonge souvent en manière d'éperon ou de queue dont la longueur est parfois d'un pouce et se trouve reçu dans
une sorte de canal formé par l'écartement des deux lames du bord antérieur du vomer. M. le professeur
Cruveilhier semble admettre que le prolongement cau-
dal existe toujours; je puis assurer que dans un assez
grand nombre de circonstances il n'existe pas ou qu'il
n'est autre chose que l'angle lui-même un peu saillant.
Nous devons ajouter cette remarque, que la portion
cartilagineuse de la cloison ne participe jamais que
fort peu à la déviation de celle-ci.

La paroi externe est inclinée obliquement de haut

en bas et de dedans en dehors. C'est à cette direction qu'est due la plus grande largeur que les fosses
nasales présentent à leur partie inférieure. On y remarque trois lames osseuses, recourbées sur elles-
mêmes, de manière à présenter leur convexité en dedans et en haut, et leur concavité en dehors et en bas;
on les appelle *cornets*, ils sont unis à la paroi par leur
bord supérieur; leur bord inférieur au contraire est en
quelque sorte libre et flottant au milieu de la cavité
nasale. La longueur des cornets est telle que le supérieur n'est guère que le tiers du cornet moyen, et le
quart de l'inférieur; sous le point de vue de la largeur,
le moyen et l'inférieur offrent peu de différence, tandis que le supérieur est infiniment moins large. Les
deux cornets supérieurs et moyens appartiennent à
l'ethmoïde, le premier est généralement connu sous
le nom de cornet de Morgagni, et le second sous celui
de cornet ethmoïdal. Le cornet inférieur est considéré
par la plupart des anatomistes comme une pièce osseuse entièrement indépendante. Ces trois cornets
sont disposés de telle façon que leur extrémité postérieure est placée à peu près suivant la même ligne
verticale ou suivant une ligne dont la direction est
très-légèrement oblique de haut en bas et d'avant
en arrière. Leur extrémité antérieure, au contraire, at-
teindrait une ligne très-obliquement dirigée d'arrière
en avant et parallèle au dos du nez. Au dessous de
chaque cornet, existe une gouttière ou méat que l'on
distingue comme eux en supérieur, moyen et inférieur;
leur étendue et leur profondeur est nécessairement
en rapport avec les dimensions de ces lames osseuses.
Dans les méats viennent s'ouvrir plusieurs canaux qui
établissent la communication avec des cavités dépen-
dantes des fosses nasales : ainsi, à la partie antérieure
du méat supérieur, on trouve l'orifice des cellules

ethmoïdales postérieures ; la plupart des anatomistes ont ajouté qu'une autre ouverture arrondie s'apercevait au dessous de l'extrémité postérieure du cornet supérieur et établissait la communication entre les fosses nasales et le sinus sphénoïdal ; cette ouverture n'est point placée dans le méat supérieur, mais bien en arrière du cornet de Morgagni, s'ouvrant directement dans la partie la plus reculée et tout-à-fait supérieure de la fosse nasale correspondante, et en quelque sorte sur la convexité du cornet supérieur, au lieu de venir se rendre sous sa concavité. Dans le méat moyen, sous l'extrémité antérieure du cornet ethmoïdal, on voit l'orifice des cellules ethmoïdales antérieures, par l'intermédiaire desquelles, et en particulier de celle que l'on nomme *infundibulum*, on parvient jusque dans le sinus frontal. En arrière de cette ouverture se remarque l'orifice souvent irrégulier du sinus maxillaire : la grandeur de cette ouverture varie beaucoup, mais elle est toujours bien plus petite qu'on ne l'imaginerait, d'après les dimensions qu'elle présente sur un os maxillaire sec. La portion verticale de l'os du palais la rétrécit beaucoup en arrière ; la masse latérale de l'ethmoïde en ferme une partie supérieurement, et le cornet inférieur en oblitère une petite portion en bas. Dans l'état frais, l'orifice du sinus maxillaire est encore rétréci par la membrane muqueuse qui, des fosses nasales, va tapisser le sinus et ne s'accole point immédiatement sur son pourtour osseux, formant une sorte de repli valvulaire tout autour de l'entrée de cette cavité.

Sous le cornet inférieur, à la partie antérieure du méat inférieur, s'aperçoit l'orifice du canal nasal ; cet orifice est taillé en bec de plume, ouvert en arrière et en dedans. La membrane muqueuse forme un petit repli, sorte de valvule libre, placée en avant de

l'orifice et protégeant antérieurement l'entrée inférieure des voies lacrymales , de manière à ce que les
corpuscules, entraînés par le courant d'air qui va pénétrer dans les voies respiratoires, ne puissent pas s'introduire dans le canal nasal ; la souplesse et la mobilité de cette valvule lui permettent de céder au
courant d'air et de venir fermer incomplétement ,
en manière d'opercule ; le canal dont elle protége
l'entrée.

Dans leur partie la plus antérieure , les parois externes des cavités nasales sont formées par les apophyses
montantes des maxillaires supérieurs, par les os carrés
du nez tout-à-fait supérieurement, et par les cartilages
latéraux, ainsi que ceux des ailes du nez. Une portion
du tégument commun, réfléchi pour former le bord des
narines antérieures, les constitue au niveau du pourtour de leur orifice externe.

La voûte des fosses nasales est extrêmement étendue
et se divise en trois portions, l'une, antérieure, qui est
de beaucoup la plus longue et qui répond à toute l'é-
tendue du dos du nez proprement dit, est en partie
formée par des cartilages et en partie par des os. A son
extrémité la plus antérieure et inférieure, elle se termine dans l'épaisseur du lobule qui est creusé d'une
sorte de petite cavité ovalaire. La portion moyenne est
horizontale et se trouve constituée par la face inférieure de chacune des moitiés latérales de la lame
criblée de l'ethmoïde. On y remarque les trous de
cette lame et la fente ethmoïdale. La membrane pituitaire tapissant la voûte, ferme ces ouvertures ou
du moins les empêche de s'ouvrir librement dans les
fosses nasales. La portion postérieure de la voûte des
fosses nasales est formée par la face antérieure du
corps du sphénoïde garnie des cornets sphénoïdaux ou
de Bertin ; elle est presque exactement verticale et

c'est là que l'on voit l'orifice de communication des sinus sphénoïdaux avec les cavités olfactives.

Le plancher, beaucoup moins étendu d'avant en arrière que la voûte, répond à la paroi supérieure de la bouche ; il est concave transversalement et légèrement incliné en bas d'avant en arrière ; on y remarque postérieurement l'articulation de la portion horizontale du palatin avec le reste de la voûte palatine ; la direction inclinée en arrière et un peu en bas de ce plancher fait que dans la position verticale, les mucosités nasales et les larmes, lorsqu'elles ne sont pas très-abondantes, coulent naturellement dans le pharynx.

4° Les régions latérales de la tête ont une forme triangulaire; elles sont limitées supérieurement par la ligne courbe temporale ; en bas par une ligne qui, partant de l'apophyse mastoïde, viendrait gagner la base de la mâchoire et en avant par la ligne qui limite sur les côtés la région ovale antérieure. La branche de la mâchoire qui fait partie de cette région n'offre rien de bien particulier ; aussi néglige-t-on généralement d'en parler : l'on divise cette région latérale en portion supérieure ou fosse temporale et en portion inférieure ou fosse zygomatique. Ces deux fosses sont séparées l'une de l'autre par un plan horizontal qui passerait par l'arcade zygomatique et par la crête qui se remarque sur la face externe de la grande aile du sphénoïde. Le muscle crotaphyte ou temporal remplit la fosse supérieure et traverse une petite partie de l'inférieure pour venir se fixer à l'apophyse coronoïde du maxillaire inférieur. Cette fosse temporale, profonde antérieurement, superficielle en arrière, est formée en dedans par une portion du pariétal, du temporal, du frontal, de l'os malaire et du sphénoïde. En dehors elle est fermée par l'aponévrose temporale su-

perficielle, qui, de la ligne courbe temporale, vient se
fixer au bord supérieur de l'arcade zygomatique ; de
cette façon le muscle temporal est logé dans une
sorte de boîte, partie osseuse, partie aponévrotique,
ouverte assez largement en bas et en avant, et très-
étroite au contraire à la partie postérieure et supérieure. Le muscle tire son origine de la surface aponévrotique aussi bien que de la surface osseuse ; l'on
explique ainsi fort bien le mouvement très-remarquable de dépression et de renflement que l'on observe
dans la région temporale pendant les mouvemens de
la mastication. Les artères temporales profondes, antérieure et postérieure, creusent de légers sillons sur
la portion osseuse de cette fosse.

La fosse zygomatique, de forme pyramidale et triangulaire, présente une base imaginaire tournée en dehors, et que la branche de la mâchoire concourrait
en partie à constituer ; on néglige ce point : mais du
côté du sommet on distingue très-bien trois parois ;
1° une supérieure, formée par la portion horizontale
de la face externe de la grande aile du sphénoïde :
cette face regarde directement en bas ; 2° une paroi interne verticale regardant directement en dehors, formée par la face externe de l'aile externe de l'apophyse
ptérygoïde ; elle donne attache au muscle ptérygoïdien
externe, qui répond par son côté supérieur à la paroi
précédente ; 3° enfin la paroi antérieure est convexe :
c'est la tubérosité maxillaire ; elle regarde en arrière et
en dehors ; elle présente de petits trous, orifices des canaux dentaires postérieurs et supérieurs. Au point où
la paroi antérieure et la paroi interne se rapprochent,
existe une fente (fente ptérygo-maxillaire), plus large
en haut qu'en bas. La même paroi antérieure en se
rapprochant de la paroi supérieure, forme aussi une
large fente (fente sphéno-maxillaire). Ces deux fentes

se réunissent en avant de la base de l'apophyse ptérygoïde; là véritablement est le sommet de la fosse zygomatique, et c'est dans ce sommet, légèrement excavé ou dilaté, que viennent s'ouvrir cinq trous; trois à la partie postérieure, au devant et dans l'épaisseur de la base de l'apophyse ptérygoïde; ce sont, suivant une ligne oblique de haut en bas, de dehors en dedans et un peu d'avant en arrière, le trou grand rond ou maxillaire supérieur, puis le trou vidien ou ptérygoïdien, enfin le très-petit trou ptérygo-palatin. Directement en dedans du sommet de la fosse zygomatique, on voit le trou sphéno-palatin, large, fermé en dehors par le ganglion de Meckel ou sphéno-palatin, mais n'en donnant pas moins passage à la terminaison même de l'artère maxillaire interne ou sphéno-palatine; avec cette artère pénètrent les nerfs nasaux et le naso-palatin. Enfin inférieurement et dans la fente sphéno-maxillaire, on aperçoit l'orifice supérieur du canal palatin postérieur.

DU CRANE EN PARTICULIER.

Si nous voulons considérer maintenant le crâne isolément, nous devons en séparer toutes les parties qui entrent dans la composition de la face, et par cela même nous sommes obligés d'en retrancher les apophyses ptérygoïdes du sphénoïde et les masses latérales de l'ethmoïde, pour ne conserver de celui-ci que la lame horizontale (*lame criblée*) de sa portion moyenne surmontée de l'apophyse crista-galli.

Le crâne nous offre alors une surface externe et une surface interne ou cavité; la surface externe présente d'abord toute la région supérieure de la tête en général, plus, la petite portion de la région ovale antérieure qui est au dessus des arcades orbitaires et de la suture d'articulation des os carrés du nez, ainsi que des apophyses montantes du maxillaire supérieur avec l'échancrure nasale. La région inférieure présentera d'abord la fosse ou la région occipitale; puis la portion horizontale de la fosse gutturale que nous avons décrite à l'occasion de la région ovale inférieure de la tête, plus, les parties qui sont mises à découvert par le retranchement de la face et de toutes les portions osseuses qui concourent à la former : nous voyons dans cette nouvelle région ainsi mise à découvert, et que nous pourrions appeler région naso-orbitaire, 1° sur la ligne médiane, une crête assez étendue et dirigée d'arrière en avant, formée de trois parties distinctes : en arrière, c'est la crête médiane inférieure du corps du sphénoïde reçue dans l'écartement du bord supérieur du vomer; à la partie moyenne, la lame perpendiculaire de l'ethmoïde, du moins en partie et tout-à-fait en avant la petite crête nasale du coronal. Sur les côtés de la portion postérieure, on voit les rainures ou fissures avec ses lamelles détachées, qui servent à l'articulation des deux lames du vomer; plus en dehors les petites gouttières ou les petits canaux ptérygo-palatins : en dehors de ceux-ci, la base de l'apophyse ptérygoïde percée par le canal vidien, et tout-à-fait au côté externe, les parois supérieures des fosses zygomatiques. Sur les côtés de la portion ethmoïdale sont les voûtes des fosses nasales, et en dehors d'elles les voûtes orbitaires; enfin sur les côtés de la crête nasale du frontal, une petite portion de la voûte nasale et l'orifice des sinus frontaux; les arcades orbitaires en dehors de ceux-ci avec les deux apophyses orbitaires.

Les régions latérales présentent seulement la portion osseuse de la fosse temporale.

DE LA CAVITÉ CRANIENNE.

Un plan à peu près horizontal, reposant sur les bords supérieurs des rochers et sur les bords postérieurs des apophyses d'Ingrassia, s'étend en arrière jusqu'à la protubérance occipitale interne et au dessus des gouttières latérales, parvient en avant jusqu'à la crête coronale au dessus du niveau de l'apophyse *crista-galli*, et divise la cavité du crâne en portion supérieure ou voûte et en portion inférieure, généralement connue sous le nom de base du crâne.

De la voûte. La voûte du crâne, concave, présente sur la ligne médiane une gouttière, qui commence en avant à la crête coronale et se porte vers la protubérance occipitale interne : en approchant de cette dernière éminence, elle se déjette le plus souvent à droite pour se continuer avec la gouttière latérale de ce côté. Au fond de cette gouttière on voit les traces plus ou moins conservées de la suture sagittale. Les deux sutures fronto-pariétale et occipito-pariétale ou lambdoïde la coupent, comme nous l'avons vu, à la région ovale supérieure de la tête. Immédiatement sur le côté de la portion pariétale de la grande suture médiane, et un peu au dessus de la suture lambdoïde, on voit l'orifice interne du trou pariétal tantôt unique, tantôt double, et quelquefois nul. Deux fosses correspondent antérieurement aux bosses frontales; deux autres répondent aux bosses pariétales; et enfin postérieurement on aperçoit les fosses occipitales supérieures, toujours peu marquées. Sur toute l'étendue de la surface interne de la voûte crânienne on aperçoit des éminences et des enfoncemens, que l'on nomme éminences mamillaires et impressions digitales, comme si les doigts avaient été imprimés sur a substance osseuse encore molle et dépressive. Les anatomistes ont long-temps dit que ces éminences et ces enfoncemens répondaient aux anfractuosités et aux circonvolutions du cerveau ; puis on a nié ce fait, auquel on croit assez généralement aujourd'hui. Nulle part ces inégalités ne sont plus prononcées que sur les voûtes orbitaires, comme nous le verrons en parlant de la base du crâne ; et c'est là que l'on peut bien s'assurer qu'il y a réciprocité entre la configuration de la surface interne de la boîte osseuse qui contient le cerveau et celle du cerveau lui-même.

Des sillons vasculaires s'observent à peu près aussi partout, et la plupart ne sont que des embranchemens et des ramifications du tronc commun que l'on remarque sur la face interne de l'angle antérieur et inférieur du pariétal. Ce tronc commun se divise d'abord en deux branches principales, dont l'antérieure s'élève directement, en suivant à peu près le trajet de la suture fronto-pariétale ; l'autre se porte à peu près horizontalement en arrière, jusqu'au dessus de la base du rocher, où elle se relève pour gagner la partie supérieure. Il n'est point rare de voir une troisième branche intermédiaire aux deux précédentes, et obliquement dirigée en arrière et en haut : cette branche provient de l'une ou de l'autre des précédentes, mais plus souvent de l'antérieure. Bientôt chacune fournit des rameaux qui se subdivisent eux-mêmes et s'effacent à mesure qu'ils gagnent la partie la plus élevée de la voûte.

De la base du crâne. On la divise généralement en trois fosses : une antérieure, une moyenne et une postérieure : l'antérieure et la moyenne sont séparées par le bord postérieur des apophyses d'Ingrassia sur les côtés, et par la lèvre antérieure de la gouttière qui loge le chiasma des nerfs optiques à la partie moyenne. La moyenne et la postérieure ont pour ligne de démarcation le bord supérieur des rochers, et au milieu le bord supérieur de la lame carrée du sphénoïde ; cette lame termine en avant la gouttière basilaire. Chacune de ces fosses est subdivisée en trois fossettes secondaires, une moyenne et deux latérales ; en tout neuf fosses : trois médianes, une antérieure, une moyenne et une postérieure, et de chaque côté également ment trois fosses, antérieure, postérieure et moyenne.

La fosse *moyenne et antérieure* est fort étroite ; on y voit en avant et sur la ligne médiane la crête coronale ; au dessous d'elle le trou borgne ; derrière celui-ci l'apophyse crista-galli, dont la forme est triangulaire et donne attache, ainsi que la crête du coronal, à la grande faux du cerveau. Le trou borgne donne généralement passage à une veine qui, sortant de l'épaisseur de l'os, se jette, la première, dans le sinus longitudinal supérieur. Sur les côtés de cette apophyse sont deux gouttières étroites et profondes : on les appelle ethmoïdales ; elles logent le renflement ou bulbe du nerf olfactif, et présentent les trous de la lame criblée, par où les filets du nerf de l'odorat passent pour aller se jeter dans la portion supérieure de la membrane pituitaire, qui en reçoit la faculté d'être impressionnée par les odeurs. Ces gouttières, en se portant en arrière, deviennent plus superficielles, plus larges, et s'éloignent un peu l'une de l'autre. La portion rubanée des nerfs olfactifs repose sur elles.

La fosse moyenne proprement dite ou *médiane moyenne*, de forme à peu près quadrilatère, est creusée en avant par une gouttière peu profonde et transversale, qui aboutit de chaque côté au trou optique ; là sa profondeur est un peu plus grande : sur elle repose le chiasma des nerfs de la vue. Derrière cette gouttière est la fosse pituitaire ou selle turcique, qui loge le corps pituitaire et se trouve fermée supérieurement par une lame de la dure-mère, laquelle est percée d'un trou pour le passage de la tige pituitaire, seul moyen de connexion entre le corps de ce nom et le cerveau. Sur les côtés de la selle turcique, on voit deux gouttières, assez larges, courtes et superficielles; elles répondent aux sinus caverneux, aboutissent en arrière au trou déchiré antérieur, et sont surmontées en avant par l'angle postérieur de la petite aile du sphénoïde; on nomme cet angle apophyse clinoïde antérieure. Un petit filament osseux descend parfois de cette apophyse vers le corps du sphénoïde, en dedans de la gouttière du sinus caverneux, et constitue ainsi un trou, soit complet, soit incomplet, dans lequel vient passer l'artère carotide interne avant de se réfléchir en haut vers la base du cerveau et de se diviser en trois branches et parfois en quatre.

Derrière la selle turcique s'élève, en se dirigeant obliquement en avant, la lame carrée du sphénoïde, dont les deux angles sont appelés apophyses clinoïdes postérieures ; ses bords sont souvent légèrement échancrés, sa face antérieure fait partie de la fosse pituitaire, et la postérieure, très-légèrement concave, fait partie de la gouttière basilaire.

La *fosse moyenne et postérieure* est constituée en avant par la gouttière basilaire, plus large en arrière et en bas, et sur laquelle repose la protubérance annulaire et la partie la plus élevée du bulbe rachidien. Sur les côtés de cette gouttière, au niveau même de l'articulation avec le rocher, existe la gouttière, peu marquée, qui répond au sinus pétreux inférieur. Le trou occipital avec son pourtour où l'on voit les trous condyloïdiens antérieurs, forment la portion la plus reculée, la plus large et la plus déclive de cette fosse moyenne. Sur la circonférence du grand trou occipital, nous remarquerons, plus tard, les sinus occipitaux inférieurs, et en avant de lui le sinus occipital transverse, allant se jeter les uns et les autres dans le sinus pétreux inférieur, dans le point de son abouchement avec les sinus latéraux.

La *fosse latérale et antérieure* de la base du crâne répond à la voûte de l'orbite, sur laquelle repose la face antérieure du lobe antérieur du cerveau.

La *fosse latérale et moyenne*, logeant le lobe moyen du cerveau, est profondément excavée, et nous présente, en avant et un peu en dedans, la fente sphénoïdale, plus large en dedans qu'en dehors, et par où passent les nerfs moteur oculaire commun, pathétique, la branche ophthalmique du trijumeau et le moteur oculaire externe, plus la veine ophthalmique. Un peu en arrière est le trou grand rond par lequel sort le nerf maxillaire supérieur. Derrière celui-ci, et un peu en dehors, est le trou ovale par lequel passe le nerf maxillaire inférieur; plus en arrière et plus en dehors encore est le trou petit rond ou sphéno-épineux, qui permet à l'artère méningée moyenne de parvenir dans le crâne : tout-à-fait à la partie externe de cette fosse latérale et moyenne, on voit la gouttière qui loge le tronc de cette dernière artère. Postérieurement, la face supérieure du rocher concourt à former cette même fosse, et nous présente l'*hyatus de Fallope* avec la petite gouttière qui le précède, et par où passe le filet crânien du nerf vidien, ainsi qu'un petit rameau artériel.

La *fosse latérale et postérieure* est séparée de la précédente par le bord supérieur du rocher, sur lequel est creusée une légère gouttière pour le sinus pétreux supérieur : cette gouttière est effacée près du sommet du rocher par le passage de la cinquième paire. Cette fosse postérieure et latérale nous offre en avant la face postérieure du rocher avec le trou auditif interne et la fissure que l'on dit être l'orifice de l'aquéduc du vestibule. En bas et en dehors de cette face, la portion recourbée de la gouttière latérale avec le trou déchiré postérieur ; derrière elle, la fosse occipitale inférieure qui loge le cervelet, et qui se trouve séparée de la fosse occipitale supérieure par la portion horizontale de la gouttière latérale. La crête occipitale interne sépare les fosses occipitales inférieures l'une de l'autre.

Les impressions digitales et les éminences maxillaires sont plus prononcées à la base du crâne qu'à la voûte. Elles sont surtout très-fortes dans les fosses latérales et antérieures ; mais on n'y remarque pas des sillons vasculaires, comme nous en avons vu à la voûte ; bien entendu qu'il faut excepter celui qui loge le commencement de la portion intrà-crânienne de l'artère moyenne de la dure-mère.

———

Pour compléter l'aperçu général que nous avons donné sur cette considération que le crâne n'est qu'une dépendance de la colonne vertébrale, et qu'il est en réalité formé de vertèbres, nous ferons d'abord cette observation fondamentale que l'os temporal ou les divers os qui le représentent dans beaucoup d'animaux, est entièrement rejeté en dehors de la cavité crânienne chez les poissons, et qu'il n'est pas nécessairement, par conséquent, une des pièces intégrantes de la boite osseuse qui loge le cerveau.

L'occipital forme à lui seul la première vertèbre crânienne. La moitié postérieure du corps du sphénoïde qui, dans beaucoup d'espèces animales, est un os distinct (*post-sphénal*), forme avec les grandes ailes et les pariétaux la deuxième vertèbre ou vertèbre moyenne. Enfin la moitié antérieure du sphénoïde qui porte le nom d'*ento-sphénal* chez les animaux où il forme une pièce distincte, constitue avec les petites ailes et le coronal la vertèbre la plus antérieure.

La vertèbre occipitale a son corps représenté par l'apophyse basilaire, l'apophyse jugulaire est son apophyse transverse, le grand trou occipital n'est autre que le trou de la vertèbre, et la portion postérieure et supérieure de l'os est évidemment produite par les apophyses articulaires supérieures et les lames, fortement élargies vers le haut. L'apophyse épineuse est dédoublée et la protubérance occipitale externe en représente le sommet. Les condyles ne sont autre chose que les apophyses articulaires inférieures.

Le post-sphénal forme le corps de la vertèbre moyenne, les apophyses sphéno-épineuses sont les rudimens des apophyses transverses. Les grandes ailes et les pariétaux représentent les apophyses articulaires, les lames et l'apophyse épineuse dédoublée ; toutes ces parties ayant pris un accroissement considérable en longueur et en largeur.

L'ento-sphénal est le corps de la vertèbre antérieure, les apophyses d'Ingrassia et les frontaux nous représentent toute la masse apophysaire, l'accroissement en largeur de toutes ses parties s'étant fait plus particulièrement en avant, c'est-à-dire en haut par rapport à la vertèbre, la cavité encéphalique s'est ainsi trouvée complétement fermée à sa partie antérieure.

G. Cuvier admettait trois ceintures osseuses au crâne ; l'occipital formait la postérieure, le sphénoïde et les pariétaux constituaient la seconde, l'ethmoïde et les frontaux l'antérieure.

M. de Blainville compte quatre vertèbres crâniennes,

la première et la seconde formées comme nous l'avons exposé tout à l'heure d'après Meckel, la troisième, constituée par l'ento-sphénal, les petites ailes du sphénoïde et les frontaux; et la quatrième par l'ethmoïde, le vomer et les nasaux. Chacune de ces vertèbres est en quelque sorte, d'après ce savant, affectée à l'exercice d'un sens, et ses trous donnent passage à une paire de nerfs spéciaux. La postérieure est appelée vertèbre gustative; la seconde, vertèbre acoustique; la troisième, vertèbre optique; et la quatrième, vertèbre olfactive.

* * *

Des côtés de la série des pièces rachidiennes, naissent des appendices osseux qui s'éloignent d'abord, viennent se réunir ensuite sur la suite des pièces sternales, et constituent, en partie au moins, les cavités qui logent les viscères de la digestion et de la respiration. Ce n'est qu'accidentellement que l'on voit, dans la portion lombaire de la colonne vertébrale, naître des rudimens d'appendices costaux, du moins chez les animaux élevés, car chez beaucoup de reptiles on voit toute la cavité abdominale, entourée de véritables côtes. Les appendices de la portion dorsale du rachis concourent à former la cavité thoracique. Dans le crocodile, il existe des côtes cervicales.

L'os hyoïde au cou nous présente dans son corps une véritable pièce sternale, ses grandes apophyses sont de véritables arcs costaux cervicaux, et ses petites cornes prolongées par les ligamens stylo-hyoïdiens représentent avec l'apophyse styloïde les arcs costaux appartenant à la première vertèbre crânienne. L'os maxillaire inférieur est en quelque sorte l'arc costal de la seconde vertèbre céphalique. L'ensemble des os malaires et des os maxillaires supérieurs forme, avec quelques pièces complémentaires, les os unguis, ceux du nez, l'enceinte osseuse de la première cavité des voies aériennes comme le maxillaire inférieur avait formé l'enceinte osseuse de la première cavité des voies digestives.

Nous n'avons point donné l'analyse du crâne d'après M. Geoffroy Saint-Hilaire; cela nous eût entraîné au-delà des limites que nous nous sommes imposées dans cet ouvrage. Nous croyons néanmoins devoir exposer les vues élevées de cet illustre anatomiste sur la composition primordiale de la vertèbre : ces aperçus faciliteront l'intelligence des considérations transcendantes que nous venons d'exposer succinctement : ainsi les élémens de toute vertèbre sont : 1° un noyau impair et médian (*cycléal*); sur ce point central s'appuient deux anneaux, l'un supérieur l'autre inférieur (dans la position horizontale des animaux; postérieur et antérieur dans la position verticale) ; le premier contient un tronçon du système médullaire, le second un tronçon du système sanguin. Chacun de ces anneaux se compose de quatre pièces, savoir : le supérieur ou postérieur de deux *périaux* et de deux *épiaux*, l'anneau inférieur de deux *paraaux* et de deux *cataaux*. Les épiaux et les cataaux sont les plus éloignés du noyau central, les périaux et les paraaux appuient sur celui-ci.

L'anneau inférieur se compose donc évidemment des arcs osseux qui enceignent les cavités splanchnique, faciale, cervicale, thoracique et abdominale. L'anneau supérieur forme la cavité cérébro-spinale.

DES OS DE LA TÊTE.

DE L'OCCIPITAL.

L'occipital est un des os les plus épais du crâne ; impair et symétrique, il est placé à la partie postérieure et inférieure de la tête. Convexe en arrière , concave en avant, cet os a la forme d'un losange recourbé sur lui-même; il sert à loger et à protéger la partie postérieure du cerveau et surtout le cervelet.

La face externe ou postérieure de l'os offre vers son milieu la *protubérance occipitale externe*, de chaque côté de laquelle part une ligne qui, à cause de sa direction, a été nommée *ligne courbe supérieure*; au dessous de cette ligne est une empreinte donnant attache à plusieurs muscles; plus bas est la *ligne courbe inférieure*.

Au dessous de la protubérance on voit une crête nommée *occipitale externe ;* au bas de cette crête se trouve le *grand trou occipital*, qui donne passage à la moelle de l'épine, aux artères vertébrales, etc. Sur les côtés de ce trou on remarque deux éminences, nommées *condyles* de *l'occipital.* Derrière ce condyle est la *fosse condyloïdienne postérieure* , au fond de laquelle se trouve quelquefois le trou donnant passage à une artère et à une veine. Au devant et en dehors du condyle sont la fosse et le trou condyloïdiens antérieurs. Directement en dehors on voit l'apophyse jugulaire. Le reste de la face externe de l'occipital comprend la surface basilaire.

A la face interne on aperçoit la *protubérance occi-*

pitale interne, qui correspond à peu près à l'externe ;
au dessus d'elle est une crête formant l'un des bords
de la gouttière qui loge la fin du sinus longitudinal supérieur. Tantôt à droite, tantôt à gauche de cette crête,
mais plus souvent du premier côté , passe la fin de
cette gouttière , qui va se continuer avec la gouttière
latérale correspondante et qui sépare deux fosses appelées *occipitales* supérieures; au dessous de celles-ci
on en rémarque deux autres plus grandes, appelées
fosses occipitales inférieures. La fosse occipitale supérieure est séparée de l'inférieure par une gouttière
dite latérale; et les deux fosses occipitales inférieures
sont séparés l'une de l'autre par une crête que l'on
nomme occipitale interne, à laquelle s'attache la faux
du cervelet. La partie inférieure de cette crête se divise en deux branches, qui vont se terminer sur les
bords du trou occipital. Sur les côtés de ce trou on
retrouve les trous condyloïdiens antérieur et postérieur,
et plus en dehors, une gouttière logeant la fin du
sinus latéral. Au devant du grand trou occipital est
placée l'apophyse basilaire où l'on voit la *gouttière
basilaire*, sur laquelle repose le pont de Varole.

L'occipital s'articule avec les pariétaux, par ses bords
supérieurs ; ainsi se trouve formée la suture lambdoïde ; avec les temporaux, par ses bords inférieurs que
la saillie de l'*apophyse jugulaire* divise en deux portions, la postérieure, s'unissant à la portion mastoïdienne du temporal et l'antérieure au bord postérieur
du rocher. Derrière l'apophyse jugulaire est une échan-
chure qui fait partie du trou déchiré postérieur et de
la fossette jugulaire. L'occipital s'articule encore avec
le sphénoïde, par son angle inférieur et avec la première vertèbre, par ses condyles.

DU SPHÉNOÏDE.

Le sphénoïde est un os impair, situé à la partie inférieure moyenne de la base du crâne. Il a une figure si bizarre que l'on ne peut le comparer à rien, si ce n'est à une chauve-souris dont les ailes seraient étendues. On le divise en *corps* ou partie moyenne, et en *grandes ailes* ou parties latérales.

Le *corps* se divise en six faces ; la supérieure présente en avant une surface à peu près plane, qui se prolonge en pointe sur les côtés et qui fait partie de la grande fosse antérieure de la base du crâne. Derrière cette surface est la gouttière de l'entrecroisement des nerfs optiques, aboutissant aux trous optiques qui sont dirigés obliquement en dehors, en avant et très-légèrement en bas et qui forment une sorte de canal creusé dans l'épaisseur de la base de l'apophyse d'*Ingrassia ;* celle-ci, s'élevant sur les côtés de la partie antérieure, latérale et supérieure du corps du sphénoïde, concourt à former par sa face inférieure la fente sphénoïdale, et présente un angle postérieur saillant et libre ; c'est *l'apophyse clinoïde antérieure ;* son extrémité externe ou sommet se perd sur le bord horizontal du frontal et termine le bord postérieur de l'apophyse ; ce bord forme la crête de séparation entre la fosse latérale *antérieure* et la fosse latérale *moyenne.* En arrière de cette face on aperçoit une lame quadrilatère, se terminant par deux angles allongés, appelés *apophyses clinoïdes postérieures ;* entre cette lame et la gouttière des nerfs optiques est un enfoncement considérable, nommé *fosse pituitaire.* On donne le nom de selle turcique à l'ensemble de la fosse pituitaire et des apophyses clinoïdes. Sur les côtés de la fosse pituitaire sont deux gouttières superficielles et larges qui logent les sinus caverneux.

La face antérieure du corps présente sur son milieu une crête verticale qui s'articule avec la lame perpendiculaire de l'ethmoïde ; sur les côtés sont les orifices des sinus sphénoïdaux, cavités creusées dans l'épaisseur du corps de l'os, présentant une cloison moyenne, et fermées en avant et en bas par les cornets *sphénoïdaux* ou *de Bertin ;* plus en dehors et un peu inférieurement, une petite surface inégale s'articule avec la grande apophyse de l'os palatin.

La face inférieure porte une crête sur sa partie moyenne ; cette crête est reçue dans l'écartement du bord supérieur du vomer ; sur les côtes existent les fissures dans lesquelles s'engagent les deux lames de ce bord ; plus en dehors encore, une petite gouttière, quelquefois un petit canal, complétés dans tous les cas par l'apophyse postérieure de la portion verticale de l'os du palais, forment le canal ptérygo-palatin.

La face postérieure s'articule avec l'apophyse basilaire.

Les *grandes ailes* du sphénoïde se détachent des parties latérales du corps de l'os. On y considère 1° une face supérieure ou cérébrale, concave, se terminant en arrière par une portion anguleuse appelée *épine du sphénoïde.* Près de cette épine on trouve le *trou petit rond* ou *sphéno-épineux ;* plus en dedans le *trou ovale,* et au devant de celui-ci le *trou grand rond ;* tout-à-fait antérieurement au dessous de l'*apophyse* d'*Ingrassia,* la fente sphénoïdale. 2° Une face externe ou temporale divisée en deux par une crête, la portion supérieure faisant partie de la fosse temporale, et l'inférieure constituant la paroi supérieure de la *fosse zygomatique :* on y voit en arrière les *trous petit rond et ovale,* plus une saillie formée par l'épine du sphénoïde. 3° Une face antérieure ou orbitaire, qui forme une partie de la paroi externe de l'orbite et qui est limitée en bas par une crête concourant à former la fente sphéno-maxillaire ; tout-à-fait en dedans et au dessous de cette crête on voit une petite surface, c'est la paroi postérieure du sommet de la fosse zygomatique ; l'on y trouve, en allant de dehors en dedans et de haut en bas, les orifices antérieures, 1° du *trou grand rond*, 2° du *canal vidien*, et 3° du *canal ptérygo-palatin*.

Les apophyses ptérygoïdes naissent des parties latérales du corps du sphénoïde au dessous des grandes ailes ; leur base est traversée d'avant en arrière par un canal appelé *ptérygoïdien* ou *vidien*. Ces apophyses se divisent en arrière en deux ailes entre lesquelles se trouve un espace appelé *fosse ptérygoïdienne*. L'aile externe est la plus large et la plus courte ; l'interne est grêle et se termine par un crochet.

Le corps du sphénoïde s'articule avec la partie moyenne de l'ethmoïde, par le bord antérieur de sa face supérieure et par la crête verticale que l'on remarque sur sa face antérieure ; avec la partie postérieure des masses latérales, au moyen des cornets de Bertin, qui, dans la désarticulation des os d'une tête, restent adhérens tantôt à l'ethmoïde, tantôt au sphénoïde : les sinus sont, dans le premier cas, très largement ouverts, et dans le second, presque entièrement fermés ; avec les deux apophyses de la portion verticale du palatin, par les faces inférieures de son corps ; et avec la tubérosité de l'os du palais par le sommet de l'apophyse ptérygoïde ; enfin le bord postérieur de la portion verticale de l'os du palais s'articule aussi avec le côté antérieur de l'apophyse ptérygoïde ; avec le vomer par sa face inférieure ; et par sa face postérieure avec l'occipital. Avec la portion écailleuse du temporal par le bord externe des grandes ailes ; avec le bord le plus antérieur du rocher par la portion la plus reculée du bord interne. La portion moyenne de ce bord unit la grande aile avec le corps ; c'est encore lui qui concourt à former la fente sphénoïdale. Avec l'os de la pommette par la portion supérieure du bord antérieur ; le reste de ce bord concourt à former la fente sphéno-maxillaire ; avec le pariétal par son angle supérieur externe et antérieur ; en dedans de celui-ci est une surface triangulaire avec laquelle vient s'articuler une surface analogue du coronal en dedans de l'apophyse orbitaire ; le bord horizontal de l'os du front s'articule encore avec le bord antérieur des apophyses d'Ingrassia.

Le sphénoïde soutient et sert à fortifier l'union des autres os du crâne : c'est même là ce qui lui a fait donner son nom, qui vient du mot grec σφήν, lequel signifie *coin* ; il est en effet pressé par eux de toutes parts comme le serait un coin engagé dans un corps solide.

DU PARIÉTAL.

C'est un os pair, occupant la partie latérale et supérieure de la tête ; sa figure se rapproche de celle d'un carré ; il est convexe en dehors, concave en dedans. La face externe offre, à sa partie moyenne, une éminence nommée bosse pariétale ; plus supérieurement, est le trou pariétal qui manque souvent. Au dessous de la bosse pariétale, on remarque une ligne courbe, concourant à former l'*arcade demi-circulaire des tempes* et à laquelle s'attache l'aponévrose externe du muscle crotaphyte ou temporal ; le reste de cette face est presque plane et fait partie de la fosse temporale. La face interne présente, à sa partie moyenne, un enfoncement nommé *fosse pariétale*, plus, des impressions digitales et des sillons naissant les uns des autres ; le tronc commun de ces sillons, creusé dans l'épaisseur de l'angle antérieur et inférieur de l'os, dégénère quelquefois en un canal complet et loge l'artère méningée moyenne.

Le pariétal s'articule par son bord supérieur avec celui du côté opposé ; par son bord inférieur et par l'angle postérieur et inférieur avec le temporal ; par le bord antérieur avec le coronal ; enfin par son bord postérieur avec l'occipital ; et par l'angle antérieur et inférieur avec le sphénoïde.

DU CORONAL OU FRONTAL.

Le coronal, os impair et symétrique, est situé à la partie antérieure du crâne et supérieure de la face, où il forme le front et une partie des fosses orbitaires. Il est un peu plus que demi-circulaire, convexe en avant, concave en arrière ; sa face antérieure est sous-divisée en portion frontale et en portion orbitaire, séparées l'une de l'autre par un bord saillant appelé *arcade orbitaire*.

Au milieu de la partie convexe du coronal, on remarque une ligne plus ou moins marquée, qui est la trace de la suture qui unit les deux pièces dont cet os est formé dans l'enfance : cette suture se conserve quelquefois jusqu'à l'âge adulte. Sur les côtés de cette ligne, se rencontre une bosse nommée frontale, qui est d'autant plus marquée que les sujets sont plus jeunes. Au dessous de cette bosse est une dépression superficielle ; plus bas et en dedans, au dessus de l'extrémité interne de l'arcade orbitaire, on trouve une saillie arquée qui s'élève en se portant en dehors : on l'a nommée *arcade sourcilière* ; elle s'efface avant d'avoir atteint le niveau du milieu de la longueur du contour supérieur de l'orbite : les deux arcades sourcilières viennent se confondre pour former la *bosse na-sale*. Plus bas se trouve l'*échancrure nasale*, dont la surface est dentelée et s'articule par sa partie moyenne avec les os propres du nez, et par ses côtés avec les apophyses montantes des os maxillaires supérieurs : du milieu de cette échancrure, s'élève une éminence pointue appelée *épine nasale*, laquelle s'articule avec les os du nez. A la partie postérieure, sont deux gouttières qui font partie de la voûte des fosses na-sales ; une crête sépare ces gouttières et va s'articu-ler avec la lame perpendiculaire de l'ethmoïde. Les fosses orbitaires sont séparées par une grande échan-crure appelée ethmoïdale, parce qu'elle reçoit l'eth-moïde. A la partie antérieure de cette échancrure, on remarque l'ouverture des sinus frontaux. Vers le tiers interne de l'arcade orbitaire, on voit un trou appelé *trou orbitaire*, qui donne passage aux vaisseaux et nerfs sus-orbitaires. Enfin, les deux extrémités de cette arcade sont appelés *apophyses orbitaires*, l'une interne et l'autre externe.

La face postérieure de l'os coronal présente sur son milieu, une gouttière qui loge le sinus longitudinal supérieur, et à l'extrémité antérieure de cette gout-tière, la crête *coronale interne* : derrière celle-ci, est le *trou borgne*.

Le frontal s'articule par son bord supérieur avec les pariétaux ; par les extrémités de ce bord et par le bord inférieur, avec le sphénoïde ; par l'échancrure ethmoïdale et par l'épine nasale, avec l'ethmoïde ; par les apophyses orbitaires externes, avec les os de la pommette ; par les apophyses orbitaires internes, avec les os maxillaires supérieurs, et par l'échancrure na-sale avec les os du nez.

DU TEMPORAL (1).

Cet os pair est situé aux parties latérales et inférieures du crâne. Sa figure est difficile à déterminer ; il présente un grand nombre d'éminences et de cavités et renferme dans son intérieur les organes spéciaux de l'audition. Il est divisé, par beaucoup d'anatomistes, en trois portions, savoir : 1° une supérieure ou *écailleuse*, à la partie inférieure de laquelle s'élève l'*apophyse zygomatique* ; celle-ci est divisée à sa base en deux branches ou racines, l'une horizontale, s'étendant jusqu'au dessus du conduit auditif, l'autre transversale, se dirigeant en dedans au devant de la *cavité glénoïde*, fossette articulaire placée entre la racine transverse de l'arcade zygomatique et le conduit auditif : on remarque, à la partie moyenne de cette cavité, la *fissure de Glaser* ou *fente glénoïdale*. Le *conduit auditif externe* est placé sous la racine horizontale de l'apophyse zygomatique ; une branche de cette racine, se dirigeant verticalement, va concourir à former la portion antérieure de ce conduit osseux.

La face interne de cette portion fait partie de la voûte du crâne.

2° Une portion postérieure et inférieure ou *mastoïdienne* ; on y remarque l'apophyse mastoïde, laquelle, dirigée en bas et placée derrière le conduit auditif, donne attache au muscle sterno-cleïdo-mastoïdien. Au dessous d'elle, on voit la *rainure digastrique*, dans laquelle s'implante le muscle de ce nom. Derrière et au dessus de cette apophyse est une surface raboteuse,

(1) Le temporal a été ainsi nommé parce que c'est lui qui occupe la région de la tête où les cheveux commencent ordinairement à blanchir, et indiquent par conséquent les diverses périodes de l'âge (*tempora*).

où l'on observe le trou mastoïdien , percé obliquement d'arrière en avant et un peu de haut en bas. La face interne de la portion mastoïdienne est concave, pour loger le sinus latéral ; on y remarque l'orifice interne du trou mastoïdien.

5° Enfin , une portion interne et moyenne ou *pierreuse*, appelée aussi le *rocher*. Cette dernière portion est creusée de diverses cavités , qui renferment les organes de l'ouïe. Nous parlerons de ceux-ci, quand nous décrirons l'oreille interne. Le rocher a à peu près la forme d'une pyramide triangulaire, dont la base correspond au conduit auditif externe et à l'apophyse mastoïde ; le sommet est dirigé en dedans et en avant, et concourt à la formation du *trou déchiré antérieur*. Sa face supérieure présente , en dedans , une gouttière aboutissant à un petit trou nommé *hiatus de Fallope*. Le bord supérieur du rocher offre une gouttière , qui loge le sinus pétreux supérieur, et qu'interrompt vers le sommet le passage de la cinquième paire. La face postérieure présente une ouverture appelée conduit auditif interne, au fond duquel commence l'*aquéduc de Fallope*; derrière lui on voit une fente verticale, dirigée en arrière : c'est l'orifice de l'*aquéduc du vestibule*. La face inférieure est très-inégale : au devant de l'apophyse mastoïde, on trouve le trou stylo-mastoïdien, qui est l'orifice inférieur de l'aquéduc de Fallope. Au devant de celui-ci, est l'apophyse styloïde, au côté interne de laquelle on voit la fosse *jugulaire*, dont le fond concourt à la formation du *trou déchiré postérieur*. Tout-à-fait au devant de la fosse jugulaire, vers son côté interne, on remarque l'orifice inférieur de l'aquéduc du limaçon, formant une très-petite cavité profonde et triangulaire. Plus en avant, est l'orifice inférieur du canal carotidien, lequel traverse l'épaisseur du rocher, en se recourbant en haut et en avant. Plus en dedans encore est une surface inégale où s'insèrent les muscles péristaphylin interne et le muscle interne du marteau.

Le temporal s'articule par le bord supérieur de la portion écailleuse et par celui de la portion mastoïdienne avec le pariétal ; par le bord supérieur de la portion écailleuse et par le bord antérieur du rocher avec le sphénoïde ; par les bords inférieurs du rocher et de la portion mastoïdienne avec l'occipital ; par le sommet de l'apophyse zygomatique avec l'os de la pommette ; enfin, par la cavité glénoïde avec la mâchoire inférieure.

DES OS WORMIENS (1).

Les os wormiens ou os surnuméraires varient singulièrement par rapport à leur volume , à leur situation, à leur forme, à leur nombre. C'est dans la suture formée par l'occipital et les pariétaux que l'on en rencontre le plus ordinairement; quelquefois même l'angle supérieur de l'occipital est remplacé par l'un d'eux (2) : il en existe, dans quelques cas, entre les deux pariétaux , notamment à la réunion de leur angle supérieur et antérieur.

Ils ont une existence propre , et doivent leur existence à des points d'ossification particuliers.

DE L'ETHMOÏDE.

L'os ethmoïde est impair et situé à la partie antérieure, inférieure et moyenne du crâne dans une échancrure pratiquée sur le coronal. Il appartient plus par-

(1) Du nom de Worm, qui le premier les a bien indiqués.

(2) Cet os, que plusieurs auteurs ont nommé *épactal* , ne se développe qu'après la naissance , et il se rencontre dans un sujet environ sur quinze ou vingt. Dans le principe il se compose de deux pièces.

ticulièrement à la face, et chez certains animaux, il n'entre pour rien dans la formation de la cavité crânienne; nous le divisons en trois parties, une moyenne et deux latérales. La portion moyenne se compose essentiellement de deux lames : l'une horizontale étroite, assez étendue d'avant en arrière et qui se trouve creusée en deux gouttières antérieurement, lesquelles deviennent plus superficielles en arrière; sur les gouttières repose postérieurement la portion rubanée des nerfs olfactifs, et antérieurement le bulbe de ces nerfs; dans ce dernier point, cette lame est criblée de trous par où sortent les filets des nerfs olfactifs. On voit à la partie tout-à-fait antérieure interne, une petite fente par laquelle, dit-on généralement, passe le filet ethmoïdal de la branche nasale du nerf ophthalmique; mais il n'en est point ainsi; ce filet parcourt un petit canal particulier creusé dans l'épaisseur de cette lame horizontale. La lame verticale, partie fondamentale et seule constante de l'os, coupe en quelque sorte la lame horizontale et forme, 1° au dessus d'elle l'apophyse *crista-galli* qui s'élève dans la cavité crânienne entre les deux gouttières des nerfs olfactifs, mais seulement dans leur portion antérieure ; cette apophyse est triangulaire, sa base est unie avec la lame criblée de l'ethmoïde, son sommet donne attache à l'extrémité antérieure de la grande faux du cerveau. Le bord postérieur est mince et le plus long. Le bord antérieur est le plus épais et le plus court; il est souvent creusé d'une gouttière qui reçoit le bord postérieur de l'épine nasale. 2° La portion de la lame verticale qui est au dessous de la lame criblée est beaucoup plus grande que celle qui s'élève au dessus ; elle est de forme quadrilatère et porte le nom de *lame carrée* de l'ethmoïde ; elle fait partie de la cloison des fosses nasales.

Les parties latérales ou masses latérales ont la forme d'un prisme à quatre pans, et présentent une face supérieure, une face inférieure, une face externe et une face interne. A la face supérieure on remarque l'ouverture de quelques cellules que complètent les bords de l'échancrure ethmoïdale du coronal. La face inférieure offre en dehors des cellules que ferme le bord interne de la face orbitaire du maxillaire supérieur ; plus en dedans on voit le méat moyen, la face concave du cornet ethmoïdal et le bord inférieur de celui-ci. La face externe est formée par une lame mince et lisse que l'on nomme généralement *os planum*. La face interne est à peu près plane dans sa partie supérieure et antérieure, et l'on y voit postérieurement le cornet de Morgagni et le méat supérieur ; plus bas est la face convexe du cornet moyen. Les masses latérales nous offrent encore deux extrémités, l'une antérieure, taillée obliquement de dehors en dedans et que recouvrent l'os unguis et le bord postérieur de l'apophyse montante du maxillaire supérieur; c'est sur cette extrémité que se trouve creusée la cellule antérieure de l'ethmoïde que l'on nomme *infundibulum*. L'extrémité postérieure présente tantôt les cornets de Berlin qui y sont restés adhérens, et tantôt quelques ouvertures des cellules ethmoïdales postérieures que ferme alors le cornet resté uni au corps du sphénoïde. L'épaisseur tout entière des masses latérales est creusée de cellules que l'on distingue en antérieures et en postérieures : ces deux ordres de cavités osseuses ne communiquent point l'un avec l'autre, tandis que les cellules de chacun des groupes en particulier offrent une communication libre et facile , et parmi les antérieures il en existe une qui établit la communication entre le sinus frontal et le méat moyen des fosses nasales, nous avons eu déjà occasion de l'indiquer.

Toutes ces petites cavités sont tapissées à l'intérieur par une membrane muqueuse qui verse le produit de leur sécrétion dans le méat moyen pour les antérieures, et dans le méat supérieur pour les postérieures ; elles augmentent l'étendue des cavités nasales.

DES OS UNGUIS.

Les os unguis ou lacrymaux sont les plus petits des os de la face. Ils remplissent à la partie interne et antérieure de l'orbite un espace vide, quadrilatère, irrégulier, situé entre le coronal, l'ethmoïde et l'os maxillaire supérieur. Formés par une lame osseuse très-mince, presque carrée, ils présentent à leur face externe une crête verticale, devant laquelle on remarque une demi-gouttière qui fait partie de la gouttière lacrymale. Leur face interne est partagée en deux parties par un enfoncement qui correspond à la crête de la face externe.

Ces os s'articulent par leur bord supérieur avec le coronal; par le bord postérieur et par la partie postérieure de la face interne avec l'ethmoïde ; par le bord antérieur avec l'apophyse montante de l'os maxillaire; et par le bord inférieur avec le cornet inférieur. M. Rousseau a récemment décrit sous le nom *d'os lacrymal externe* ou *petit unguis*, un osselet situé à la partie externe et inférieure de l'os lacrymal. Aminci et contourné sur lui-même, il forme en partie le canal nasal et s'articule avec le maxillaire supérieur ainsi qu'avec le grand lacrymal.

DES OS DE LA POMMETTE.

L'os malaire (1), zygomatique ou de la pommette

(1) *Mala*, la joue.

est un os pair, d'une figure à peu près carrée ; il est placé sur les parties supérieures et latérales de la face, forme l'orbite en dehors et répond à la région des joues.

La face antérieure et externe de cet os présente le *trou malaire* qui part de l'orbite. La face interne ou postérieure, concave et lisse, concourt à la formation de la fosse temporale. L'angle supérieur se continue avec l'éminence à laquelle on donne le nom d'*apophyse orbitaire externe*.

Ces os s'articulent par l'angle supérieur avec le coronal ; par la face interne, l'angle antérieur, l'inférieur, par le bord inférieur et antérieur et par la portion orbitaire, avec l'os maxillaire ; par cette dernière avec le sphénoïde, et par l'angle postérieur avec le temporal.

DES OS MAXILLAIRES SUPÉRIEURS.

L'os maxillaire supérieur que nous allons décrire d'une manière différente de celle qui est le plus généralement adoptée, se présente à nous sous la forme d'une pyramide triangulaire dont l'axe est horizontalement dirigé et dont la base, tournée en dedans, concourt à former la paroi externe des fosses nasales. Nous y considérerons 1° une *face supérieure* ou *orbitaire* inclinée en bas, en dehors et en avant ; cette face, creusée dans sa moitié postérieure par la gouttière sous-orbitaire, et dans sa moitié antérieure par le canal du même nom, forme la plus grande partie du plancher de l'orbite ; par dessous elle constitue la paroi supérieure du sinus maxillaire ; l'on y voit la saillie qui fait le canal sous-orbitaire. 2° Une *face canine* qui regarde en avant et en dehors, et qui, légèrement excavée, donne attache au muscle canin. A la partie supérieure de cette face est le trou sous-orbitaire avec sa lamelle antérieure et supérieure où vient se fixer le muscle élévateur propre de la lèvre supérieure. La face postérieure de la lame qui la constitue n'est autre que la paroi antérieure du sinus maxillaire ; cette paroi, légèrement convexe, présente assez souvent une ou deux petites crêtes dans lesquelles sont creusés les canaux dentaires antérieurs et supérieurs. 3° Enfin une face postérieure qui regarde en arrière et en dehors et qui, renflée, forme la tubérosité maxillaire ; on y voit les petits orifices des canaux dentaires postérieurs et supérieurs ; en avant, cette face répond au sinus maxillaire ; elle est ici concave, et loge dans son épaisseur la dent de sagesse avant son éruption ; à la partie la plus inférieure de ces deux dernières faces on voit le rebord alvéolaire supérieur. Les trois angles de réunion de ces trois faces forment les deux bords qui limitent celles-ci ; l'un de ces bords, commun à la face orbitaire et à la face canine, est saillant et fait partie du contour de la base de l'orbite ; inégal dans sa portion externe, il s'articule avec l'angle de l'os malaire qui lui fait suite : nous appellerons ce bord *aréte orbitaire*. La crête qui sépare la face orbitaire de la face postérieure, que nous pouvons aussi appeler *maxillaire*, concourt à former, dans ses deux tiers internes, la fente sphéno-maxillaire et s'articule par son tiers externe avec la portion orbitaire de l'os de la pommette ; nous appellerons ce bord *aréte sphéno-maxillaire* ; enfin le bord mousse qui sépare la face postérieure de la face antérieure et qui se continue avec l'angle inférieur de l'os malaire, peut-être nommé *aréte* ou *bord malaire* : chacun de ces bords forme dans la cavité du sinus maxillaire des gouttières, dont la plus marquée est celle qui répond au bord malaire.

Le sommet de la pyramide formé par la réunion des

trois faces et des trois bords est tronqué, très-rugueux, fort saillant et s'articule avec la face interne et l'angle inférieur de l'os de la pommette; on l'appelle *apophyse malaire.*

La base ou face interne de la plupart des anatomistes, est divisée en deux parties par l'apophyse palatine. Celle-ci, de forme à peu près quadrilatère, plus large en arrière qu'en avant, concave transversalement, est inclinée en bas et en arrière pour sa face supérieure, et présente une épaisseur beaucoup plus grande antérieurement que postérieurement ; l'on y voit le demi-canal palatin antérieur qui se trouve divisé en deux supérieurement par le bord inférieur du vomer. La face inférieure de cette apophyse fait partie de la voûte palatine, de même que la portion de la base du maxillaire supérieur qui est au dessous d'elle. La portion de cette base qui se trouve au dessus présente inférieurement une gouttière concourant à former le méat inférieur; au dessus d'elle, une crête avec laquelle s'articule le cornet inférieur ; cette crête est interrompue un peu en arrière, et là se voit la partie la plus inférieure de l'ouverture du sinus maxillaire : cette portion d'ouverture est obturée par la portion verticale du palatin et par le cornet inférieur. En avant l'on voit au dessous de cette crête l'orifice inférieur du canal nasal. Au dessus d'elle et dans la moitié postérieure est l'orifice du sinus maxillaire, limité en haut par le bord de la face orbitaire; en arrière, par un bord un peu plus large, que recouvre, en le dépassant en avant, la portion verticale de l'os du palais ; et antérieurement, cette ouverture est limitée par une lame propre du maxillaire, formant par sa face externe le tiers antérieur et inférieur de la paroi interne du sinus. Sur la face interne de cette lame se prolonge une gouttière superficielle qui fait suite au canal nasal; cette gouttière se dirige obliquement en arrière. Enfin, au dessus de la partie antérieure de la crête avec laquelle vient s'articuler le cornet inférieur, s'élève la face interne de l'apophyse montante : on y voit la partie la plus antérieure du méat moyen, et au dessus une autre crête pour l'articulation avec le cornet moyen ; plus haut enfin une petite surface en partie libre et en partie articulée avec le bord de l'os du nez et le coronal.

Le contour de la base du maxillaire supérieur nous présente tout-à-fait en avant et en bas, son point d'union avec le maxillaire opposé ; au dessus, la moitié de l'épaisseur de l'épine nasale antérieure ; puis et un peu en dehors, l'échancrure demi-circulaire formant la partie inférieure et postérieure du contour de la narine antérieure ; point où vient se fixer le cartilage de l'aile du nez et au dessus duquel s'attache le cartilage latéral ; plus haut, le bord inégal et antérieur de l'apophyse montante pour l'articulation de l'os du nez ; puis le sommet de cette éminence s'articulant avec l'apophyse orbitaire interne ; en arrière, son bord postérieur servant à l'articulation avec le bord antérieur de l'os unguis ; la gouttière qui fait partie de la gouttière lacrymale, et ensuite le bord interne de la surface orbitaire, horizontalement dirigé en arrière, creusé de quelques petites cellules pour s'articuler avec la partie inférieure de la face externe de la masse latérale de l'ethmoïde ; après cela, le contour postérieur de l'ouverture du sinus maxillaire, articulé avec la portion verticale de l'os du palais et concourant à former le canal palatin postérieur, au moyen d'une légère gouttière que l'on aperçoit en dedans et inférieurement ; puis la saillie de l'alvéole de la dernière molaire supérieure ; enfin le bord alvéolaire lui-même avec les alvéoles dont il est creusé.

DES OS DU PALAIS.

L'os palatin ou du palais est pair, d'une figure très-irrégulière; il a été confondu pendant long-temps, par les anatomistes, avec l'os maxillaire supérieur; il se trouve placé en arrière de celui-ci et au dessous de la région moyenne de la base du crâne. Cet os semble formé par la réunion de deux lames, l'une horizontale et inférieure, et l'autre verticale et supérieure. Pour en faciliter l'étude, on décrit chacune de ces portions séparément.

La portion horizontale complète en arrière la voûte palatine et la paroi inférieure des fosses nasales. Ces deux portions des deux os se joignent entre elles sur la ligne médiane; en avant, elles s'unissent aux os maxillaires supérieurs; en arrière, elles forment le bord inférieur des narines postérieures; en dehors elles présentent le *trou palatin postérieur*. On voit souvent quelques autres petits trous palatins qui communiquent avec le canal de ce nom et se trouvent placés derrière le trou principal.

La portion verticale, lame mince dont la face externe s'articule en grande partie avec l'os maxillaire supérieur, et sur laquelle on voit, en arrière, une gouttière qui forme, avec le maxillaire, le *canal palatin postérieur*. La face interne fait partie de la paroi externe des fosses nasales; elle est partagée en deux légers enfoncemens, l'un correspondant au méat inférieur et l'autre au méat moyen, par une crête avec laquelle s'articule le cornet inférieur. Au dessus de la gouttière correspondante au méat moyen est une autre petite crête sur la face interne de la base du pédicule de la grande apophyse; cette crête s'articule avec le cornet moyen.

La portion verticale est surmontée de deux apophyses : l'une, postérieure, moins élevée et déjetée en dedans, s'articule avec la face inférieure du corps du sphénoïde, concourant ainsi à former, par sa facette supérieure, le canal *ptérygo-palatin*. La facette externe fait partie du sommet de la fosse zygomatique et l'interne se voit à la paroi externe des fosses nasales. L'autre apophyse, antérieure, plus élevée et déjetée en dehors, s'articule par une facette antérieure avec l'angle postérieur de la face orbitaire de l'os ; une seconde facette, postérieure, toujours très-étroite, s'articule avec la partie latérale et un peu inférieure de la face antérieure du corps du sphénoïde ; la facette supérieure, de forme triangulaire, fait suite à l'angle postérieur du plancher de l'orbite ; la facette interne, creusée d'une portion de cellule, s'articule avec le point le plus postérieur et le plus inférieur de la face externe de la masse latérale de l'ethmoïde ; la facette externe se voit au sommet de la fosse zygomatique : ainsi l'apophyse sphéncïdale a trois facettes et l'apophyse maxillaire en a cinq.

A l'angle postérieur de réunion de la portion horizontale avec la portion verticale du palatin, s'élève une apophyse de forme pyramidale : on la nomme *ptérygoïdienne* ou *tubérosité de l'os du palais*. Elle est souvent percée de quelques *petits trous palatins postérieurs*. On voit, à sa face supérieure, trois gouttières dont la moyenne fait partie de la fosse ptérygoïdienne, l'interne et l'externe reçoivent le sommet de chacune des ailes de cette apophyse.

Ces os s'articulent avec l'os maxillaire par le bord antérieur de la portion horizontale, par la face externe et le bord antérieur de la portion verticale, par la face externe de l'apophyse pyramidale ou tubérosité palatine et par la face antérieure de la grande apophyse du bord supérieur; avec le sphénoïde, par la face supérieure de l'apophyse pyramidale , par le bord postérieur de la portion verticale, la facette supérieure de l'apophyse postérieure du bord supérieur et la facette postérieure de l'apophyse antérieure; avec l'ethmoïde par la face interne de l'apophyse antérieure et la crête du pédicule de cette apophyse; avec le cornet inférieur, par la crête de la face interne de la portion verticale; enfin, ils s'articulent entre eux et avec le vomer, par le bord interne de la portion horizontale.

DU VOMER.

Le vomer est un os impair, mince, placé sur la ligne médiane et formant la partie postérieure de la cloison des fosses nasales. La figure de cet os est quadrilatère, mais elle varie un peu suivant les sujets. Les faces du vomer sont planes et font partie de la paroi interne des fosses nasales. Cet os s'articule avec la face inférieure du corps du sphénoïde, par le bord supérieur appelé aussi *corps de l'os;* avec la lame perpendiculaire de l'ethmoïde et au moyen d'une gouttière, par son bord antérieur; avec les os maxillaires et palatins, par son bord inférieur.

DES CORNETS INFÉRIEURS.

Ces os sont situés aux parties latérales inférieures des fosses nasales : ils sont recourbés sur eux-mêmes. Leur face externe est concave et fait partie du méat inférieur; leur face interne est convexe inférieurement et concave supérieurement; elle offre une légère gouttière, dirigée dans le sens antéro-postérieur; leur bord supérieur se termine par un crochet qui s'articule avec l'os maxillaire supérieur. En avant de cette articulation, ils offrent ordinairement une apophyse qui s'unit à l'os unguis, et parfois une autre qui s'articule avec l'ethmoïde. Leur bord inférieur est convexe, inégal, et ne tient à rien. L'extrémité postérieure s'unit à l'os palatin.

DES OS PROPRES DU NEZ.

Ces os, épais en haut, minces en bas, peu étendus, sont situés à la partie moyenne supérieure de la face; leur forme, quoiqu'en général quadrilatère, est très-variable; rarement ils sont tout-à-fait semblables à droite et à gauche; ils s'articulent avec le coronal par leurs bords supérieurs; entre eux, avec l'apophyse nasale du coronal et l'ethmoïde, par leur bord interne; avec l'apophyse montante de l'os maxillaire, par le bord externe.

DE L'OS MAXILLAIRE INFÉRIEUR.

La mâchoire inférieure est formée par un seul os, que l'on désigne sous le nom d'os maxillaire inférieur.

Cet os impair est le plus grand et le plus fort de tous ceux de la face dont il occupe la partie inférieure, en avant, car en arrière il monte jusqu'à la région moyenne et postérieure; il est symétrique et d'une forme parabolique; mais les extrémités de la courbe qu'il décrit sont relevés à angle droit suivant le plan de leur épaisseur. La portion de l'os qui est horizontale et moyenne, est nommée par les anatomistes *corps de la mâchoire*, tandis que l'on appelle *branches* les parties qui sont verticales et situées en arrière.

Le corps de la mâchoire est demi-ovalaire. Sa face externe, convexe, légèrement inclinée en haut, présente, à sa partie moyenne, une ligne, trace de la *sym-*

physe du menton; en avant et en bas, une surface saillante, triangulaire, appelée *éminence du menton;* plus en arrière, vers le milieu de la hauteur de l'os, le trou mentonnier; enfin, la ligne oblique externe, partant de l'angle inférieur de l'éminence du menton, peu prononcée d'abord, mais dégénérant peu à peu en une crête qui se termine en haut dans l'apophyse coronoïde.

La face interne est concave, on remarque à sa partie moyenne, la trace de la symphyse du menton; à la partie inférieure de cette symphyse, on aperçoit une éminence appelée *apophyse géni* ou épine interne du menton. Les parties latérales de cette face sont partagées chacune en deux portions, par une ligne nommée *oblique interne* ou *myloïdienne.* Plus en arrière et en haut, se voit l'*orifice postérieur du canal dentaire*, lequel traverse l'os de la mâchoire, pour s'ouvrir en avant par le trou mentonier.

Le bord supérieur du corps de la mâchoire inférieure porte le nom de bord alvéolaire, parce qu'il est creusé par les alvéoles, cavités coniques dans lesquelles sont logées les racines des dents.

Les branches de la mâchoire inférieure ont la forme d'un carré allongé; elles se terminent en haut et en avant par l'*apophyse coronoïde;* en arrière s'élève le *condyle de la mâchoire,* supporté sur un col assez étroit et aplati; entre ces deux apophyses on voit une *échancrure semi-lunaire,* appelée *sigmoïde.* Les bords postérieur et inférieur sont épais et arrondis; ils se continuent l'un avec l'autre pour former une saillie que l'on a nommée *angle de la mâchoire.* Plus l'individu est jeune, plus cet angle est obtus : il devient presque droit chez le vieillard.

Cet os s'articule avec les temporaux et avec les dents inférieures.

DE L'OS HYOIDE.

Cet os est placé à la partie supérieure et antérieure du cou, au dessous de la mâchoire inférieure, entre la base de la langue et le larynx; il est recourbé d'avant en arrière en manière de demi-ovale. On le divise en partie moyenne ou *corps* et en parties latérales ou *cornes*, au nombre de quatre, les deux grandes et les deux petites.

Le *corps* a une forme à peu près quadrilatère, il est convexe en avant, lisse et concave en arrière. On y considère une face antérieure, une postérieure, un bord supérieur, un inférieur et deux extrémités s'articulant avec les grandes cornes.

Les cornes de l'os hyoïde se distinguent en grandes et petites. Les grandes cornes sont minces, aplaties de haut en bas, légèrement courbées de dehors en dedans, plus larges antérieurement que postérieurement. Elles servent de point d'attache à plusieurs muscles et sont unies au cartilage thyroïde par une lame fibreuse.

Les petites cornes de ces os sont de petites pièces, souvent cartilagineuses, situées au dessus du point où le corps et les grandes cornes s'unissent; elles donnent attache au ligament stylo-hyoïdien.

L'os hyoïde ne s'articule avec aucun autre os du squelette, en sorte qu'on le décrit tantôt avec les os de la tête, tantôt avec ceux du tronc et tantôt avec la langue. Il est uni à la mâchoire inférieure aux temporaux et au larynx par des muscles ou par des ligamens.

DES COTES.

Les côtes sont des arcs en partie osseux et en partie cartilagineux; elles forment la plus grande portion des parois thoraciques et elles sont au nombre de douze de chaque côté, désignées par leur nom numérique en comptant de haut en bas (1), irrégulières, allongées, demi-circulaires, concaves en dedans, convexes en dehors, relevées en arrière, tordues sur elles-mêmes, d'une longueur variée, on les voit dirigées, la supérieure horizontalement, les autres d'autant plus inclinées en bas qu'elles sont plus inférieures. On les divise en *vraies côtes* ou *sternales*, au nombre de sept, et en *fausses côtes* ou *abdominales*, au nombre de cinq, suivant qu'elles s'articulent en devant avec le sternum (vraies côtes), ou qu'elle ne sont point unies directement à cet os (fausses côtes).

Les côtes dont la longueur augmente successivement depuis la première jusqu'à la huitième, et va ensuite en diminuant jusqu'à la douzième, présentent un *corps* et deux extrémités.

Le corps ou partie moyenne est aplati, mince, convexe en dehors, concave en dedans.

Des deux extrémités, l'une postérieure ou vertébrale, s'articule avec le corps des vertèbres dorsales, par une *tête* surmontée de deux facettes, et soutenue par un col, où s'insère un ligament; ce col se termine lui-même à un renflement appelé *tubercule* ou *tubérosité* de la côte, qui s'articule avec la facette de l'apophyse transverse de la vertèbre correspondante. Plus en dehors est la ligne oblique en avant et en bas, et que l'on appelle angle de la côte. Cette extrémité

____

(1) Il n'est pas rare de voir varier le nombre des côtes, soit en plus, soit en moins; mais les variétés ne montent presque jamais au dessus de treize côtes à droite et à gauche, ni ne descendent au dessous de onze; quelquefois même cette disposition n'existe que d'un seul côté. Lorsque le nombre des côtes est ainsi augmenté ou diminué, le même phénomène se remarque dans les vertèbres dorsales.

postérieure des côtes est beaucoup plus élevée que l'antérieure ou *sternale*, laquelle est creusée d'une petite cavité articulée avec les cartilages costaux.

Le bord supérieur des côtes est mousse et arrondi, le bord inférieur est tranchant et présente en dedans une gouttière profonde en arrière, superficielle en avant et servant à loger les vaisseaux et les nerfs intercostaux.

Certaines côtes offrent quelques variétés, ce sont la première, la seconde, la onzième et la douzième.

La première côte est beaucoup plus courte et plus large que les autres, elle est courbée de dehors en dedans suivant sa largeur et placée presque horizontalement. Sur la face supérieure, on remarque un tubercule pour l'attache du muscle scalène antérieur. La tête n'a qu'une seule facette pour son articulation avec la première vertèbre. L'angle manque ainsi que la gouttière du bord inférieur.

La seconde côte est beaucoup plus longue que la première, à laquelle elle ressemble assez bien d'ailleurs, par rapport à la courbure et à la direction. L'angle et la gouttière du bord inférieur sont peu marqués.

La onzième côte est moins longue que celles qui la précèdent, et beaucoup plus longue que la douzième, sa tête n'a qu'une seule facette. La tubérosité et la gouttière manquent.

La douzième côte est si courte et si mince qu'elle semble se perdre dans les chairs, disposition que l'on remarque parfois également pour la onzième, ce qui les a fait nommer *côtes flottantes*. Cette douzième côte ne diffère de la précédente que par son extrême brièveté, son défaut absolu d'angle et l'acuité de son extrémité antérieure.

DU STERNUM.

Le sternum est un os impair, allongé, aplati, ondulé sur ses bords, plus épais et plus large en haut qu'en bas et recevant les cartilages des vraies côtes. Cet os est situé à la partie moyenne et antérieure de la poitrine; il est moins long chez la femme que chez l'homme, et il est incliné de haut en bas et d'arrière en avant.

La face antérieure de cet os est un peu convexe et inégale; elle est traversée par des lignes plus ou moins saillantes, qui sont la trace de l'union des différentes pièces dont il est formé dans l'enfance. La face postérieure est un peu concave; on y remarque également quatre lignes transversales saillantes, semblables à celles de la face antérieure.

Les bords latéraux du sternum présentent six cavités articulaires dans lesquelles sont reçus les cartilages des vraies côtes; la cavité la plus inférieure recevant les cartilages de la sixième et de la septième; la base de l'appendice xiphoïde sert à la former. Ces cavités se trouvent placées aux extrémités des crêtes transversales, et elles sont formées chacune de deux demi-facettes appartenant aux pièces du sternum qui s'articulent entre elles, comme on le voit à la colonne vertébrale pour les cavités qui reçoivent la tête des côtes. La première cavité, au sternum comme au rachis, est simple et creusée entièrement dans la première pièce osseuse.

Supérieurement on voit sur les côtés de la base de l'os une cavité beaucoup plus grande, dirigée obliquement de haut en bas et de dedans en dehors, concave dans ce sens, convexe d'avant en arrière; elle concourt à l'articulation sterno-claviculaire et se rapproche davantage de celle du côté opposé en arrière qu'antérieurement : elle est située immédiatement au dessus de la cavité qui reçoit le cartilage de la première côte.

L'extrémité supérieure est très-épaisse et beaucoup plus large que le reste de l'os : on y voit une échancrure nommée *la fourchette*, et sur les côtés de cette échancrure on remarque la cavité articulaire qui reçoit l'extrémité interne de la clavicule. Un peu postérieurement l'on voit dans quelques cas très-rares, entre la fourchette et les cavités articulaires du bord supérieur, deux petites pièces osseuses ; ce sont les os sus-sternaux.

L'extrémité inférieure peut être regardée comme étant formée par l'appendice ou cartilage xyphoïde ; elle est mince, allongée et elle reste cartilagineuse jusqu'à un âge avancé ; sa forme, sa direction et sa grandeur varient singulièrement ; quelquefois elle est percée d'un trou plus ou moins grand, et elle donne attache à des muscles et à des ligamens ; bien souvent aussi elle est bifurquée, et semble présenter les rudimens de quelque cartilage costal.

DE L'OS INNOMINÉ.

L'os iliaque, innominé ou coxal (1), est un os pair, non symétrique, quadrilatère, recourbé sur lui-même en deux sens différens, rétréci à sa partie moyenne et d'une figure très-irrégulière ; il est le plus grand de tous les os plats et occupe les parties latérale et antérieure du bassin.

Cet os, pendant les premières années de la vie, est composé de trois pièces, une supérieure nommée

____

(1) *Coxæ*, les hanches.

ilium, une antérieure appelée *pubis*, et une inférieure qui a reçu le nom d'*ischion*. Dans l'âge adulte, la substance cartilagineuse intermédiaire s'étant ossifiée, soude ensemble l'ilium, l'ischion et l'os pubis, en sorte que ces trois os n'en font plus qu'un : c'est l'os innominé, iliaque ou coxal, lequel s'articule avec le sacrum, l'os iliaque du côté opposé, et le fémur; il forme la partie solide de la hanche, protége les viscères contenus dans le petit bassin, soutient en partie ceux de l'abdomen et sert de point d'attache à un grand nombre de ligamens et de muscles, tant de l'abdomen que de la cuisse. On y distingue deux faces, une externe et l'autre interne, plus quatre bords, un supérieur, un inférieur, et deux autres antérieur et postérieur.

A la partie supérieure et postérieure de la face externe, on voit une surface convexe, inégale, large d'environ deux travers de doigt, laquelle donne attache au muscle grand fessier; cette surface se termine inférieurement à une ligne saillante, courbe, c'est le commencement de la ligne *demi-circulaire supérieure*. Plus bas se voit la ligne *demi-circulaire inférieure*, au dessous de laquelle est l'orifice d'un conduit nourricier.

Cette face, qui est inclinée en bas et en dehors, dans sa moitié supérieure, en avant et en bas dans sa moitié inférieure, présente à la partie supérieure de cette dernière portion une grande cavité, que l'on a nommée *cotyloïde*, et dont le bord, plus saillant supérieurement que dans le reste de son étendue, présente trois échancrures : cette cavité s'articule avec la tête du fémur. Derrière elle on remarque une surface convexe, et au dessous, ainsi qu'à son côté interne, est un grand trou appelé *obturateur*, ayant la forme d'un ovale, et offrant à sa partie supérieure une espèce de

gouttière par où passent les vaisseaux et le nerf obturateurs. Ce trou, bouché par un ligament dit obturateur,
est triangulaire et plus petit chez la femme que dans
l'homme. A sa partie interne, on voit une surface
concave donnant attache aux muscles adducteurs de
la cuisse et à l'obturateur externe.

La face interne de l'os innominé est inclinée en
avant et en haut supérieurement, en arrière et en
haut inférieurement. A la partie supérieure de cette
face est une fosse large que l'on nomme *fosse iliaque*,
dans laquelle on remarque non seulement l'orifice
d'un conduit nourricier, mais de légères empreintes
donnant attache au muscle iliaque ; derrière cette
fosse se voit une surface divisée en deux portions :
l'une a été comparée à une oreille d'homme, et s'articule avec le sacrum ; l'autre, convexe et raboteuse,
porte le nom de *tubérosité* de la crête de l'os des îles ;
elle donne attache à des trousseaux ligamenteux qui
unissent l'os innominé avec le sacrum. Au dessous de
la fosse iliaque est une ligne saillante, concave, large
et mousse, qui fait partie du détroit supérieur du
bassin.

Le bord supérieur, plus long chez la femme que
chez l'homme, convexe, contourné comme un *S*, est
aussi plus mince à sa partie moyenne qu'à ses extrémités ; le tout incliné en dehors. Il donne attache
par sa lèvre externe à l'aponévrose *fascia lata*, au
muscle grand dorsal et à l'oblique externe du bas-
ventre. Par sa lèvre interne au muscle transverse du
bas-ventre, et au carré des lombes ; enfin au muscle
oblique interne par sa partie moyenne.

Le bord inférieur est le plus court des quatre ; il
est incliné en dedans. Sur sa partie supérieure est une
empreinte cartilagineuse donnant attache à la substance ligamento-cartilagineuse qui unit cet os avec

celui du côté opposé. Sa partie inférieure est oblique d'avant en arrière, et de dedans en dehors ; la lèvre externe donne attache au muscle droit interne de la cuisse et aux adducteurs ; sa lèvre interne donne attache au corps caverneux, au muscle transverse du périné et à l'ischio-caverneux.

La réunion de l'extrémité externe du bord antérieur avec l'extrémité antérieure du bord supérieur présente une éminence que l'on nomme épine antérieure et supérieure de l'os des îles ; une autre, plus inférieure, est appelée épine antérieure et inférieure : celle-ci donne attache au muscle droit antérieur de la cuisse. Au dessous est une coulisse sur laquelle glisse le tendon commun aux muscles psoas et iliaque ; à sa partie interne on voit l'éminence *ilio-pectinée*. Le bord antérieur de l'os ianominé s'unit en dedans, à angle droit, avec le bord inférieur pour former l'*angle du pubis*. Enfin, près de sa terminaison, ce bord est surmonté par une éminence que l'on nomme *épine du pubis*, et qui donne attache au pilier externe du muscle grand oblique de l'abdomen. Entre l'épine du pubis et l'éminence ilio-pectinée est une surface triangulaire inclinée en avant, ayant sa base en dehors et terminée postérieurement par une crête que l'on nomme pubienne, et qui donne attache au muscle pectiné. Ce muscle repose sur la surface située en avant de cette crête, et que l'on nomme aussi surface du corps du pubis.

Le bord postérieur, d'une forme très-irrégulière, est oblique de haut en bas, de dehors en dedans et d'arrière en avant ; son extrémité supérieure forme, avec l'extrémité postérieure du bord supérieur, un angle épais que l'on a nommé épine postérieure et supérieure de l'os des îles, et à laquelle s'attache le ligament sacro-épineux. Au dessous est une autre éminence peu saillante, arrondie, tranchante, qui porte le nom d'épine postérieure et inférieure de l'os. Plus bas est la grande échancrure sacro-sciatique séparée par l'épine de l'ischion de la petite échancrure de même nom dans laquelle glisse le tendon du muscle obturateur interne.

En bas et en dedans, le bord dont nous nous occupons se termine par une éminence qui le sépare du bord inférieur : cette éminence, large et arrondie, porte le nom de *tubérosité sciatique* ; sa lèvre externe donne attache au muscle jumeau inférieur, au carré et au grand adducteur de la cuisse ; à la lèvre interne s'insère le grand ligament sacro-sciatique. Par sa partie moyenne elle donne attache au biceps fémoral, au demi-tendineux et au demi-membraneux.

L'os innominé s'articule avec le sacrum, avec son semblable et avec le fémur.

DE L'OMOPLATE.

Cet os, large, mince et triangulaire, est situé en arrière et en haut de la poitrine, depuis la première côte jusqu'à la septième à peu près. On y considère une face antérieure ou interne, une face postérieure ou externe ; un bord supérieur, un externe et un interne, et trois angles, un supérieur, un inférieur et l'autre antérieur.

La face antérieure est légèrement concave ; on la nomme aussi *fosse sous-scapulaire*. On y remarque des crêtes obliques qui servent à l'insertion du muscle qui s'y trouve logé.

La face postérieure est inclinée en dehors et partagée en deux portions inégales par une éminence que l'on appelle *épine de l'omoplate*. Cette crête saillante commence au bord interne de l'os, par une facette triangulaire nommée *racine de l'épine*, et se dirige en dehors et un peu en haut, où elle se termine par une large apophyse à laquelle on donne le nom d'*acromium*. Cette apophyse offre sur son bord supérieur une facette allongée qui s'unit à la clavicule. Au dessus de l'épine de l'omoplate se trouve la *fosse sus-épineuse*, qui est remplie par le muscle sus-épineux. Au dessous se voit la *fosse sous-épineuse*, beaucoup plus grande que la précédente et donnant attache au muscle sous-épineux.

Le bord supérieur de l'omoplate est le plus court et le plus mince des trois bords. On y voit une échancrure profonde qui, dans l'état frais, est convertie, par le ligament coracoïdien, en un trou dans lequel passe le nerf sus-scapulaire. Devant cette échancrure est une éminence allongée épaisse, recourbée en bas et un peu en dedans, c'est l'*apophyse coracoïde*; son bord postérieur ou externe donne attache à la base du ligament coraco-acromien, dont le sommet va se fixer au sommet de l'acromion.

Le bord postérieur ou interne, *base de l'omoplate*, est long et mince; il donne attache à différens muscles.

Le bord antérieur ou externe est épais, concave et arrondi : on l'appelle souvent *bord axillaire*.

L'angle supérieur, aigu, donne attache au muscle angulaire. L'angle inférieur est arrondi et plus épais que le supérieur, il donne attache au muscle grand rond et quelquefois à un faisceau du grand dorsal. L'angle antérieur, fort épais, est creusé par une cavité articulaire nommée *glénoïde*; cette cavité concave, inclinée en bas et en dehors, plus large en bas qu'en haut, et tapissée de cartilages, s'articule avec la tête de l'humérus et est terminée par un bord assez mince au delà duquel se voit un rétrécissement portant le nom de col de l'omoplate.

L'omoplate ne s'articule qu'avec la clavicule et avec l'humérus.

DE LA CLAVICULE.

La clavicule, os long, irrégulier, contourné en *S* italique, est située sur la partie latérale supérieure et antérieure de la poitrine, entre le sternum et l'omoplate. Elle se divise en *corps* ou partie moyenne, arrondi ou prismatique, convexe en avant dans sa moitié interne, concave en avant et aplati dans sa moitié externe ; en *extrémité sternale* ou interne, présentant une facette articulaire oblique s'unissant au sternum ; et en *extrémité acromiale* ou externe, garnie d'une facette allongée pour s'articuler avec l'acromion.

L'extrémité sternale, de forme triangulaire, nous offre un angle inférieur, qui est le plus prononcé des trois ; un angle antérieur et supérieur, un peu moins saillant ; et un angle postérieur, le moins marqué de tous. La base de la facette articulaire se trouve ainsi tournée en haut et donne attache au ligament inter-claviculaire ; le sommet, tourné en bas, est en même temps un peu dirigé en arrière. La facette articulaire de cette extrémité n'est point exactement configurée d'une manière alternative par rapport à la facette correspondante du sternum ; ces deux surfaces sont séparées par un cartilage inter-articulaire dont l'épaisseur varie de telle façon, dans tel ou tel point, que sa face externe est régulièrement et légèrement excavée pour se mettre en rapport avec la clavicule, tandis que sa face interne s'accommode parfaitement à la double courbure de la *facette sternale*. Ce fibro-cartilage, toujours fort mince vers son centre, se trouve souvent percé d'une ouverture plus ou moins large. Le ligament inter-claviculaire unit supérieurement l'une à l'autre les deux clavicules, et chacune à la base du sternum, avec lequel il contracte une forte adhérence. C'est ce ligament lui-même, à l'état frais, qui forme véritablement la fourchette du sternum. Inférieurement, entre la clavicule et le cartilage de la première côte, un faisceau fibreux très-fort et très-court, connu sous le nom de ligament costo-claviculaire, unit solidement les deux os, dont il retient le nom. En avant et en arrière, deux autres trousseaux de fibres ligamenteuses, obliques de haut en bas et de dehors en dedans, et que l'on appelle ligamens sterno-claviculaires antérieur et postérieur, lient encore ensemble ces deux os ; une double membrane synoviale est développée entre le fibro-cartilage et les os. Quand ce fibro-cartilage n'est point percé, les deux sacs séreux sont entièrement indépendans l'un de l'autre ; lorsqu'il existe une ouverture, les deux poches se continuent ensemble à travers celle-ci.

L'extrémité externe de la clavicule est aplatie de haut en bas ; elle offre, dans le point par lequel elle touche à l'acromion, la facette que nous avons indiquée et se trouve maintenue dans ce rapport au moyen de deux faisceaux fibreux *acromio-claviculaires*, l'un au dessus, l'autre au dessous de l'articulation. D'autre part, cette extrémité appuie, en passant, sur la base de l'apophyse coracoïde ; un ligament coraco-claviculaire très-fort et qui se divise en deux faisceaux, les unit solidement ensemble ; le faisceau postérieur, court et arrondi, est vertical ; il s'attache supérieurement à un tubercule que l'on remarque sur le bord postérieur de la clavicule, et inférieurement à la base de l'apophyse coracoïde, immédiatement au devant de l'échancrure coracoïdienne. L'autre portion de ce ligament, assez large, membraniforme, triangulaire, se fixe en haut sur une crête que présente la face inférieure de la portion élargie de la clavicule, crête qui se dirige d'arrière en avant et de dedans en dehors, à partir du tubercule auquel s'attache le faisceau arrondi jusqu'au devant de la petite cavité qui s'articule avec l'acromion.

La clavicule est en général moins recourbée chez la femme que chez l'homme.

CONNEXION DES OS DU TRONC.

Nous comprendrons sous ce titre non seulement les articulations proprement dites, mais encore tous les moyens d'union entre les os.

CONNEXION DES PIÈCES DE LA COLONNE VERTÉBRALE.

Les vertèbres s'articulent 1° par leur corps ; 2° par leurs apophyses articulaires ; elles sont en outre unies ; 3° par leurs apophyses épineuses ; 4° par leurs lames, et 5° par leurs apophyses transverses.

1° Les faces correspondantes, légèrement exca-vées (1), du corps de ces os, sont réunies, en même temps qu'elles sont séparées, par le fibro-cartilage in-ter-vertébral, dont l'adhérence intime à la face in-férieure de la vertèbre qui est au dessus et à la face supérieure de la vertèbre qui est au dessous, consti-tue un des moyens d'union les plus solides.

Ce fibro-cartilage est composé de couches concen-triques placées de champ : on remarque que leur den-sité et leur solidité sont plus grandes à mesure qu'on se porte davantage vers la circonférence. Il faut noter que l'aplatissement, et souvent la concavité que pré-sente la face postérieure du corps vertébral, entraîne

(1) Dans les poissons, cette excavation est considérable et forme l'articulation bi-cône de leurs vertèbres.

une disposition semblable de ces disques intervertébraux. En se portant vers le centre, on trouve ces couches plus humides, plus molles, pulpeuses : ici l'on n'aperçoit plus de couches distinctes, quoique la substance conserve encore une ténacité remarquable. M. J. Cloquet a vu, chez des fœtus, une véritable cavité synoviale tenant la place de cette sorte de pulpe. Ce point n'est pas précisément le centre de la surface à laquelle il appartient, mais bien le centre de figure du cylindre incomplet que représente le corps de l'os.

Chaque couche de la substance intervertébrale est composée de fibres à peu près verticales, perpendiculaires aux surfaces osseuses, et qui s'implantent solidement sur celles-ci. Ces fibres, jouissant d'un haut degré d'élasticité, cèdent doucement à la pression des parties supérieures et se prêtent facilement à tous les mouvemens dont les fibro-cartilages sont le centre ; un léger degré d'extensibilité ajoute à l'étendue des mouvemens. La masse demi-fluide qui se trouve au centre, me semble pouvoir être regardée comme à peu près incompressible, et partant, comme une sorte de noyau lenticulaire qui forme le véritable point d'appui des pièces osseuses, et rend, en raison de sa forme, sans cesse imminens les mouvemens partiels de la colonne, mouvemens que limitent sans cesse les fibres des couches excentriques.

Une couche ligamenteuse (*ligament vertébral commun antérieur*) existe sur toute l'étendue de la face antérieure du rachis ; il s'étend de l'axis au sacrum, adhère fortement aux vertèbres et aux cartilages intervertébraux, et se compose de plusieurs couches de fibres qu'on peut réduire à trois ordres : les plus profondes sont les plus courtes ; elles s'étendent à deux vertèbres voisines ; les fibres moyennes sont plus longues, et les plus superficielles ont encore plus de longueur, sans que l'on puisse dire précisément à combien de vertèbres elles s'étendent. Mais ce que l'on peut bien constater, c'est sa division en trois bandes ligamenteuses, une moyenne, beaucoup plus forte que les deux latérales; entre elles passent toujours des vaisseaux; l'intervalle qui leur donne passage est plus marqué au niveau de la partie moyenne du corps osseux, et nul vis-à-vis du fibro-cartilage. L'extrémité supérieure de ce ligament si étendu est mince, étroite et simple; sa largeur augmente à mesure que l'on se porte davantage vers la partie inférieure.

Sur la face postérieure du corps des vertèbres, par conséquent, sur la paroi antérieure du canal rachidien, on voit le ligament vertébral commun postérieur; ce ligament, qui s'étend également de l'axis au sacrum, est rétréci au niveau du corps de l'os, et s'élargit en allant vers le cartilage, au niveau duquel il offre sa plus grande largeur et forme une dent assez aiguë : il en résulte pour lui une figure dentelée. Son adhérence est intime sur le cartilage, tandis qu'elle est d'autant plus faible qu'on se rapproche davantage du milieu de la hauteur de l'os; et dans ce point on trouve l'abouchement des veines qui sortent de l'épaisseur des vertèbres avec celles qu'on appelle *sinus vertébraux* antérieurs.

2° Les apophyses articulaires sont les seuls points des vertèbres qui se répondent par une véritable articulation; là des surfaces, configurées d'une manière alternative et réciproque, sont encroûtées de cartilage et se trouvent dans un contact exact; une membrane synoviale les tapisse, et une série de petites fibres aponévrotiques, allant de la circonférence de l'une des facettes articulaires à la circonférence de la facette correspondante, forment une sorte de capsule fibreuse qui double la très-petite portion du sac synovial intermédiaire aux deux apophyses contiguës.

3° Dans les régions dorsale et lombaire, une lame fibreuse (ligament inter-épineux) unit les bords voisins des apophyses épineuses : au cou, on trouve à leur place les paires des muscles inter-épineux ; ces petits faisceaux charnus se touchent inférieurement et se fixent ensemble sur le point de bifurcation du sommet de l'apophyse épineuse, tandis que leurs extrémités supérieures s'écartent en forme de V, et s'attachent isolément sur les tubercules de cette bifurcation : le nombre de ces paires est de cinq, car il n'en existe pas entre la septième vertèbre cervicale et la première du dos, ni entre la deuxième et la première cervicale. On voit entre eux une lamelle cellulo-fibreuse, qui peut bien être regardée comme le ligament inter-épineux cervical. Des faisceaux fibreux, allant d'un sommet à l'autre des apophyses épineuses voisines, et connus sous le nom de *ligament sur-épineux*, sont encore un moyen d'union de ces pièces apophysaires et des vertèbres : au dos et aux lombes, ils sont arrondis ; un léger intervalle les sépare du bord postérieur des ligamens inter-épineux ; on voit souvent des trousseaux de ces fibres s'étendre sans interruption à deux, trois vertèbres et plus. Au cou, nous trouvons une disposition toute particulière : ces faisceaux, aplatis transversalement, partent tous de la crête occipitale externe ; le plus profond se fixe inférieurement sur le sommet de l'apophyse épineuse de l'axis ; le second va à l'apophyse de la troisième vertèbre ; et successivement ainsi jusqu'au dernier, qui, le plus postérieur, le plus long et le plus fort, va de la protubérance occipitale externe au sommet de l'apophyse épineuse de la proéminente. Le ligament cervical postérieur est très-fort chez les animaux où il doit soutenir la tête ; il est formé chez eux de tissu jaune élastique, de manière à remplir facilement et convenablement l'usage dont il est chargé sans le concours d'une forte action musculaire incessante. Il forme, entre les muscles postérieurs du cou, une cloison qui offre à quelques uns des points d'insertion. La peau de la nuque est unie à son bord postérieur par un tissu cellulaire serré, mais cela particulièrement dans sa moitié postérieure.

4° Entre les lames vertébrales existent les ligamens jaunes, élastiques ; entre deux vertèbres il y a toujours une paire de ces lames destinée à compléter le canal vertébral dans l'intervalle des lames des os qui le forment, en même temps qu'à tendre à ramener sans cesse, par leur élasticité, la colonne dans l'extension. Au point de la bifurcation de la base de l'apophyse épineuse existe l'intervalle qui sépare les deux ligamens élastiques, appartenant au même espace, le bord antérieur du ligament inter-épineux ferme cet intervalle. Les ligamens jaunes se fixent par leur bord supérieur à la face interne du bord inférieur des lames osseuses ; inférieurement, au contraire, ils s'attachent sur la lèvre postérieure ou externe de la lame de la vertébrale qui est au dessous : il faut remarquer que cette dernière insertion se fait plus particulièrement sur le bord supérieur même de la lame vertébrale : la largeur de ces ligamens est faible dans la région dorsale, où les lames vertébrales se touchent ou se recouvrent même ; cependant, en courbant la colonne en avant, on écarte les lames, les ligamens jaunes deviennent apparens et offrent encore une certaine largeur. Ils ont plus d'épaisseur aux lombes qu'aux autres régions. Au cou, à mesure que l'on se porte davantage vers la tête, ils tendent à devenir fibreux. On n'en trouve plus après celui qui existe entre l'axis et la troisième vertèbre cervicale ; leurs fibres sont dirigées suivant l'axe du rachis.

5° Les apophyses transverses sont réunies soit par des faisceaux fibreux, soit par des faisceaux charnus (*muscles inter-transversaires*) ; au cou, ces petits muscles, disposés par paires, existent de chaque côté ; leurs extrémités supérieures rapprochées se fixent au dessous du point de bifurcation de ces apophyses, et leurs extrémités inférieures s'écartent en A, pour s'attacher sur les tubercules du sommet de la bifurcation.

Au dos et aux lombes, on ne trouve que des trousseaux aponévrotiques, mêlés parfois de petits faisceaux charnus qui appartiennent aux muscles voisins, mais ne formant jamais des muscles distincts.

***

L'union de la colonne vertébrale avec le sacrum est en tout semblable à celle des autres vertèbres. Entre la cinquième lombaire et la base du sacrum existe un fibro-cartilage fort épais antérieurement ; le ligament vertébral commun antérieur qui arrive jusqu'à l'os médian et postérieur du bassin, ainsi que le ligament vertébral commun postérieur, unissent solidement ces os. Du bord inférieur de l'apophyse épineuse de la cinquième vertèbre des lombes part une lame fibreuse assez mince qui s'élargit en se portant inférieurement et vient se fixer sur les bords de l'ouverture triangulaire supérieure du canal sacré : cette lame représente en même temps le ligament inter-épineux et les ligamens jaunes, qui sont ici devenus aponévrotiques, comme entre la deuxième et la première cervicales ; de l'apophyse transverse naît encore un trousseau fibreux qui vient se perdre sur la base du sacrum, et n'est autre que le ligament inter-transversaire.

Le coccyx et le sacrum s'unissent également par une lame fibro-cartilagineuse intermédiaire, au centre de laquelle on trouve quelquefois encore, à un âge assez avancé, une cavité synoviale, comme nous avons dit que M. le professeur Cloquet en avait vu entre les diverses vertèbres de plusieurs fœtus. Un ligament sacro-coccygien antérieur est ici en quelque sorte une dépendance du ligament commun antérieur. Postérieurement, une lame fibreuse mince naît des bords de l'échancrure inférieure et triangulaire du canal sacré, et se termine inférieurement en pointe sur la face postérieure du coccyx; sur ses côtés on remarque deux trousseaux ligamenteux fort petits et qui vont des cornes du sacrum à celles du coccyx.

Enfin les dernières pièces du coccyx se soudent entre elles d'assez bonne heure, mais la première et la deuxième restent parfois fort tard, articulées d'une manière mobile : ici un fibro-cartilage fort mince, à la place duquel il n'est pas très-rare de trouver encore une cavité synoviale, offre une disposition analogue à ce que nous avons vu pour l'articulation sacro-coccygienne : un faisceau fibreux antérieur et un faisceau postérieur maintiennent ces rapports.

Nous verrons, à l'occasion des articulations des os du bassin, que les ligamens sacro-sciatiques servent encore à maintenir ces pièces osseuses dans leurs rapports naturels.

L'axis et l'atlas s'articulent par leurs facettes articulaires correspondantes; cette articulation est analogue à celle des autres apophyses articulaires, sauf la direction des facettes et l'existence d'une capsule fibreuse lâche, qui va de l'une à l'autre et permet les mouvemens de rotation que l'atlas exécute sur l'axis.

1° Une lame fibreuse lâche (ligament atloïdo-axoïdien postérieur) va du bord inférieur de l'arc postérieur de l'atlas au bord supérieur des lames de l'axis ; il remplace les ligamens jaunes, et permet, en raison de son étendue, les mouvemens de la tête sur le rachis ; car, dans tous ces mouvemens, la première vertèbre accompagne toujours l'occipital.

2° Du bord inférieur du petit arc de l'atlas, une autre lame fibreuse plus forte et plus tendue (ligament atloïdo-axoïdien antérieur) descend sur la face antérieure du corps de l'axis et s'y attache ; elle se continue avec quelques fibres du ligament vertébral commun antérieur. On y remarque même un faisceau plus superficiel, arrondi, qui naît directement du tubercule de cet arc.

3° L'apophyse odontoïde est engagée dans l'anneau que forment, d'une part, le petit arc de l'atlas, et de l'autre, le ligament transverse de cette vertèbre ; des facettes encroûtées de cartilages et revêtues d'une synoviale, existent aux points de contact de l'apophyse odontoïde avec l'arc de l'atlas en avant, et avec le ligament transverse en arrière. Le ligament transverse est large, surtout à sa partie moyenne ; il est fort épais et s'implante des deux côtés sur la face interne des masses latérales de l'atlas. L'anneau qu'il forme avec le petit arc de cette vertèbre est rétréci à sa partie inférieure, de manière qu'alors même que tous les autres ligamens sont coupés, il faut un effort violent pour que l'on puisse arracher l'apophyse odontoïde de l'espèce de virole dans laquelle elle tourne librement sans en pouvoir sortir.

Nous allons voir bientôt comment l'axis, dans son union avec l'occipital, est encore indirectement maintenu en rapport avec l'atlas.

4° La première paire de muscles inter-transversaires du cou s'étend de l'apophyse transverse de l'atlas à celle de l'axis ; mais ces deux petits faisceaux sont en quelque sorte confondus et n'en forment réellement qu'un seul. Le muscle oblique inférieur de la tête sert bien davantage aux mouvemens qu'à l'union de ces os.

Le crâne, et mieux l'occipital en particulier, s'articule avec le sommet de la colonne vertébrale au moyen de ses condyles qui sont reçus dans les facettes articulaires supérieures concaves de l'atlas ; là des cartilages d'encroûtement et une membrane synoviale faciliteraient les mouvemens si les moyens d'union qui entrent dans la composition de cette articulation le permettaient. Quelques trousseaux fibreux, en manière de capsule mince, vont du pourtour de l'une de ces surfaces au pourtour de l'autre. Ensuite :

1° Un ligament (occipito-atloïdien antérieur) occupe l'intervalle qu'on voit entre la partie antérieure de la circonférence du trou occipital et le bord supérieur du petit arc de l'atlas ; ce ligament se compose de deux faisceaux : l'un, superficiel et arrondi, est placé en avant et se fixe inférieurement sur le tubercule osseux antérieur de la première vertèbre : l'autre, plus large, membraniforme, est situé derrière celui-ci.

2° Postérieurement existe un ligament semblable (occipito-atloïdien postérieur) ; il se compose de même d'un faisceau arrondi, qui s'étend de la terminaison de la crête occipitale externe au tubercule de l'arc postérieur de la vertèbre, et d'un faisceau membraniforme placé en avant, toujours plus près de l'axe de la cavité rachidienne, fixé supérieurement à la partie postérieure du trou occipital, et en bas au bord supérieur du grand arc, dans l'intervalle des échancrures sur lesquelles passent les artères vertébrales.

3º. Un petit faisceau fibreux, va de la base de l'apophyse transverse à l'apophyse jugulaire indépendamment du petit muscle droit latéral de la tête, qui s'attache au sommet de l'apophyse transverse, et se trouve situé plus en dehors. Le muscle petit droit postérieur de la tête allant des fossettes qui se remarquent sur les côtés de la partie inférieure de la crête occipitale externe, aux légers enfoncemens qu'on voit à droite et à gauche du tubercule de l'arc postérieur de l'atlas, doivent être mis au même rang, ainsi que l'oblique supérieur et le petit droit antérieur.

5º. Une lame fibreuse, partant de la gouttière basilaire et venant se fixer au bord supérieur du ligament transverse de l'atlas, est encore un moyen d'union. Cette lame, décrite par la plupart des anatomistes comme la lame profonde ou antérieure du ligament occipito-axoïdien moyen, est en rapport immédiat avec le sommet de l'apophyse odontoïde.

Enfin l'axis est uni à l'occipital au moyen 1º des ligamens odontoïdiens, qui naissent du sommet de l'apophyse odontoïde et se portent presque horizontalement vers la face interne des condyles de l'occipital sur lesquels ils s'attachent. M. Cruveilhier a indiqué un ligament odontoïdien moyen, qui va s'implanter sur la partie la plus déclive et moyenne de la gouttière basilaire.

2º. Le ligament occipito-axoïdien qui, tirant son origine de la gouttière de l'occipital, se compose de trois faisceaux, un moyen, large, qui se divise en deux lames, dont l'antérieure, passant derrière le ligament transverse de l'atlas, va se fixer à la face postérieure du corps de l'axis; et la postérieure, plus longue, va se confondre avec le ligament vertébral commun postérieur. Les faisceaux latéraux vont de la gouttière basilaire au corps de l'axis.

Ces trois faisceaux sont triangulaires : le moyen a son sommet du côté de la cavité crânienne; les deux latéraux, au contraire, ont leur sommet dirigé en bas.

3° Le muscle grand droit postérieur qui, de l'occipital va s'implanter sur le sommet de l'apophyse épineuse de la deuxième vertèbre cervicale, sert presque autant à les unir qu'à mouvoir l'atlas et la tête sur l'axis.

ARTICULATION DES CÔTES.

1° Les côtes, dans leur extrémité postérieure, s'articulent avec les vertèbres par deux points différens; la tête est en contact par ses deux demi-facettes avec les bords supérieur et inférieur des deux vertèbres voisines. La crête qui sépare les deux facettes répond au fibro-cartilage inter-vertébral, et lui est unie au moyen du ligament inter-articulaire. Deux petites membranes synoviales tapissent les facettes encroûtées de cartilages; et un ligament antérieur rayonné s'étend de la face antérieure de la tête et du col de la côte à la colonne vertébrale; il est de forme triangulaire, ou mieux, il est composé de trois ordres différens de fibres, dont le supérieur va se fixer sur le corps de la vertèbre qui est au dessus; l'inférieur sur celui de la vertèbre qui est au dessous, et le moyen s'implante sur le fibro-cartilage.

2° La facette inférieure et interne de la tubérosité des côtes répond à celle de l'apophyse transverse; de petits cartilages d'encroûtement, tapissés par une petite synoviale, les séparent. Un trousseau ligamenteux, nommé costo-transversaire postérieur ou externe, s'étend du tubercule d'insertion de la tubérosité, au sommet de l'apophyse transverse; un autre, qu'on appelle souvent costo-transversaire moyen, remplit l'intervalle qui sépare la face postérieure du col de la côte de la face antérieure de celui de l'apophyse transverse; enfin un autre ligament, dont la forme est triangulaire, et qui, du sommet de l'apophyse transverse de la vertèbre qui est au dessus, vient s'attacher au bord supérieur de col de la côte, dont on étudie les connexions, a tantôt été appelé costo-transversaire supérieur, et tantôt costo-transversaire inférieur : nous préférons lui conserver le premier nom, parce qu'il nous semble appartenir à l'articulation de la côte qui lui donne attache.

3° L'extrémité antérieure de la portion osseuse des côtes s'unit à leur cartilage par une soudure et une sorte d'implantation. La portion osseuse offre en effet une cavité conique pour recevoir le cartilage qui est taillé en pointe ; il y a adhérence entre les deux pièces, et le périoste s'étend sans interruption de l'une à l'autre.

4° Une articulation mobile existe au contraire entre le sternum et le cartilage costal; cette articulation est analogue à celle que nous avons vue tout à l'heure entre la côte et le corps des vertèbres; les cavités qu'offre le sternum sont composées de deux moitiés appartenant à deux pièces osseuses voisines ; le cartilage offre un angle saillant qui sépare deux demi-facettes ; enfin une capsule synoviale, tantôt double, tantôt unique; deux ligamens rayonnés, un antérieur et un postérieur, sont les principaux moyens d'union. Enfin on trouve encore deux trousseaux fibreux qui, du bord supérieur et inférieur du cartilage, vont au bord du sternum.

———

La première côte offre à ses deux extrémités une disposition particulière de ses articulations vertébrale et sternale : on ne trouve plus de part et d'autre qu'une facette articulaire simple.

La deuxième présente du côté du sternum une saillie anguleuse un peu plus prononcée que les autres, et les deux membranes synoviales y restent toujours distinctes ; tandis que dans les suivantes elles se confondent souvent, disparaissent même d'assez bonne heure, et généralement on les trouve simples. La cavité, qui reçoit en même temps le sixième et le septième cartilage, est formée en partie par l'appendice xyphoïde qui reçoit l'implantation de quelques trousseaux de fibres : Ce ligament *chondro-xyphoïdien* n'existe qu'en avant, et concourt à maintenir dans sa position la pièce complémentaire et souvent cartilagineuse du sommet du sternum. L'articulation costo-vertébrale, onzième et douzième, ne présente, comme la première, qu'une facette articulaire simple, et par conséquent dans aucune des trois il n'existe de ligament inter-articulaire.

Enfin les cartilages des deux ou trois dernières vraies côtes, et ceux de la première ou des deux premières fausses, s'articulent entre elles par de véritables surfaces mobiles que tapisse une petite synoviale et que maintiennent quelques fibres ligamenteuses antérieures et postérieures. On trouve parfois deux points d'articulation entre deux cartilages voisins, et cela particulièrement entre le sixième et le septième. Les cartilages très-rapprochés, et qui ne sont point en

contact, sont encore unis au moyen de fibres ligamenteuses. Entre les plus élevés que séparent de
grands intervalles, on rencontre, suivant toute leur
longueur, des lames minces, nacrées, resplendissantes,
qui semblent continuer les muscles inter-costaux externes, et que l'on nomme *ligamenta coruscantia*.

ARTICULATION DE LA MACHOIRE INFÉRIEURE.

La cavité glénoïde de l'os temporal n'est articulaire
que dans sa moitié antérieure, c'est-à-dire dans la portion qui est située en avant de la fissure de Glaser :
la racine transversale de l'apophyse zygomatique concourt à former cette articulation : le condyle de l'os
maxillaire, assez fortement recourbé en avant, appuie
sur cette racine dans la plupart de ses mouvemens, et
particulièrement dans celui qui abaisse le menton ;
dans ce cas, c'est sur elle que le condyle repose et
glisse de haut en bas, à tel point que, dans l'abaisse-
ment forcé de la mâchoire inférieure, le condyle peut
passer au dessous de la racine transversale de l'apophyse zygomatique, pour venir se placer au devant
d'elle, ce qui constitue la seule luxation à laquelle
cette articulation soit exposée. L'étendue transversale
des surfaces osseuses ne permet pas qu'aucun déplacement puisse avoir lieu dans ce sens, quoiqu'un
mouvement de latéralité bien prononcé s'y passe librement.

Les surfaces sont encroûtées d'une couche mince
de cartilage ; mais elles ne sont point en contact l'une
avec l'autre. Un cartilage inter-articulaire, toujours
très-développé, et qui tient plus à la mâchoire qu'au
temporal, leur est interposé ; ce cartilage, mince à son
centre, y est parfois percé de manière à ce que les
deux poches synoviales, qui sont indépendantes et

isolées lorsqu'il est entier, communiquent directement l'une avec l'autre, et ne forment plus, dans le premier cas, qu'une seule et même cavité séreuse.

La face supérieure de ce fibro-cartilage, comme on le nomme généralement, mais à tort, est concave dans sa partie antérieure, où elle répond à la racine de l'apophyse zygomatique; elle est convexe dans sa moitié postérieure, où elle est en rapport avec la portion articulaire de la cavité glénoïde proprement dite.

Un seul ligament, le ligament latéral externe, sert directement à maintenir en rapport les surfaces articulaires; il s'étend du tubercule qu'on remarque au point de séparation des deux racines de l'apophyse du temporal, à la partie externe du col du condyle de la mâchoire; sa direction est légèrement oblique d'avant en arrière et de haut en bas dans l'état de rapprochement des arcades dentaires : elle est augmentée dans l'écartement des mâchoires. Ce ligament adhère un peu au cartilage inter-articulaire, et s'oppose ainsi à l'action du muscle ptérygoïdien externe, dont quelques fibres viennent se fixer sur son côté interne. Quelques fibres aponévrotiques formant une couche mince, doublent la synoviale dans l'intervalle des surfaces en rapport; celles qui se remarquent entre le fibro-cartilage et le condyle de la mâchoire sont plus fortes que celles qu'on trouve entre lui et le temporal; aussi, comme nous l'avons dit, ce cartilage tient plus à la mâchoire qu'à l'os des tempes.

Le ligament, que beaucoup d'anatomistes appellent ligament latéral interne de l'articulation temporo-maxillaire, n'entre pas essentiellement dans la composition de l'articulation; il sert néanmoins à maintenir rapprochés les deux os; il s'étend de l'apophyse épineuse du sphénoïde à la crête qu'offre l'entrée de l'orifice supérieur du canal dentaire : c'est une lame fibreuse qui semble avoir plus particulièrement pour usage de protéger les vaisseaux et les nerfs maxillaires inférieurs et de former une cloison entre eux et les muscles ptérygoïdiens. Une autre lame, également fibreuse, va de la base de l'apophyse styloïde, sur laquelle elle s'insère, à l'interstice de l'angle de la mâchoire; assez étroite en haut, elle descend en s'élargissant, et sert elle-même en partie à l'insertion du muscle stylo-glosse, dans sa partie supérieure.

Enfin les deux muscles ptérygoïdiens et le masséter servent puissamment à maintenir les rapports naturels des os. On ne saurait reconnaître cet usage au muscle crotaphyte; le buccinateur offre quelques avantages de plus sous ce rapport.

CONNEXIONS DE L'OS HYOÏDE.

Des ligamens, une lame fibreuse et des muscles le maintiennent dans sa situation; aussi tantôt il sert de point d'appui, et tantôt il est le point mobile; mais le plus souvent il remplit les deux usages successivement et alternativement.

Le ligament *stylo-hyoïdien* qui, du sommet de l'apophyse styloïde s'étend au tubercule souvent cartilagineux, que nous connaissons sous le nom de petite corne de l'os hyoïde, suspend cet os au devant de la portion cervicale de la colonne vertébrale. Ce ligament est fort délié; il faut beaucoup de soin quand on veut le conserver; il est comme perdu au milieu des muscles et des autres parties molles qui l'avoisinent.

La membrane *thyro-hyoïdienne* établit sa principale connexion avec le larynx; cette membrane fibreuse, très-épaisse et très-forte à sa partie moyenne, au niveau de l'échancrure du bord supérieur du cartilage thyroïde, devient assez mince sur ses côtés, où elle se termine à droite et gauche à un petit cordon étendu du sommet de la grande corne de l'os hyoïde au sommet de la grande corne du cartilage thyroïde, et que l'on connaît sous le nom de *ligament thyro-hyoïdien* proprement dit; la dénomination de membrane thyro-hyoïdienne doit être conservée pour désigner la lame fibreuse que nous venons d'indiquer.

Les muscles de la partie moyenne de la région sus-hyoïdienne (mylo-hyoïdiens, génio-hyoïdiens, génio-glosses) maintiennent l'os hyoïde dans sa situation relativement à la mâchoire inférieure; le digastrique de la tête et le stylo-hyoïdien remplissent le même office, et nous pouvons y joindre le hyo-glosse.

Les sterno-hyoïdiens, les scapulo-hyoïdiens et les thyro-hyoïdiens sont les antagonistes des précédens et le fixent donc dans sa position naturelle. De plus, l'os hyoïde donne attache à quelques fibres du muscle constricteur moyen du pharynx.

Enfin l'aponévrose cervicale, qui se fixe sur lui, sert également à le maintenir dans sa position.

ARTICULATIONS DES OS DE L'ÉPAULE.

Les deux os qui entrent dans la composition de cette partie s'articulent entre eux dans deux points différens de leur longueur, d'où résultent 1° l'articulation acromio-claviculaire, et 2° l'articulation coraco-claviculaire.

Articulation acromio - claviculaire. Les petites facettes articulaires correspondantes sont encroûtées d'une couche mince de cartilage; une petite membrane synoviale est développée entre elles; et deux petits faisceaux, ligamens propres de l'articulation, vont de l'un à l'autre : l'un est situé au dessus et l'autre au dessous.

Articulation coraco-claviculaire. En passant sur l'apophyse coracoïde, la clavicule appuie sur sa base et se trouve maintenue dans ce rapport par le ligament *coraco-claviculaire :* ce ligament se compose de deux portions, dont l'une, beaucoup plus petite, ayant la forme d'un ligament, se fixe d'une part sur le tubercule qui existe sur le bord postérieur et assez près de l'extrémité externe de la clavicule ; et d'autre part s'attache à la base de l'apophyse coracoïde. De ce dernier point, part l'autre portion du ligament ; celle-ci est élargie, membraniforme et va s'implanter sur la crête que présente la face inférieure de l'extrémité externe aplatie de la clavicule, et qui, du tubercule du bord postérieur de l'os, se dirige obliquement en dehors et en avant vers le sommet de l'acromion.

L'omoplate présente deux ligamens particuliers : l'un, nommé *coracoïdien,* convertit en trou l'échancrure du bord supérieur du scapulum, se fixant, en avant, à la base de l'apophyse coracoïde, et en arrière, à l'angle postérieur de l'échancrure : dans le premier point il y a continuité de quelques unes de ses fibres avec celles du ligament coraco-claviculaire. Généralement le nerf sus-scapulaire passe dans l'échancrure du scapulum, convertie en trou par ce petit ligament, tandis que l'artère scapulaire supérieure passe par dessus pour se jeter dans la fosse sus-épineuse.

Une autre lame fibreuse, *ligament coraco-acromien,* s'étend du bord externe de l'apophyse coracoïde, où se fixe sa base, jusqu'au sommet de l'acromion où vient s'attacher son extrémité opposée. Ce ligament concourt à former cette voûte, partie osseuse, partie

fibreuse, qui est au dessus de l'articulation scapulo-
humérale, et contre laquelle l'humérus vient appuyer
quand nous laissons porter le poids de la tête et du
thorax sur les membres supérieurs qui les soutiennent
alors sans action musculaire. La clavicule elle-même
entre comme partie constituante de cette sorte de
voûte protectrice.

L'épaule est unie au tronc 1° par l'articulation
sterno-claviculaire et les ligamens *inter-claviculaires*
et costo-claviculaires; 2° par des muscles.

Articulation sterno-claviculaire. Les surfaces articulaires de la clavicule et du sternum sont séparées
par le cartilage *méniscoïde :* concave du côté de la
clavicule, et alternativement concave et convexe à sa
face interne, c'est-à-dire que cette face est concave
d'avant en arrière et convexe de haut en bas, pour
s'accommoder à la configuration du point correspondant de la base du sternum.

En avant et en arrière existe un *ligament sterno-*
claviculaire, oblique de bas en haut et de dedans en
dehors. A ces ligamens propres il faut ajouter le *liga-*
ment inter-claviculaire qui va d'une clavicule à l'autre
en passant sur le bord supérieur du sternum, où il
s'attache solidement et dont il prend la forme.

Le ligament *costo-claviculaire* va de la face inférieure de la portion la plus interne de la clavicule où
l'on remarque des rugosités prononcées, à la face supérieure du cartilage de la première côte, sur l'extrémité interne de la portion osseuse de laquelle il s'insère également un peu. Ce ligament est très-fort, et
doit être considéré, avec le ligament inter-claviculaire,
comme chargé spécialement de conserver dans leurs

rapports naturels des os qui seraient disposés à s'abandonner facilement, et dont la mobilité est grande et assez étendue.

Le muscle sous-clavier me paraît remplir particulièrement les mêmes usages. Quant aux autres muscles qui s'insèrent à la clavicule, ils ne sauraient guère être regardés comme des moyens de la fixer dans sa situation ; cet os est leur point d'appui, et doit pour cela être déjà invariablement et solidement fixé.

L'omoplate n'est maintenue en place que par la clavicule et des muscles ; aussi jouit-elle d'une grande mobilité, dont la clavicule et son articulation sternale sont le centre. Le rhomboïde établit sa connexion avec le rachis ; le faisceau du grand dorsal qui, naissant sur l'angle inférieur du scapulum, se dirige vers l'humérus, est donc tout-à-fait étranger à cet usage. Ce n'est que d'une manière indirecte et par l'intermédiaire de l'humérus que le grand dorsal concourt à fixer le scapulum. Le grand dentelé, particulièrement chez les animaux dont le tronc est placé dans une situation horizontale, est un des moyens de fixation de l'omoplate les plus puissans et les plus réels. L'angulaire et le trapèze la soutiennent à la hauteur qu'elle occupe, et cela surtout dans la situation verticale. Le petit muscle scapulo-hyoïdien mérite à peine d'être mentionné.

ARTICULATIONS DU BASSIN.

L'articulation sacro-coccygienne et les articulations du coccyx ont été été étudiées avec celle de la colonne vertébrale.

Art. sacro-iliaque. Le sacrum et l'os iliaque s'arti-culent au moyen 1° d'une substance fibro-cartila-gineuse qui adhère, d'une part, sur la surface configu-rée en manière d'oreille d'homme de la portion la plus reculée de la face interne de l'os iliaque, et d'autre part, sur la moitié supérieure du bord du sacrum. Cette substance, analogue à celle des fibro-cartilages intervertébraux, est composée, comme eux, de fibres perpendiculaires aux surfaces qu'elles réunissent : Au centre, elle est également plus molle et d'une struc-ture fibreuse moins distincte qu'à la circonférence, et chez les très-jeunes sujets on y rencontre une cavité synoviale.

2° Des trousseaux ligamenteux très-forts, connus sous le nom de *ligament sacro-iliaque*, occupent tout l'enfoncement qui existe entre la partie postérieure du sacrum et la saillie postérieure de l'os des îles ; ces faisceaux sont dirigés transversalement de l'un des os à l'autre.

3° Un ligament *sacro-épineux*, allongé, dirigé à peu près parallèlement à l'axe du sacrum, est couché derrière le bord de cet os, s'insère à peu près à sa moitié inférieure, et vient s'implanter supérieurement aux épines iliaques postérieures. C'est ce ligament que Boyer appela petit ligament sacro-iliaque, par opposition au précédent, qu'il désigne sous le nom de grand ligament sacro-iliaque.

4° Les ligamens *sacro-sciatiques* sont au nombre de deux, le grand et le petit. Le grand ligament sacro-sciatique, de forme triangulaire, s'étend de la moitié inférieure du bord du sacrum et du bord du coccyx à la partie postérieure de la tubérosité sciatique ; ar-rivé dans ce point, il se prolonge sur le bord interne de cette saillie osseuse, sous le nom de *ligament fal-ciforme*, forme avec l'os une gouttière dans laquelle rampe la branche profonde de l'artère honteuse interne, et vient se terminer en pointe près de la symphyse en passant derrière le ligament de Carcassonne. Pour former ce prolongement, les fibres les plus élevés du côté du sacrum se contournent de dehors en dedans au dessous des inférieures, en arrière de la tubérosité sciatique, pour se porter du côté de l'excavation pelvienne et se prolonger en suivant la branche de l'ischion. Cette disposition peut très-bien être comparée à celle que nous présente le muscle grand pectoral à son bord inférieur.

Le petit ligament sacro-sciatique, placé en avant du précédent, se fixe comme lui au bord du sacrum, se porte directement en dehors, vient s'insérer sur le sommet de l'épine de l'ischion et séparer ainsi la grande échancrure sacro-sciatique de la petite.

Symphyse du pubis. Les deux pubis sont également réunis au moyen d'un fibro-cartilage de même forme que les surfaces osseuses ; il est formé de couches concentriques dont les fibres constituantes sont toujours perpendiculaires aux os. Sa densité est bien un peu moindre au centre qu'à la circonférence, mais d'une manière fort peu marquée. Je ne sache pas que l'on y ait jamais aperçu de cavité synoviale. Ce fibro-cartilage est notablement plus épais en avant qu'en arrière, ce qui résulte du rapport des deux os pubis, qui arrivent presque au contact postérieurement et sont écartés antérieurement.

1° Des ligamens *pubiens antérieurs* se croisent au devant de la symphyse ; le gauche passe, en partie au moins, au devant de celui du côté droit.

2° On trouve en arrière des fibres qui passent sans régularité sur la crête que forment souvent les bords postérieurs des surfaces pubiennes par leur rapprochement : cette crête ne saurait être mieux comparée qu'à celle que présentent les apophyses palatines des maxillaires supérieurs, pour recevoir le bord inférieur du vomer.

3° Un ligament *pubien supérieur* va d'un pubis à l'autre.

4° Enfin le ligament *sous-pubien*, formé de deux ordres de fibres obliques entrecroisées, partant de la partie inférieure de la symphyse et du point le plus élevé des branches descendantes du pubis, pour aller se fixer plus bas sur ces branches jusqu'à leur point d'union avec celles de l'ischion. Il ne faut pas confondre ces trousseaux ligamenteux avec le ligament de Carcassonne qui se prolonge chez l'homme jusqu'au niveau des tubérosités ischiatiques ; car chez la femme il n'existe pour ainsi dire pas,

Un ligament particulier, nommé *iléo-lombaire*, et de forme triangulaire, s'étend du sommet de l'apophyse transverse de la dernière vertèbre des lombes à la crête iliaque, immédiatement en dehors du niveau de l'articulation avec le sacrum.

Enfin le trou sous-pubien est fermé par le ligament de ce nom, qui est composé de fibres dirigées en sens différens, laissant entre elles des espaces que remplissent quelques insertions fibreuses des muscles obturateurs ; il nous offre toujours à sa partie supérieure l'ouverture par où sortent les vaisseaux et les nerfs sous-pubiens. On pourrait bien le regarder comme constitué par les fibres aponévrotiques d'insertion des deux muscles obturateurs, ainsi que le voulait A. Thonison. Il est toujours évident pour nous que ces muscles concourent en grande partie à le former.

Ici nous dirons un mot du *ligament de Carcassone* : bien improprement appelé aponévrose moyenne du périnée, il ferme presque entièrement l'arcade sous-pubienne ; il se confond supérieurement avec le ligament sous-pubien, et parvient inférieurement jusqu'aux tubérosités de l'ischion ; il est percé à peu près vers son centre, à une hauteur un peu différente pourtant dans les différens sujets, pour laisser passer l'urètre, dont la portion membraneuse reste en arrière, et dont la portion spongieuse, ainsi que le bulbe, sont en avant.

Nous reviendrons sur ce sujet à l'article périnée.

DU BASSIN EN GÉNÉRAL.

Considéré comme cavité protectrice des organes profonds de la génération et de l'excrétion urinaire, il constitue une cavité osseuse dont l'ensemble a la forme d'un cône tronqué, et dont la base est tournée en haut et le sommet en bas.

Le bassin est divisé en bassin supérieur ou abdominal, et en petit bassin ou bassin inférieur, que l'on nomme souvent encore excavation pelvienne ; un rebord mousse, connu sous le nom de détroit supérieur, les sépare.

La portion supérieure est largement ouverte en avant par une vaste échancrure que ferme la partie inférieure des muscles larges de l'abdomen, les ligamens de Fallope, les muscles iliaques et psoas, le pectiné, les aponévroses iliaques, la fascia transversalis, etc. Nous en parlerons à l'occasion de l'abdomen ; nous ajouterons seulement ici que cette partie, que l'on appelle encore marge du bassin, est obliquement dirigée d'arrière en avant et de haut en bas, de telle sorte que son axe, qui tombe perpendiculairement au centre du plan du détroit supérieur, se dirige de l'om bilic au dessus du sommet du sacrum : il regarde donc en avant. Cette direction est plus marquée chez l'enfant et la femme que chez l'adulte et chez l'homme, où le bassin est bien plus horizontal ; chez les enfans qui viennent de naître, elle est telle que le plan du détroit supérieur devient parallèle à l'axe du corps.

Le petit bassin a la forme d'un cylindre renflé à sa partie moyenne, et dont les deux plans terminaux, celui du détroit supérieur et celui du détroit inférieur, se rapprochent beaucoup en avant et s'éloignent en arrière, d'où résulte que l'axe qui passerait par le centre de ces deux plans, et perpendiculairement à chacun, formerait nécessairement une courbure à concavité antérieure, et cet axe, prolongé en haut, viendrait à l'ombilic. Cette donnée est certainement la meilleure relativement à l'accouchement ; elle indique d'une manière générale la marche que doit suivre le fœtus au moment de son expulsion de la matrice.

Les diamètres du détroit supérieur donnent pour le sens antéro-postérieur, de la symphyse pubienne à l'angle sacro-vertébral, 4 pouces à 4 pouces 1/4 ; le diamètre transversal, en arrière des éminences ilio-pubiennes, donne 5 pouces à 5 pouces 1/4 ; et le diamètre oblique, qui, d'un côté vient en avant de l'éminence ilio-pectinée et se porte en arrière à la symphyse sacro-iliaque, donne 4 pouces 1/2. Mais la présence des muscles psoas et iliaque diminuent, dans l'état frais, l'étendue du diamètre transverse de 1 pouce environ hors l'état de contraction, et de 1 pouce 1/2 lorsqu'ils sont contractés. Ce fait est important pour la théorie des positions du fœtus au moment où il s'engage dans le détroit supérieur.

Le détroit inférieur présente également trois diamètres : l'antéro-postérieur, qui, de la partie inférieure de la symphyse au coccyx a 4 pouces 1/4 à 4 pouces 1/2, va jusqu'à 5 pouces au moment du passage de la tête du fœtus, en raison de la mobilité dont jouit le coccyx; le diamètre transverse, pris à la partie postérieure des tubérosités ischiatiques, nous donne 4 pouces; et le diamètre oblique, c'est-à-dire du milieu du grand ligament sacro-sciatique en avant de la partie moyenne de la tubérosité, a également 4 pouces.

Ces mesures sont données comme les dimensions ordinaires des bassins de femmes bien conformées.

Le bassin des hommes offre toujours de moindres dimensions, et ces dimensions offrent assez souvent de notables différences d'un individu à un autre.

Entre le bassin de l'homme et celui de la femme, on trouve cette notable dissemblance, que celui du premier l'emporte par l'étendue en hauteur, et que celui de la seconde l'emporte par les dimensions en largeur. Nous ne croyons pas devoir ici nous arrêter à signaler les petites différences caractéristiques, telles que la forme et la grandeur du trou sous-pubien, le degré de courbure des crêtes iliaques, etc.

MYOLOGIE DU TRONC.

Nous la diviserons ainsi :

1° Région postérieure du tronc.

2° Muscles de la tête . . { Muscles du crâne,
Muscles de la face.

3° Région antérieure du du tronc, superficielle et profonde. { Muscles du cou.
Muscles du thorax.
Muscles de l'abdomen,

4° Région latérale. . . . { du cou.
du thorax.
de l'abdomen.

MUSCLES DE LA RÉGION POSTÉRIEURE DU TRONC.

Nous les diviserons en trois couches.

1° La couche superficielle comprend seulement deux muscles, le trapèze et le grand dorsal ; ils recouvrent tous les autres presque complétement. Les anciens anatomistes les désignaient souvent sous le nom de muscles très-larges du dos.

Musc. trapèze. Il occupe la nuque et la partie supérieure du dos ; il est large, mince et de forme triangulaire. Les deux muscles réunis représentent assez exactement la forme d'un trapèze.

Le bord interne de ce muscle naît de la partie interne de la ligne courbe supérieure de l'occipital,

Là il est séparé du muscle du côté opposé par la protubérance occipitale externe ; il se rapproche bientôt du bord de l'autre trapèze, et vient se fixer sur le ligament cervical postérieur, puis sur le sommet de l'apophyse épineuse de la septième cervicale, et s'insère enfin sur toutes celles des douze vertèbres du dos. A la partie inférieure du cou et à la partie supérieure du dos, ce bord est formé par une lame aponévrotique qui, réunie à celle du côté opposé, offre une forme ellipsoïde, qui s'étend en bas jusque vers la troisième apophyse épineuse dorsale, et s'élève jusqu'à la hauteur de la quatrième cervicale environ. Le bord externe présente au niveau de la racine de l'épine du scapulum une portion aponévrotique qui glisse sur cette surface osseuse.

L'angle supérieur, tronqué, se fixe sur la moitié interne de la ligne courbe supérieure de l'occipital. L'inférieur est très-aigu, formé par une aponévrose mince ; il vient s'attacher à la douzième apophyse épineuse dorsale. L'angle externe, très-large, irrégulièrement arrondi, s'accommode à la forme de l'angle rentrant, formé par la clavicule et l'épine de l'omoplate, sur lesquelles il prend insertion.

Toutes les fibres du muscle se dirigent du bord interne vers l'angle externe.

Musc. grand dorsal. Ce muscle est triangulaire ; il occupe les deux tiers inférieurs de la région du dos ; il s'attache par son bord interne aux apophyses épineuses des fausses vertèbres du sacrum, à celles des vertèbres lombaires et aux six ou sept dernières dorsales ; par conséquent il s'élève jusqu'à la septième ou la sixième de cette région.

Le bord supérieur glisse sur l'angle inférieur du scapulum, et de celui-ci naît assez souvent un faisceau qui se porte en dehors, se réunit au muscle pour concourir à former son angle externe. Cet angle se contourne sur le bord inférieur du muscle grand rond, dont il avait d'abord recouvert la face postérieure, et vient se glisser au dessous de sa face antérieure, de manière à constituer la couche la plus profonde du tendon commun qui s'insère à la lèvre interne ou postérieure de la coulisse bicipitale.

L'angle inférieur, très-large, est constitué par une très-forte aponévrose dont la partie externe s'insère sur le tiers interne ou postérieur de la lèvre externe de la crête iliaque, et dont la partie interne se confond avec l'aponévrose commune aux muscles sacro-lombaire et long dorsal. L'angle supérieur et interne est à peu près droit ; une aponévrose assez mince, et d'autant plus large que l'on se rapproche davantage du bord supérieur, le constitue.

Toutes les fibres se dirigent des apophyses épineuses, du sacrum et de l'os des îles, vers l'angle supérieur externe. Quelques unes naissent vers le milieu de la hauteur du bord externe, par trois ou quatre digitations aponévrotiques, qui se fixent sur la face externe et le bord supérieur des trois ou quatre avant-dernières fausses côtes ; c'est-à-dire neuvième, dixième, onzième et quelquefois huitième : elles vont se réunir aux autres, pour former le tendon d'insertion au bras.

2° La seconde couche comprend l'angulaire, le rhomboïde, les deux petits dentelés postérieurs, le splénius, le petit et le grand complexus.

Musc. angulaire. De forme allongée, placé à la partie latérale et postérieure du cou, il s'insère inférieurement à l'angle supérieur de l'omoplate et à la partie la plus élevée de son bord spinal ; il se dirige en haut et un peu en dehors , se contourne légèrement sur lui-même , se divise ensuite en quatre faisceaux qui portent chacun un tendon et viennent s'insérer sur le tubercule postérieur des apophyses transverses des quatre premières vertèbres cervicales.

Musc. rhomboïde. Situé à la partie la plus élevée du dos et à la partie inférieure du cou , de forme quadrilatère ; son bord interne se fixe au quart inférieur du ligament cervical postérieur , à l'apophyse épineuse de la septième vertèbre cervicale et à celles des quatre ou cinq premières dorsales , de façon à ce qu'une de ces apophyses , soit la cinquième , soit la sixième , se trouve exempte d'insertions , tant du rhomboïde que du dorsal , et reste libre dans leur intervalle.

Le bord externe s'attache à la base de l'omoplate par l'intermédiaire d'une arcade aponévrotique insérée , par ses deux extrémités , près des angles de l'os.

Souvent ce muscle est divisé en deux portions à sa partie supérieure ; la plus élevée est beaucoup plus petite que l'inférieure ; on l'a souvent appelée *petit rhomboïde* ou *rhomboïde cervical* ; en dedans, cette portion s'attache au ligament cervical , et en dehors à la partie la plus élevée du bord interne de l'os scapulum , au dessus de son épine ; l'autre portion, nommée aussi *grand rhomboïde* ou *rhomboïde du dos*, comprend tout le reste de ce corps charnu.

Musc. petit dentelé postérieur et supérieur. Situé à la partie supérieure du dos et inférieure du cou , il s'attache par son bord interne au tiers inférieur du ligament cervical , à l'apophyse épineuse de la vertèbre proéminente et à celle des deux ou trois premières dorsales ; son bord externe va prendre insertion sur la face externe et près du bord supérieur des deuxième , troisième, quatrième et quelquefois cinquième côtes, par autant de digitations peu séparées l'une de l'autre.

Inférieurement, le petit dentelé supérieur est recouvert par le rhomboïde ; supérieurement, au contraire, il se dégage de dessous lui, et cela en raison de son insertion plus élevée au ligament cervical.

Musc. petit dentelé postérieur et inférieur. Il est placé à la partie inférieure du dos, et s'attache par son bord interne aux apophyses épineuses des deux ou trois dernières vertèbres dorsales et à celle des trois premières lombaires ; son bord externe s'insère à la face externe et au bord inférieur des quatre dernières fausses côtes.

Ces deux petits muscles sont en grande partie aponévrotiques et fort minces, surtout l'inférieur; ils sont réunis l'un à l'autre par une longue et large lame aponévrotique, qui recouvre, dans leur intervalle, la masse du sacro-spinal, et qui se fixe elle-même, d'une part, sur la série des apophyses épineuses intermédiaires aux corps charnus, et d'autre part sur la face externe des côtes, en dehors ou entre les insertions des tendons du sacro-lombaire : on l'appelle souvent *aponévrose vertébrale.*

Musc. splenius. Ce muscle peut être divisé en deux portions, la plus interne et un peu postérieure ou *splénius de la tête*, et le *splénius du cou*, plus en dehors et un peu antérieur. Réunis, ces faisceaux charnus s'insèrent inférieurement sur l'apophyse épineuse de la sixième ou de la septième vertèbre dorsale. On aperçoit donc son angle inférieur dans l'intervalle des bords voisins du rhomboïde et du grand dorsal, mais recouvert par l'aponévrose qui réunit les deux petits dentelés. Ce muscle se fixe ensuite par son bord interne aux apophyses épineuses dorsales qui sont au dessus de celle où s'attache l'extrémité fort aiguë de son angle inférieur; il prend également insertion sur la septième vertèbre cervicale et sur la moitié inférieure du ligament cervical postérieur ; de là il se porte en dehors, s'écarte de celui du côté opposé, et alors son faisceau crânien, plus volumineux que le cervical, vient s'attacher dans la moitié externe de l'espace qu'on voit entre les deux lignes courbes de l'occipital et un peu aussi sur la région mastoïdienne du temporal. La portion externe se divise en deux faisceaux, terminés chacun par un tendon, qui se fixe sur le tubercule postérieur des apophyses transverses de l'atlas et de l'axis.

Musc. petit complexus. Placé entre les bords externes du splénius et du grand complexus, il est mince et allongé ; on l'enlève souvent avec le splénius, cela tient à ce que les auteurs d'anatomie indiquent et décrivent le grand complexus avant le petit, ce qui est contraire à l'ordre de superposition ; il se fixe supérieurement sur la région mastoïdienne du temporal ; en bas il se divise en quatre ou cinq tendons et s'insère aux tubercules postérieurs des apophyses transverses des trois ou quatre dernières vertèbres cervicales, et à celle de la première et quelquefois de la seconde du dos. Ces petits tendons se voient sur son bord externe et antérieur. Ses fibres internes et postérieures sont les plus longues.

Musc. grand complexus. Situé à la nuque, dont il occupe toute l'étendue, et descendant à la partie supérieure du dos, ce muscle peut souvent être divisé en deux portions : l'une interne, moins considérable, présentant un tendon intermédiaire aux faisceaux charnus qu'il réunit, a été appelé *digastrique de la nuque* ; l'autre conserve le nom de complexus. Ce muscle s'attache en haut dans la moitié interne de l'enfoncement qui existe entre les deux lignes courbes de l'occipital ; plus bas il présente, le long de son bord externe, des digitations qui s'insèrent au tubercule postérieur des apophyses transverses et aux apophyses articulaires des quatre dernières vertèbres cervicales , ainsi qu'aux apophyses transverses des quatre ou cinq premières dorsales : c'est à cette dernière que s'attache le faisceau charnu inférieur du digastrique de la nuque.

Le grand complexus présente presque toujours près de sa partie supérieure une intersection aponévrotique , mais qui se trouve entourée de toutes parts de fibres charnues ; celles qui se trouvent en dedans appartiennent au faisceau charnu supérieur du digastrique de la nuque.

3° La troisième couche comprend : *a.* le sacro-spinal , *sacro-lombaire , long dorsal , transversaire du dos et transversaire du cou ; b.* les muscles propres des gouttières vertébrales ; *c.* les petits muscles de la région sous-occipitale.

Le SACRO-SPINAL forme à la région des lombes une masse considérable composée de faisceaux charnus et de faisceaux aponévrotiques entremêlés. Il faut remarquer que les trousseaux aponévrotiques occupent la périphérie de la masse charnue , et forment en arrière une couche épaisse , régulière , que l'on indique souvent comme l'aponévrose commune du sacro-spinal ; elle vient s'implanter sur la face postérieure du sacrum , sur la partie la plus reculée de l'os des îles , et sur la face correspondante des apophyses épineuses des vertèbres lombaires.

Cette masse commune se sépare distinctement en deux grands muscles au niveau de la partie inférieure de la région dorsale. L'externe ou *sacro-lombaire* s'élève jusqu'à l'apophyse transverse de la septième vertèbre cervicale ; l'interne ou *long dorsal* vient se fixer à l'apophyse transverse de la première du dos et à la tubérosité de la première côte.

1° Le *sacro-lombaire* est composé, dans toute sa longueur, de faisceaux allongés, charnus dans leur partie moyenne, tendineux à leurs deux extrémités. Ces faisceaux, placés un peu obliquement à côté les uns des autres, ont, les uns, à peu près la même longueur ; ceux-ci parcourent une étendue égale à l'intervalle de quatre à cinq côtes environ ; et les autres ont une longueur inégale. Voici : De la masse commune s'élèvent, avec des longueurs inégales, cinq à six faisceaux, qui se terminent tous par des languettes aponévrotiques grêles, lesquelles viennent s'insérer sur l'angle des cinq ou six côtes qui précèdent la dernière ; puis, des angles auxquels s'étaient attachés les tendons précédens, mais un peu en dedans de ceux-ci, naissent de nouveaux tendons, qui deviennent charnus et redeviennent ensuite aponévrotiques, pour aller se fixer sur les angles des quatre ou cinq côtes qui suivent la première : le plus élevé arrive à l'apophyse transverse de la septième vertèbre cervicale : aucune de ces languettes ne prend de point d'attache sur la première côte, non plus que sur la dernière.

D'après ce que nous venons de voir, tous les tendons et toutes les petites portions charnues ont la même direction. Si l'on soulève la partie moyenne du muscle, c'est-à-dire celle qui répond à la moitié inférieure du thorax, les tendons externes, tendons d'insertion des faisceaux inférieurs, et les tendons d'origine des faisceaux supérieurs semblent s'entrecroiser quand on regarde de côté ; ils ont en effet une marche en sens inverse ; les tendons d'insertion viennent d'en bas, et les tendons d'origine viennent d'en haut, relativement aux corps charnus ; ils sont placés les uns à côté des autres, les premières en dehors, les autres en dedans.

2° Le *muscle long dorsal* offre à l'analyse une disposition semblable, mais moins apparente, en raison de la prédominance de la partie charnue sur les tendons. Ceux-ci néanmoins peuvent être également distingués en tendons d'origine et en tendons d'insertion. Pour la moitié inférieure, les trousseaux musculeux naissent de la masse commune et des insertions de celle-ci aux apophyses transverses et articulaires ; les tendons d'insertion de cette portion viennent s'attacher à la face externe des quatre ou cinq côtes qui précèdent la dixième, dans le milieu de l'espace qui sépare l'angle de la tubérosité.

Les faisceaux d'origine des digitations les plus élevées, naissent des apophyses articulaires et transverses des vertèbres dorsales inférieures, et vont par leurs tendons d'insertion se fixer sur les quatre ou cinq premières côtes : le faisceau le plus élevé se fixant sur la tubérosité de la première ou sur son angle, lequel est confondu avec la tubérosité. Nous avons vu que le sacro-lombaire sautait par dessus cette côte pour parvenir à la septième vertèbre du cou.

Ces deux portions du sacro-spinal peuvent être dites ascendantes. Nous allons étudier deux autres faisceaux, que nous pourrons dire descendans : le *cervical descendant* et le *transversaire*.

3° Le *cervical descendant*, placé à la partie postérieure du cou et supérieure du dos, se compose de quatre ou cinq faisceaux terminés à leurs deux extrémités par un petit tendon ; le plus antérieur, et par conséquent le plus profond de ces faisceaux, est le plus court ; il s'insère en haut, au tubercule postérieur de l'apophyse transverse de la septième vertèbre du

cou, et en bas à la première côte, en dehors de l'insertion du sommet du long dorsal. Le second faisceau
s'insère supérieurement à l'apophyse transverse de la
sixième vertèbre cervicale, et en bas à la deuxième
côte; ainsi de suite, de façon que le faisceau le plus
postérieur et le plus superficiel est en même temps le
plus long, il se fixe en haut à la troisième vertèbre cervicale et en bas à la quatrième ou à la cinquième du
dos, suivant que l'on peut compter cinq faisceaux ou
quatre seulement; car le dernier se divise quelquefois
inférieurement en deux portions. Les quatre derniers
tendons inférieurs s'insèrent sur les côtes supérieures
immédiatement en dehors de leur angle, et par conséquent en dehors de l'extrémité supérieure du muscle sacro-lombaire.

4° Le *transversaire* offre une disposition analogue ;
il est plus étendu, se compose également de faisceaux
charnus et tendineux placés en arrière les uns des autres : le plus profond étant le plus court, se fixe en
haut à l'apophyse transverse de la sixième vertèbre
cervicale, et en bas à la seconde dorsale, passant
ainsi, sans s'y arrêter, derrière les apophyses transverses de la septième cervicale et de la première du
dos ; les faisceaux suivans s'attachent successivement
plus haut et plus bas, et le dernier s'insère supérieurement à l'apophyse transverse de l'axis et inférieurement à la sixième dorsale. Les attaches inférieures
ont lieu sur la face externe des côtes, entre les insertions du sacro-lombaire et du long dorsal, entre lesquels muscles le transversaire est compris à sa partie
inférieure.

D'où il suit que ces quatre faisceaux s'agencent,
de façon que, l'extrémité supérieure du long dorsal est comprise entre le cervical descendant et le
transversaire, et que le transversaire à son tour est

compris entre le sacro-lombaire et le long dorsal.

Ce n'est pas tout : un faisceau musculaire assez considérable, que Winslow désignait sous le nom de *long épineux du dos*, commence en bas vers la première lombaire, s'attachant sur la face correspondante des apophyses épineuses de cette vertèbre et des trois ou quatre dernières dorsales, pour venir se fixer supérieurement sur les mêmes apophyses des cinq ou six premières dorsales. En analysant la structure de ce muscle, on parvient à reconnaître que sa composition est analogue à celle du cervical descendant et du transversaire, mais d'une manière bien moins apparente en raison de sa structure plus essentiellement charnue. La concavité de la courbure des faisceaux regarde du côté interne.

Situation relative de la portion cerviale des muscles du dos.

Au cou, le muscle angulaire est couché sur les autres; au dessous et un peu en dedans on trouve le splénius; après lui, on voit l'extrémité supérieure du cervical descendant; en dedans est celle du transversaire; puis vient le petit complexus, et enfin le grand complexus.

Muscles propres des gouttières vertébrales.

Le *transversaire épineux*, et mieux *épineux transversaire* et *articulaire*, se compose de faisceaux distincts, couchés obliquement de haut en bas et de dedans en dehors, les uns au dessus des autres, dans la profondeur de la gouttière vertébrale. Dans la région cervicale, on voit cinq faisceaux naître tous de l'apophyse épineuse de l'axis, et se porter, le premier à l'apophyse transverse de la troisième vertèbre du cou, le second à celle de la quatrième, le troisième à celle de la cinquième, le quatrième à la sixième, et le cinquième à la septième. Un faisceau particulier naît ensuite de l'apophyse épineuse de la troisième cervicale, et va se rendre à l'apophyse transverse de la première du dos; le suivant naît de l'apophyse épineuse de la quatrième cervicale, et se porte à l'apophyse transverse de la deuxième du dos; ainsi de suite, jusque dans la région lombo-sacrée; chaque faisceau ayant une longueur mesurée par l'intervalle de cinq vertèbres, les deux os extrêmes servant d'insertion; c'est-à-dire qu'un faisceau naissant de l'apophyse d'une vertèbre va s'insérer d'autre part à l'apophyse transverse de la vertèbre qui se trouve placée à cinq numéros au dessous.

Tous ces petits muscles, en rapport immédiat avec les lames vertébrales et avec les apophyses articulaires, prennent insertion sur ces dernières, par quelques unes de leurs fibres les plus profondes, ce qui a fait admettre par plusieurs anatomistes deux couches, l'une plus superficielle, l'autre plus profonde, dans l'ensemble des petits muscles transversaires-épineux.

Leur nombre est de vingt-sept, dont les cinq supérieurs s'insèrent à l'apophyse épineuse de l'axis. Pour ces vingt-sept faisceaux existent vingt-trois insertions aux apophyses épineuses, vingt-deux aux apophyses transverses, et cinq au sacrum : cette partie inférieure est souvent difficile à séparer en faisceaux bien distincts.

Musc. sur-costaux. Au nombre de douze de chaque côté, ils s'insèrent supérieurement au sommet de l'apophyse transverse de la vertèbre qui est au dessus et inférieurement au bord supérieur de la côte qui est au dessous, immédiatement en dehors de sa tubérosité. Le premier prend donc son insertion supérieure à l'apophyse transverse de la septième vertèbre cervicale. Il faut remarquer que les cinq ou six derniers se composent de deux faisceaux, dont le plus externe va s'attacher à la deuxième côte seulement au dessous de la vertèbre sur laquelle s'insère son sommet (*longs sur-costaux*). Ces petits muscles se distinguent des intercostaux externes par leur direction plus oblique en dehors et leur situation un peu plus superficielle.

Musc. inter-épineux,
Musc. inter-transversaire, } *Voy.* la description de ces muscles.
Musc. droit latéral de la tête.

Région sous-occipitale.

Grand droit. Le muscle grand droit postérieur de la tête s'attache supérieurement à la face externe de l'occipital en dehors du petit droit, et inférieurement au sommet de l'apophyse épineuse de la seconde vertèbre du cou.

Petit droit postérieur. Le muscle petit droit postérieur de la tête est très-petit ; il s'insère supérieurement à la face externe de l'occipital, près de la crête que l'on y voit et du trou du même os, et inférieurement à l'empreinte raboteuse qui se trouve au milieu de l'arc postérieur de l'atlas.

Grand oblique. Le muscle grand oblique ou oblique inférieur, cylindroïde, s'attache d'une part au sommet de l'apophyse épineuse de la seconde vertèbre du cou, de l'autre au sommet de l'apophyse transverse de l'atlas.

Petit oblique. Le muscle petit oblique ou oblique supérieur s'attache supérieurement à la face externe de l'occipital, entre la ligne courbe inférieure et le trou occipital en dehors du grand droit, et inférieurement au sommet de l'apophyse transverse de l'atlas.

L'ensemble de ces petits muscles circonscrit un espace triangulaire au fond duquel passe l'artère vertébrale et à travers lequel on voit surgir la branche postérieure de la première paire de nerfs cervicaux.

DES MUSCLES DE LA TÊTE.

Ils sont divisés en ceux du *crâne* et en ceux de la *face*.

Muscles du crâne.

Occipito-frontal. Membraneux, très-mince, recouvrant la calotte du crâne et s'attachant postérieurement à la ligne courbe supérieure de l'occipital, ainsi qu'à la face externe de la portion mastoïdienne du temporal ; antérieurement il se termine dans le sourcil, où il est confondu avec le surcilier et l'orbiculaire des paupières. Quelques anatomistes appellent *muscle frontal* son faisceau charnu antérieur, et muscle *occipital* le faisceau postérieur, réunis l'un à l'autre par l'aponévrose épicrânienne. Quelques uns veulent qu'on regarde l'occipito-frontal comme composé de deux moitiés latérales, une droite et l'autre gauche, formées chacune d'une portion frontale et d'une portion occipitale.

Pour les muscles extrinsèques de l'oreille externe, voyez *Organe de l'ouïe.*

Surcilier. Le muscle surcilier est un petit muscle allongé situé dans l'épaisseur du sourcil ; il s'attache par son extrémité interne à l'arcade surcilière ; il est confondu par l'externe avec l'occipito-frontal et l'orbiculaire des paupières.

Muscles de la face.

Muscle pyramidal du nez. Il est composé par les fibres les plus internes de l'occipito-frontal, prolongées au devant des os propres du nez, sur lequel il se termine.

Le *muscle transversal du nez* s'attache à la partie interne de la fosse canine, près de l'ouverture osseuse antérieure des fosses nasales, et s'étend sur les cartilages du nez; il se réunit sur le dos de celui-ci avec son semblable, au moyen d'une lame fibreuse très-mince. Quelques uns l'ont considéré comme impair; d'autres au contraire le regardent comme double : dans tous les cas, les fibres charnues sont à peine marquées.

Le *muscle élévateur commun de l'aile du nez et de la lèvre supérieure*, de forme allongée, prend attache supérieurement à la face externe de l'apophyse montante de l'os maxillaire et à l'orbite, inférieurement à l'aile du nez ainsi qu'à la lèvre supérieure.

Le *muscle abaisseur de l'aile du nez* est court et épais; il s'attache inférieurement à l'os maxillaire supérieur au dessus des alvéoles des dents incisives, et supérieurement au cartilage de l'aile du nez et à celui de la cloison.

Muscles propres des lèvres.

Le *muscle élévateur propre de la lèvre supérieure*, de forme rhomboïdale, s'attache supérieurement à la lamelle osseuse qui s'élève au dessus du trou sous-orbitaire; inférieurement, il vient se perdre dans la lèvre supérieure, au dessus de la commissure.

Le *muscle canin* s'attache supérieurement au milieu de la fosse canine, au dessous du trou sous-orbitaire, et inférieurement dans la commissure des lèvres.

Le *muscle petit zygomatique* manque souvent ; il est grêle et prend son attache supérieurement à la face externe de l'os de la pommette ; inférieurement il vient se perdre dans la lèvre supérieure.

Le *muscle grand zygomatique*, de forme allongée, s'attache supérieurement à la face externe de l'os de la pommette et sur son angle postérieur ; il est confondu inférieurement dans la commissure des lèvres avec les autres muscles qui s'y rendent.

Le *muscle triangulaire du menton* s'attache inférieurement à la ligne oblique externe de la mâchoire inférieure, et supérieurement à la commissure des lèvres, où il se continue avec le canin.

Le *muscle carré du menton*, de forme rhomboïdale, s'attache d'une part à la ligne oblique de la mâchoire en dedans du précédent ; il se perd supérieurement dans la lèvre inférieure.

Le *muscle releveur du menton* ou *muscle de la houpe du menton* est court et conique ; il prend attache, d'un côté, dans la fossette située au dessous des alvéoles incisives inférieures sur les côtés de la symphise mentonnière, et de l'autre à la peau du menton.

Le *muscle buccinateur* est carré ; il forme en grande partie la joue, et il s'attache supérieurement au dessus du bord alvéolaire supérieur ; inférieurement, au dessous du bord alvéolaire inférieur ; en arrière, à une aponévrose qui lui est commune avec le constricteur supérieur du pharynx ; et en avant, il se confond avec la commissure des lèvres, se continuant, dit on, les fibres inférieures avec la moitié supérieure de l'orbiculaire des lèvres, les fibres supérieures avec la moitié inférieure du même muscle. Il y a donc entrecroisement de ces fibres.

Le *muscle orbiculaire des lèvres*, à peu près disposé comme l'orbiculaire des paupières, présente des fibres demi-elliptiques dont les extrémités s'entrecroisent aux commissures et s'y confondent avec les les autres muscles de ces parties. La circonférence est confondue avec les labiaux supérieurs et inférieurs : Le muscle orbiculaire est placé au devant d'eux, qui tous viennent se glisser derrière, avant de se confondre avec lui.

Le *muscle risorius de Santorini* dépend quelquefois du peaucier ; d'autres fois il est constitué par des fibres propres, insérées sur l'aponévrose du masséter, et de là étendues à la commissure des lèvres.

La face nous présente encore des muscles profonds placés en dedans et en arrière des mâchoires ; tels sont :

Le *muscle ptérygoïdien interne*, nommé aussi masséter interne ; il s'attache supérieurement dans la fosse ptérygoïde, et inférieurement à la face interne de la branche de la mâchoire, ainsi qu'à la lèvre interne de l'angle de cet os.

Le *muscle ptérygoïdien externe*, plus petit que le précédent et placé plus haut que lui, s'attache, d'une part, à la face externe de l'aile externe de l'apophyse ptérygoïde, et de l'autre à la partie antérieure du col du condyle, ainsi qu'à la partie antérieure du cartilage inter-articulaire.

Le *muscle masséter*, épais, quadrilatère, situé sur la face externe de la branche de la mâchoire inférieure, prend attache supérieurement au bord inférieur et à la face interne de l'arcade zygomatique, et inférieurement à l'angle de la mâchoire, à la face externe et au bord inférieur de la branche de cet os.

Le *muscle crotaphyte* ou *temporal* est triangulaire ; il occupe toute la fosse temporale, où il s'attache supérieurement, ainsi qu'à la ligne demi-circulaire qui la termine, et à la face profonde de l'aponévrose temporale ; inférieurement par son sommet, il s'attache à l'apophyse coronoïde de la mâchoire inférieure.

Les muscles linguaux seront étudiés à propos de la langue.

DES MUSCLES DU COU.

Les superficiels sont étendus, les uns à tout le cou, les autres, au contraire, à sa moitié seulement, supérieure ou inférieure : de là les sus et sous-hyoïdiens. Enfin il en existe de profonds ou pré-vertébraux.

Les premiers sont au nombre de deux :

Le *muscle peaucier*, plan musculeux quadrilatère très-mince, offre des fibres dirigées en bas et un peu en dehors. Il s'attache supérieurement à la partie inférieure de la symphyse du menton, à la ligne oblique externe de la mâchoire, et à la commissure des lèvres ; inférieurement il se termine dans le tissu cellulaire sous-cutané et dans l'aponévrose qui recouvre le grand pectoral. Arrivé, avec celui du côté opposé, sous le menton, où ils convergent, il s'envoient un trousseau de fibres transversales appelé *muscle transverse du menton* ; au dessous, leurs bords internes semblent réunis par une aponévrose qu'on peut appeler *interpeaucière*. (Voir *Région antérieure du cou.*)

Le *muscle sterno-cléido-mastoïdien*, allongé, divisé en bas en deux parties, s'attache inférieurement à la partie antérieure et supérieure du sternum par son faisceau sternal ; et au quart interne du bord postérieur et de la face supérieure de la clavicule par son faisceau claviculaire ; supérieurement au sommet de l'apophyse mastoïde du temporal, à la face externe de la portion mastoïdienne du même os, et au tiers externe de la ligne courbe supérieure de l'occipital.

Les seconds, ou sus-hyoïdiens, sont au nombre de quatre : le muscle digastrique, le stylo-hyoïdien, le mylo-hyoïdien, le génio-hyoïdien.

Le *muscle digastrique*, situé à la partie supérieure du cou, prend attache postérieurement dans la rainure digastrique du temporal ; antérieurement, dans la fossette que l'on voit à la partie inférieure de la face postérieure du corps de la mâchoire ; et dans sa partie moyenne, à la face antérieure du corps de l'os hyoïde, par une expansion fibreuse.

Le *stylo-hyoïdien*, muscle grêle qui s'attache supérieurement à la base de l'apophyse styloïde du temporal, et inférieurement au corps de l'os hyoïde près de sa grande corne. Il est ordinairement traversé par le tendon moyen du digastrique.

Le *muscle mylo-hyoïdien* s'attache à presque toute l'étendue de la ligne oblique interne de la mâchoire ; à la partie moyenne de la face antérieure du corps de l'os hyoïde et à une ligne aponévrotique qui lui est commune avec celui du côté opposé.

Le *muscle génio-hyoïdien*, petit et arrondi, prend son attache supérieurement à la partie inférieure de l'apophyse géni, et inférieurement à la face antérieure du corps de l'os hyoïde.

Les troisièmes, ou sous-hyoïdiens, sont au nombre de quatre : l'omoplato-hyoïdien, le sterno-hyoïdien, le sterno-thyroïdien, le thyro-hyoïdien.

Le *muscle omoplato-hyoïdien*, grêle, à deux centres, situé sur la face latérale inférieure du cou, s'attache supérieurement à la partie latérale du bord inférieur du corps de l'os hyoïde ; inférieurement au bord supérieur de l'omoplate, derrière l'échancrure qu'on y voit ; et quelquefois au ligament qui convertit cette échancrure en trou ; d'autres fois à la base de l'apophyse coracoïde.

Le *muscle sterno-hyoïdien*, situé à la partie antérieure du cou, prend son attache supérieure au bord inférieur du corps de l'os hyoïde, et l'inférieure à la partie supérieure de la face postérieure du sternum, à la capsule qui entoure l'articulation de cet os avec la clavicule, et parfois au cartilage de la première côte.

Le *muscle sterno-thyroïdien*, bande musculeuse mince, s'attache supérieurement à la ligne oblique que l'on voit sur la face externe du cartilage thyroïde, et inférieurement à la partie supérieure de la face postérieure du sternum, vis-à-vis le cartilage de la seconde côte, plus bas que le précédent.

Le *muscle thyro-hyoïdien* ou *hyo-thyroïdien* est un petit muscle quadrilatère qui s'attache, d'une part, au bord inférieur du corps de l'os hyoïde et au bord externe de sa grande corne, et de l'autre, à la ligne oblique du cartilage thyroïde du larynx.

Les muscles pharyngiens entrent dans la composition du pharynx ; ils seront donc décrits avec cet organe.

Les muscles cervicaux profonds sont au nombre de trois, savoir : les muscles grand droit et petit droit antérieurs de la tête, le muscle long du cou.

Le *muscle grand droit antérieur* est allongé et situé

à la partie antérieure supérieure de la colonne cervicale; il s'attache supérieurement à la face inférieure
de l'apophyse basilaire de l'occipital, et inférieurement au tubercule antérieur des apophyses transverses
de la sixième, cinquième, quatrième et troisième vertèbres du cou.

Le *muscle petit droit antérieur* court et en partie
caché par le précédent, s'attache par sa partie supérieure à la face inférieure de l'apophyse basilaire de
l'occipital, et inférieurement à la partie antérieure de
la face externe de la masse latérale de la première vertèbre, ainsi qu'à la partie voisine de son apophyse
transverse.

Le *muscle long du cou* est allongé; il s'étend depuis la première vertèbre cervicale jusqu'à la troisième
dorsale, et s'attache à la face antérieure du corps
des trois premières vertèbres du dos et des six dernières du cou, aux ligamens inter-vertébraux, au
bord antérieur des apophyses transverses des cinq dernières cervicales, ainsi qu'au tubercule de l'arc antérieur de la première.

On a fait du scalène antérieur, du scalène postérieur, du muscle droit latéral de la tête et des inter-
transversaires une région musculaire latérale du cou.

Le *muscle scalène antérieur* est situé à la partie inférieure et latérale du cou; il s'attache supérieurement au tubercule antérieur des apophyses transverses de la troisième, quatrième, cinquième et sixième
vertèbres du cou, et inférieurement à la face externe
et au bord supérieur de la première côte.

Muscle scalène postérieur. M. Cruveilhier veut
qu'on le nomme *long inter-transversaire postérieur du*

cou. Le plus externe de tous ceux de la région, il naît par six tendons des six dernières vertèbres cervicales, et vient se fixer inférieurement sur le bord postérieur de la première côte et sur la face externe ou supérieure de la seconde : les deux faisceaux inférieurs d'insertion restent souvent distincts dans une assez grande étendue.

Ce que l'on a nommé *scalène moyen* n'est autre que le scalène postérieur que nous venons de décrire. L'on donne alors le nom de scalène postérieur à une portion de ce muscle séparée du reste du corps charnu.

Les scalènes surnuméraires ne sont que des portions du précédent.

DES MUSCLES DE LA POITRINE.

Le *muscle grand pectoral,* triangulaire, est situé sur la face antérieure et sur les côtés de la poitrine ; on le divise en portions *claviculaire* et *thoracique* , ordinairement séparées par une ligne celluleuse. Il s'attache, d'une part, à la moitié interne de la clavicule , à la partie moyenne de la face antérieure du sternum, aux cartilages des six premières côtes , principalement à celui de la sixième ; d'autre part il s'attache par son sommet au bord antérieur de la coulisse bicipitale de l'humérus. Pour cette dernière insertion , il existe une disposition que nous devons exposer : les fibres qui proviennent de l'attache la plus inférieure au sternum croisent le bord antérieur de l'aisselle qu'elles concourent à former, et montent en arrière des fibres moyennes du muscle, pour aller constituer la partie la plus élevée d'un tendon d'intersection au bras. Ainsi la corde antérieure de l'aisselle forme une sorte de gouttière qui regarde vers la clavicule.

Le *muscle petit pectoral* est triangulaire ; il s'attache

d'un côté au bord supérieur et à la face externe de la troisième, quatrième et cinquième vraies côtes, et de l'autre, par son sommet, à la partie antérieure du bord interne de l'apophyse coracoïde.

Le *muscle sous-clavier* est un petit muscle recouvert en avant par l'aponévrose coraco-claviculaire ; par son extrémité interne, il s'attache à la face supérieure du cartilage de la première côte ; par son bord supérieur et par son extrémité externe, à la face inférieure de la clavicule.

Grand dentelé. Muscle large, situé profondément sur les côtés de la poitrine ; il est inséré, d'une part en arrière, à la base du scapulum dans presque toute sa longueur ; de l'autre, en avant, à la face externe des huit ou neuf premières côtes, mais à partir de la deuxième seulement, par autant de digitations.

Les *muscles intercostaux externes* s'attachent à la lèvre externe du bord supérieur de la côte qui est au dessous et à la lèvre externe du bord inférieur de la côte qui est au dessus ; ils commencent aux apophyses transverses des vertèbres, et s'arrêtent au point d'union de la portion osseuse avec la portion cartilagineuse des côtes.

Les *muscles intercostaux internes* prennent leurs attaches à la lèvre interne du bord inférieur de la côte qui est au dessus et à la lèvre interne du bord supérieur de la côte qui est au dessous ; ils ne remplissent pas non plus tout l'espace intercostal ; ils ne commencent qu'aux environs de l'angle de la côte, et viennent jusqu'au sternum.

Nous avons indiqué les sur-costaux à l'occasion des muscles les plus profonds du dos.

Le *muscle triangulaire du sternum* s'attache à la partie latérale et inférieure de la face postérieure du sternum d'une part, et de l'autre aux cartilages des troisième, quatrième, cinquième et sixième vraies côtes. Les faisceaux supérieurs sont à peu près parallèles à la longueur du sternum; les plus inférieurs lui sont perpendiculaires, par conséquent situés transversalement. On pourrait fort bien considérer ce muscle comme double et formé de deux moitiés semblables. C'est un muscle digité en raison de la pluralité des leviers qu'il doit mouvoir; de plus, il est placé en dedans de ces leviers, comme le muscle diaphragme que nous allons étudier.

Le *diaphragme* est un large plan musculeux qui sépare la cavité de la poitrine de celle de l'abdomen, et qui ne permet aux viscères de la digestion et aux organes principaux de la circulation de se continuer de l'une dans l'autre qu'à travers des ouvertures étroites, tandis que cette cloison manque complétement chez les oiseaux, les reptiles et les poissons. Ce muscle naît par deux faisceaux allongés qu'on nomme ses piliers; le droit, plus considérable que le gauche, s'insère sur le corps de la troisième vertèbre des lombes; celui du côté opposé naît de la deuxième vertèbre de la même région, ils s'élèvent tous les deux en augmentant de volume jusqu'au niveau de la dernière dorsale; alors du pilier droit se détache un faisceau considérable qui se porte à gauche et concourt à former le point le plus élevé du pilier de ce dernier côté; sa base en est considérablement augmentée; réciproquement le pilier gauche donne au pilier droit un faisceau charnu, mais d'un très-petit volume, qui vient se réunir à sa base en passant derrière le précédent; au dessous de cet entrecroisement et entre les piliers est une grande arcade, de forme elliptique, que limite supérieurement une bande aponévrotique cintrée, faisant suite aux tendons des piliers ou bien à quelques fibres charnues qui en sont provenues; on trouve

également tout-à-fait en bas, au niveau de la deuxième
vertèbre lombaire, une bande aponévrotique qui se
porte d'un pilier à l'autre, et qui complète l'ouverture
très-oblique qui traverse l'aorte, ainsi que la veine
azygos et l'extrémité inférieure du canal thoracique :
cette bandelette passe entre l'aorte et les vertèbres.
En avant des faisceaux charnus que les piliers s'envoient réciproquement, est l'ouverture *œsophagienne*
par laquelle passent aussi les deux nerfs pneumo-gastriques ; elle est entièrement charnue ; on conçoit dès
lors comment il arrive assez souvent que le bol alimentaire s'y trouve momentanément arrêté. Le côté externe de chaque pilier fournit à une autre bande tendineuse qui s'élève et se porte en dehors, en arcade,
pour s'aller fixer à l'apophyse transverse de la première
vertèbre lombaire ; sous elle passe le psoas. Enfin un
dernier faisceau tendineux, indépendant, s'étend de ce
dernier point au sommet de la douzième côte, mais
il n'est point un lieu d'origine des fibres charnues ;
au contraire, sur lui viennent se terminer un certain
nombre d'entre elles. Ce faisceau est généralement
nommé *ligament cintré du diaphragme.*

Toutes les fibres charnues du muscle naissent des
piliers et de l'arcade sous laquelle passe le psoas ; elles
vont se rendre à l'échancrure ou côté postérieur du
centre phrénique. La lame aponévrotique de ce nom
donne naissance par tous les autres points de sa circonférence, par conséquent du pourtour des lobes qu'elle
présente, aux fibres charnues qui rayonnent vers le contour de la base de la poitrine : les postérieures vont
prendre leur insertion sur le ligament cintré du diaphragme ; les latérales se rendent aux deux avant-dernières fausses côtes et aux cartilages des deux précédentes, neuvième et dixième ; les antérieures s'attachent aux cartilages de la première fausse côte et de

la dernière vraie, et pour celles qui sont tout-à-fait médianes, elles sont extrêmement courtes et prennent leur insertion sur les côtés de la base de l'appendice xyphoïde et du sommet du sternum : elles laissent derrière ces parties une ouverture triangulaire par où la communication peut s'établir entre le médiastin antérieur et l'abdomen. Dans le lobe aponévrotique droit existe l'ouverture de la veine cave ; sa forme est à peu près carrée, son contour est entièrement aponévrotique, et la veine a contracté des adhérences avec lui. Enfin les nerfs splanchniques, grand et petit, pour parvenir dans le ventre, traversent isolément le diaphragme au point d'épanouissement des fibres charnues de ses piliers.

MUSCLES DE L'ABDOMEN.

Muscles de la paroi abdominale.

Le *grand oblique*, *oblique externe* ou *superficiel*, occupe les parties antérieure et latérale de l'abdomen : sa forme est à peu près quadrilatère ; il s'insère par son bord supérieur, légèrement convexe et obliquement dirigé de haut en bas et de dedans en dehors, à la face externe et au bord inférieur des cinq ou six côtes qui précèdent la dernière, par autant de digitations, dont les quatre plus élevées s'entrecroisent avec les dernières du grand dentelé ; et les deux autres avec les digitations costales du grand dorsal ; chacune des digitations du grand oblique se compose de deux portions ; une plus interne et plus supérieure, large, mince, terminée par des fibres aponévrotiques, s'insère sur la face externe de la côte ; l'autre grêle, arrondie, tendineuse, cachée souvent un peu par la précédente, vient s'implanter sur le bord inférieur du même os. En bas, le muscle grand oblique s'attache, à la moitié antérieure de la lèvre externe de la crête iliaque, et au ligament de Fallope, dont l'existence propre est actuellement bien démontrée; nous en parlerons au sujet de la région de l'aîne. Le bord postérieur de ce muscle est libre, il se porte de l'avant-dernière et quelquefois de la dernière côte à la crête iliaque; sa direction, peu différente de celle de l'axe du corps, est pourtant un peu oblique en avant et en bas; sa moitié supérieure, et dans quelque cas presque tout ce bord, sont recouverts par le bord externe du grand dorsal; mais souvent entre eux existe un intervalle de forme triangulaire où se montre le muscle petit oblique. En avant, le grand oblique se convertit en une grande aponévrose, un peu plus large en haut qu'en bas, qui s'entrecroise et se confond avec celle du côté opposé pour concourir à former la ligne blanche et qui se continue avec l'aponévrose inférieure. Son insertion pubienne est double, là en effet l'aponévrose se divise de telle sorte qu'un des chefs qui appartient plus essentiellement à l'aponévrose antérieure, vient se fixer sur l'angle du pubis du côté opposé au sien et au devant de la symphyse; l'autre externe, inférieur, plus fort mais plus court et dirigé moins obliquement, vient prendre son insertion à l'épine du pubis, ou mieux, s'enroule autour du ligament de Fallope, et vient former le ligament de Gimbernat. (Voir *Région de l'aine.*) Ces chefs sont connus sous le nom de piliers de l'anneau inguinal, et leur intervalle forme l'orifice inférieur du canal de ce nom. Les fibres de ces aponévroses font suite aux fibres charnues et affectent la même direction.

Le *petit oblique* ou *oblique interne*, s'attache en haut au contour inférieur de la poitrine; par conséquent aux cartilages des quatre avant-dernières côtes, et à la portion osseuse de la douzième; en bas il s'insère à l'interstice de la crête iliaque, et à la moitié externe du ligament de Fallope; de ces derniers points et de l'aponévrose postérieure qui va jusqu'aux apophyses épineuses des vertèbres lombaires et des deux premières pièces du sacrum, les fibres charnues s'irradient pour aller former l'insertion supérieure d'une part, et de l'autre donner naissance à la bande aponévrotique, plus large en bas qu'en haut, qui vient ensuite se confondre dans la ligne blanche avec les autres muscles de la paroi abdominale. Autour de l'épine iliaque antérieure, comme d'un centre commun, ce rayonnement des fibres charnues est plus prononcé que partout ailleurs, en raison de l'obliquité des fibres les plus inférieures qui se dirigent en bas et en avant, tandis que toutes les autres se dirigent en avant et en haut. Nous verrons tout à l'heure que cette aponévrose est formée de deux feuillets, que nous indiquerons à l'occasion de la gaine aponévrotique dans laquelle sont renfermés les muscles grand droit et pyramidal.

Le muscle *transverse* dont les fibres sont généralement horizontales, naît : A. Par une triple aponévrose, 1° du sommet des apophyses épineuses des vertèbres lombaires, 2° du sommet des apophyses transverses des mêmes os, et 3° enfin de la face antérieure de la base de ces apophyses transverses, de manière à ce que ces trois lames laissent entre elles deux intervalles, dont le postérieur est rempli par la masse commune du sacro-spinal et l'antérieur par le muscle carré des lombes. B. Les fibres de ce muscle tirent encore leur origine de la crête iliaque et du ligament de Fallope, comme le petit oblique. C. Enfin, les plus élevées naissent de la face interne de la portion osseuse des côtes et des cartilages auxquels s'est inséré le diaphragme ; de telle sorte que les angles d'insertion de ces deux muscles, qu'on nomme improprement digitations, se rencontrent perpendiculairement et ne s'entrecroisent point comme on l'indique généralement. Les fibres les plus inférieures, qui viennent de l'épine iliaque antérieure, sont rayonnées comme celles du petit oblique dans le point correspondant.

Le transverse, comme les deux muscles précédens, est formé antérieurement par une large aponévrose qui se perd avec elles dans la ligne blanche.

Le muscle *droit* tire son origine de l'appendice xyphoïde, ainsi que de la face antérieure des cartilages des trois dernières vraies côtes, par trois faisceaux charnus distincts; ceux-ci vont en augmentant de largeur et de longueur de l'interne à l'externe, qui s'étend jusqu'à la cinquième côte ; le moyen à la sixième, et l'interne à la septième en même temps qu'à l'appendice du sternum : le grand droit est plus large et moins épais en haut qu'en bas où il vient s'insérer sur le corps du pubis entre l'épine et l'angle de cet os, au moyen d'un fort tendon que l'on trouve assez généralement formé de deux faisceaux distincts. Ce muscle est composé de masses charnues séparées par des intersections aponévrotiques dont le nombre est variable, mais il y en a toujours plus au dessous de l'ombilic qu'au dessus; tantôt il n'en existe que deux, une au niveau du nombril, l'autre au dessous; quand on en trouve trois, deux sont au dessous de ce point et une au dessus; quand il y en a quatre, une existe vers le nombril, deux au dessous, et une en dessus. Ce qui doit être remarqué c'est qu'antérieurement toutes les fibres de tous les faisceaux charnus sont interrompues au niveau des intersections; mais postérieurement on trouve plusieurs fibres charnues qui passent sans s'arrêter derrière une de ces intersections, et parviennent jusqu'à la suivante.

Situé au devant du muscle droit, le *pyramidal* offre la forme d'un triangle très-allongé, dont la base s'insère sur le corps du pubis et sur la symphyse, et qui s'élève à une hauteur variable, mais le plus généralement à quatre travers de doigts à partir du bassin; là il se termine dans la ligne blanche par une extrémité fort aiguë. Ce muscle renforce l'extrémité inférieure du muscle droit, dont le développement dans ce point est en raison inverse de celui du pyramidal. Ce muscle n'existe pas toujours, et d'autres fois il est double d'un côté et unique ou absent de l'autre.

Le muscle droit et le pyramidal sont renfermés dans la gaîne fibreuse que les aponévroses des muscles larges de l'abdomen leur forment : or voici la disposition des lames dont elle se compose, et ses rapports avec les muscles qu'elle enveloppe : la couche superficielle de cette gaîne est formée dans toute son étendue par l'aponévrose du muscle grand oblique; au dessous d'elle est le feuillet superficiel de celle du muscle petit oblique que nous avons dit être divisé en deux lames dans le sens de son épaisseur ; ces deux feuillets unis intimement ensemble, recouvrent immédiatement le muscle grand droit dans les trois quarts supérieurs de sa face antérieure; dans la même étendue et à sa face postérieure existe le feuillet profond de l'aponévrose du petit oblique et celle du muscle transverse : ces deux lames, au lieu de passer, comme dans le reste de leur étendue, derrière le quart inférieur du droit et le pyramidal, se jettent au devant de ces muscles où nous devons trouver par conséquent quatre lames : 1° celle du grand oblique ; 2° le feuillet superficiel du petit oblique ; 3 le feuillet profond du même muscle ; 4° l'aponévrose du transverse : mais

il est évident que les deux feuillets du petit oblique ne se
sont point séparés ici, car il ne doit plus exister d'intervalle entre eux. Du reste, toutes ces lames aponévrotiques s'unissent intimement dans les points où elles sont
en rapport ; l'on peut néanmoins les isoler dans une
certaine largeur, au voisinage des fibres charnues. Les
feuillets du petit oblique contractent des adhérences
avec les intersections aponévrotiques du grand droit
abdominal ; elles seules sont en contact avec ces dernières. Voici comment on doit comprendre que les
deux feuillets fibreux qui se trouvent en arrière du droit
abdominal, dans ses trois quarts supérieurs, viennent
se placer en devant de leur quart inférieur : ils sont
coupés transversalement, et leur portion inférieure
saute par dessus le bord externe du muscle et se
glisse entre sa face antérieure et le double feuillet
qui existe déjà dans ce point. Toutes ces lames viennent se confondre en dedans du bord interne du
muscle, s'entre-croisent et forment la ligne blanche ;
à moins qu'on ne préfère, avec quelques anatomistes,
considérer cette ligne comme un faisceau fibreux
élastique, représentant le sternum abdominal du crocodile, et sur lequel les muscles abdominaux viennent
s'insérer.

En effet, on peut fort bien étudier à part la ligne blanche : ainsi elle est étendue de l'appendice
xyphoïde à la symphyse pubienne ; sa plus grande
largeur est à l'ombilic , où elle a généralement de
cinq à six lignes ; là elle est percée d'un trou rond
pour le passage des vaisseaux ombilicaux qui, après la
naissance, adhèrent intimement avec son pourtour, de
manière à ce qu'il ne puisse pas se faire de hernie à
travers cet anneau. Au dessus de ce point la ligne
blanche conserve une largeur de trois à quatre lignes,
mais au dessous elle se rétrécit beaucoup, en même

temps qu'elle devient plus épaisse ; sa largeur tout-à-fait inférieurement n'est guère que de deux lignes.

Les intersections du muscle droit sont les vestiges des côtes abdominales que présentent plusieurs reptiles.

MUSCLES PROFONDS DE L'ABDOMEN.

Dans la profondeur de la cavité abdominale, sur les côtés de la colonne vertébrale existe le muscle *grand psoas*, fusiforme, attaché par son extrémité supérieure au corps de la dernière et quelquefois des deux dernières vertèbres du dos, après s'être glissé au dessous de l'arcade tendineuse du pilier correspondant du diaphragme ; et par son côté postérieur interne, aux apophyses transverses et aux corps des vertèbres lombaires, ainsi qu'aux fibro-cartilages intervertébraux. Inférieurement, il se confond avec le muscle iliaque, de manière à ne former qu'un seul et unique tendon commun d'insertion.

Le *petit psoas*, qui manque souvent, naît de l'avant-dernière vertèbre du dos ; il est grêle et composé d'un petit corps charnu aplati, qui donne naissance à un long tendon, aplati également, et qui vient se fixer sur l'éminence iléo pertiné et la crête pubienne, en s'épanouissant de manière à se continuer en partie dans l'aponévrose iliaque, dont il forme ainsi, en quelque sorte, une des sources. Ce muscle est couché sur le précédent, et quelquefois il y est comme incrusté, de manière à ce qu'il soit difficile de le distinguer au premier coup d'œil ; deux légères lignes celluleuses indiquent seulement ses limites.

Le muscle *iliaque*, de forme triangulaire, remplit la fosse du même nom, et s'insère par sa base à la lèvre interne de la crête de l'os des iles, en dehors de la symphyre sacro - iliaque; son bord interne est couvert par le psoas; entre eux se glisse le nerf crural; le bord externe affecte une direction brisée au niveau de l'épine iliaque antérieure et inférieure. Ce muscle, dont la forme est celle d'un éventail, est fléchi sur le corps du pubis, de manière à ce que sa base se dirigeant en dehors et en arrière et son sommet en arrière et un peu en dehors. Toute la portion extra-pelvienne est confondue avec le grand psoas; cette portion commune, d'un volume assez considérable, se dirige en arrière pour aller prendre son insertion sur le petit trochanter, au moyen d'un fort tendon. Elle forme avec le pectiné la paroi profonde et externe de l'enfoncement triangulaire de la portion crurale de l'aine, que remplissent les ganglions inguinaux et que traversent les vaisseaux cruraux.

Le *muscle carré des lombes* s'insère par son bord supérieur à la moitié interne du bord inférieur de la dernière fausse côte; il monte quelquefois jusqu'à l'avant-dernière. Par son bord inférieur il va à la crête iliaque, sur la lèvre interne de l'interstice qui donne insertion par sa lèvre externe, dans ce point, au petit oblique. Le bord interne se fixe sur la face antérieure des apophyses transverses des vertèbres lombaires, par des faisceaux particuliers; le bord externe est obliquement dirigé de haut en bas et de dedans en dehors, et se trouve compris, comme le muscle tout entier, entre les deux feuillets les plus profonds, antérieur et moyen du transverse.

C'est ici le lieu de parler des aponévroses postérieures des muscles larges de l'abdomen; elles sont constituées par trois lames distinctes et séparées par des intervalles, dont le postérieur, plus considérable que l'antérieur, loge la masse commune du sacro-spinal, l'autre renfermé le muscle carré. La lame postérieure est constituée par deux feuillets fibreux, l'aponévrose du petit oblique et la plus superficielle du transverse, fortement unies entre elles, et qui vont s'insérer au sommet des apophyses épineuses de la région des lombes et de la première pièce du sacrum. Il est évident que celle du transverse est antérieure ou plus profonde que celle du petit oblique, par conséquent en rapport immédiat avec la masse charnue. La lame moyenne se glisse entre le sacro-spinal et le carré ; elle est commune aux deux intervalles qui renferment ces muscles ; elle n'est autre que le feuillet moyen de l'aponévrose triploïde du transverse : enfin l'antérieure ou la plus profonde passe au devant du dernier de ces corps charnus ; elle est en rapport avec le rein, du côté de la cavité abdominale ; et se glisse derrière le psoas pour venir se fixer à la base des apophyses transverses, dont le sommet avait déjà donné attache à la lame moyenne : cette troisième lame s'attache en haut au ligament cintré du diaphragme, derrière lequel s'élève le muscle carré, pour arriver jusqu'aux dernières fausses côtes ; en bas cette lame, comme les autres, se fixe sur la crête iliaque.

Pour la description des muscles des régions anale et génitale, nous renvoyons à l'article où nous étudierons le périnée, et pour les obturateurs, à la myologie du membre pelvien.

SPLANCHNOLOGIE.

ORGANES CONTENUS DANS LA CAVITÉ RACHIDIENNE.

AXE CÉRÉBRO-SPINAL.

On a divisé l'axe cérébro-spinal en quatre portions,
1° la moelle épinière ; 2° la moelle allongée ; 3° le cervelet ; 4° le cerveau proprement dit. Dans cette division la moelle épinière commencerait seulement au
niveau du trou occipital, par conséquent au dessous
du bulbe, que l'on rattache alors à la deuxième portion sous le nom de queue de la moelle allongée ; celle-
ci comprend la protubérance, les prolongemens cérébraux et cérébelleux et le bulbe rachidien ; on l'a
comparée à un animal dont le corps est représenté par
la protubérance, les quatre pattes par les quatre
prolongemens, dont les antérieurs portent le nom
de bras, et les deux postérieurs celui de cuisses ;
le bulbe en représenterait la queue, d'où le nom
qu'on lui a long-temps assigné. Le cervelet, qui semble présider à la régularisation des mouvemens ou à
l'équilibration, vient ensuite ; le cerveau ne vient
qu'en dernier lieu.

MOELLE.

Pour nous, à l'exemple de beaucoup d'anatomistes,
le bulbe rachidien ne saurait être isolé de la moelle

épinière ; aussi ferons-nous commencer celle-ci au sillon qui sépare la protubérance du bulbe : elle finit en bas, au niveau de la première vertèbre des lombes ou vis-à-vis l'articulation de celle-ci avec la deuxième : ce qui représente, ainsi que le dit Meckel, les deux tiers de la longueur totale de la cavité rachidienne.

Néanmoins, pour en faciliter l'étude, nous diviserons la moelle en portion rachidienne et portion crânienne ou *bulbe*.

Portion rachidienne.

La forme générale de la moelle est celle d'un cylindre légèrement aplati dans le sous-antéro-postérieur, mais cette forme n'est point régulière dans toute sa longueur ; depuis la troisième vertèbre du dos jusqu'à la onzième, la moelle est presque parfaitement cylindrique, ou du moins son aplatissement d'avant en arrrière est si peu marqué que ses diamètres transverses et antéro-postérieurs ne diffèrent pas d'une ligne ; tandis qu'au dessus, en même temps que le volume de la moelle s'accroît notablement pour former le renflement cervical, étendu de la troisième vertèbre cervicale à la troisième dorsale, sa largeur augmente relativement à son épaisseur ; celle-ci est de cinq lignes environ, et l'autre dimension est de sept. Ce renflement cervical présente encore postérieurement une convexité plus prononcée qu'antérieurement, disposition inverse de celle qu'on observe au renflement lombaire qui, beaucoup moins étendu que le précédent, commence vers l'avant-dernière vertèbre du dos pour se terminer généralement au niveau du fibro-cartilage qui unit les deux premières lombaires : cette limite n'est pas absolue : on trouve des sujets où la moelle descend un peu plus bas; il n'est question que des adultes; car chez les jeunes enfans elle a plus de longueur relative, sans que pourtant la différence soit aussi grande qu'on l'a dit. Le renflement lombaire se termine assez rapidement en pointe, en forme de fuseau : tantôt cette pointe est simple, tantôt elle est bifide; d'autres fois elle forme de nouveau un petit renflement, de la grosseur d'un grain d'avoine, et dans quelques cas ce petit renflement est double. Un filament fibreux très-délié fait suite à l'extrémité inférieure de la moelle; lorsque cette extrémité est bifide, deux filamens en naissent; mais ils se réunissent bientôt de manière à n'en former qu'un seul qui vient se fixer à la dure-mère rachidienne, au sommet du sacrum. Ce filament est toujours tendu, et certainement c'est un des moyens que la nature a destinés à fixer la moelle dans sa position au centre du canal osseux qui la renferme. Ce prolongement est évidemment une dépendance de l'enveloppe propre de cet organe, *pie-mère rachidienne.*

Sur la ligne médiane de la face postérieure, ainsi que de la face antérieure de la moelle, règne dans toute la longueur un sillon; l'antérieur, moins profond que le postérieur, ne pénètre qu'à un tiers de son épaisseur; l'autre, au contraire, pénètre jusqu'à la moitié; le premier arrive jusqu'à une lame médullaire blanche, criblée de trous pour le passage des vaisseaux propres; le second est borné par la substance grise. Cette double lame forme la commissure de la moelle, dont l'épaisseur est égale au sixième de celle de l'organe lui-même; une lamelle cellulo-vasculaire pénètre dans ces sillons, et comme la postérieure est excessivement mince, il en résulte que le sillon qui la contient est tellement étroit qu'on en a méconnu pendant long-temps l'existence. L'antérieur est plus large, et pourtant quelques anatomistes ont cru qu'il cessait d'exister à la partie inférieure. Ces deux sillons divisent la moelle en deux cordons latéraux que réunit la commissure médiane. Si l'on considère la moelle revêtue de son enveloppe propre, on n'aperçoit pas ces sillons ; une bande fibreuse assez forte les recouvre ; l'artère spinale antérieure suit le trajet de celle qui est située antérieurement ; ces bandes appartiennent au névrilème lui-même.

Chaque moitié de la moelle est divisée en trois portions par l'implantation des racines antérieures et postérieures des nerfs rachidiens ; le cordon antérieur diminue successivement de volume de la partie supérieure à l'inférieure par suite du rapprochement des racines antérieures, à tel point que sur le renflement inférieur, celles-ci semblent presque se toucher, et naître du sillon médian.

Le cordon postérieur compris entre le sillon postérieur et les racines postérieures est plus large que le précédent, et conserve à peu près dans toute sa longueur un volume égal, excepté tout-à-fait en bas où celles-ci se rapprochent, suivant la forme en fuseau de cette extrémité. Le faisceau latéral, compris entre les deux ordres de racines des nerfs de la moelle, offre son plus grand volume au renflement cervical ; et son volume le plus petit dans la portion thoracique, pour se renfler ou s'élargir de nouveau à la portion inférieure, d'où il résulte que le volume général de la moelle est en grande partie déterminé, en quelque sorte, par celui de ce cordon latéral.

Des sillons qui séparent ces faisceaux, les postérieurs sont seuls bien distincts ; ils restent dans presque toute leur longueur à la même distance l'un de l'autre, et ne se rapprochent que sur l'extrémité inférieure du prolongement rachidien. Les antérieurs sont plus apparens que réels ; ils sont produits simplement par l'arrachement des racines antérieures des nerfs ; ils se rapprochent comme nous avons vu que les nerfs eux-mêmes le faisaient.

Des rides transversales s'observent sur toute l'étendue de la surface de la moelle, à laquelle elles permettent de suivre les mouvemens du rachis, de s'allonger et de se raccourcir alternativement dans les différentes situations du corps, sans qu'elle éprouve de tiraillemens.

La moelle donne naissance à trente et une paire de nerfs ; huit cervicales, douze dorsales, cinq lombaires et six sacrées. Toutes naissent par deux racines, composées elles-mêmes de filets nombreux : le nombre est plus grand pour la racine postérieure que pour l'antérieure, surtout à la région du cou ; puis, sous ce rapport, vient la région inférieure ; enfin nous voyons qu'à la région moyenne ou thoracique, la différence est moins grande. En même temps, le volume particulier à chaque filet est plus grand encore dans les racines postérieures ; ces filets se grouppent souvent en petits fascicules distincts, avant qu'ils se réunissent pour former un faisceau commun ; c'est encore la racine postérieure qui nous offre cette disposition d'une manière plus marquée que l'antérieure qui la présente assez souvent. On remarque que les filets postérieurs sont disposés suivant une série linéaire, bien régulière, et cela pour chaque paire nerveuse, comme pour toute la série de ces paires ; tandis que les filets des racines antérieures naissent assez irrégulièrement de la surface du petit cordon médullaire dont elles émanent.

Les filets de chaque racine sont dirigés obliquement vers en bas, et, pour qu'ils se réunissent en un faisceau unique, les supérieurs ont une direction encore plus oblique que les autres ; leur ensemble représente une sorte de lame en peigne, dont quelques dents, grouppées avec les voisines, laissent entre elles un intervalle plus grand que les autres. De cette obliquité, il résulte que le trou de conjugaison par lequel sort une paire nerveuse est placé au dessous du point de la moelle où elle a pris naissance, et d'autant plus, qu'elle est plus inférieure, à tel point que les dernières sont parallèles à l'axe du rachis, et ne sortent que par le sixième, le huitième ou le dixième trou de conjugaison situé au dessous de celui vis-à-vis duquel elles se sont détachées du prolongement rachidien. Par ces dernières paires se trouve constituée la *queue de cheval*, logée dans les portions lombaire et sacrée du rachis, et composée par les nerfs destinés aux membres pelviens. Ces paires sont groupées autour du prolongement fibreux qui partant de la pointe simple ou double qui termine la moelle, concourt à la fixer dans sa situation ; on les en distingue facilement.

Les racines d'une même paire, séparées par un intervalle assez grand du côté de la moelle, se rapprochent en se portant vers le trou de conjugaison qu'elles doivent traverser, la postérieure se jette dans le ganglion qui occupe le trou intervertébral, tandis que l'antérieure vient tantôt s'y jeter aussi, mais un peu plus loin que la précédente, et sur sa face antérieure, et tantôt, ne se réunit avec la postérieure qu'au-delà du ganglion.

Les ganglions occupent généralement les trous de conjugaison, mais dans la portion sacrée du canal rachidien, ils sont contenus dans la cavité de celui-ci.

La première paire cervicale manque souvent de ganglion à sa racine postérieure ; et dans les régions lombaire et sacrée, il n'est pas rare de trouver une sorte

d'embranchement du renflement ganglionnaire, propre à la racine antérieure.

Le volume et le nombre des rameaux qui composent les racines des nerfs de la moelle, déterminent,
en quelque sorte, le volume du ganglion dans lequel
tous les filets antérieurs et postérieurs se mêlent
d'une manière inextricable, pour se diviser en en sortant, en deux faisceaux, un antérieur et un postérieur
que chacune des racines concourt à former, plus ou
moins, sans doute en raison des usages des parties
auxquelles chacun va se distribuer définitivement.

Plus tard nous reprendrons l'étude des nerfs, à ce
point.

Structure de la moelle dans sa portion vertébrale.

Formée de substance blanche et de substance grise
moins abondante, on remarque en premier lieu que celle-
ci occupe le centre du cordon, et s'y trouve disposé, dans
toute la longueur sous forme de deux demi-gouttières,
semblables, irrégulièrement cylindroïdes et qui présentent, sur une section transversale de la moelle, à
peu près la lettre x, ou, si l'on veut, deux crois-
sans irréguliers se regardant par la convexité et
réunis par un trait transversal placé plus antérieurement que postérieurement. Les extrémités des crois-
sans n'atteignent pas la surface de la moelle, mais les
postérieures, moins recourbées, s'en rapprochent
bien davantage que les antérieures qui sont plus courtes
et forment une sorte de crochet; les bords de cette
substance sont dentelés. Cette substance grise est venue remplir le canal que chaque moitié de la moelle présente jusque vers le quatrième mois de la vie fétale et
dont on a alternativement admis et rejeté l'existence.
Un liquide visqueux les remplissait à cette époque.

Ce qui est fort important, c'est que l'on peut dédoubler les lames de substance grise, ainsi que nous le verrons pour chaque circonvolution cérébrale, de manière à étaler la moelle en membrane composée d'une couche blanche épaisse et d'une mince couche grise, et cela, bien entendu, lorsqu'on a séparé les deux moitiés du cordon rachidien, l'une de l'autre.

On a prétendu que les racines des nerfs venaient prendre leur source sur les bords du demi-canal que forme la substance grise, mais il n'en est rien.

Par une analyse minutieuse on reconnaît que la substance blanche est constituée par de longues lames prismatiques triangulaires, placées verticalement et régnant sans interruption dans toute la longueur de la moelle; leur bord tranchant est tourné vers le centre, leur bord épais est visible à la surface : en contact par leurs faces, ces lames n'ont pas toutes exactement la même largeur, d'où résulte que leur bord tranchant s'approche plus ou moins du centre, et de là, l'aspect dentelé de la substance grise. Enfin, les lames sont évidemment composées de fibres longitudinales, non interrompues.

Portion crânienne de la moelle.

Nommée aussi *bulbe rachidien*, en raison du renflement remarquable qu'elle forme; elle est conique; sa base tournée vers la protubérance en est séparée par un sillon qui semble en interrompre la continuité; mais il n'en est point ainsi; les faisceaux qui constituent le bulbe se plongent à travers la protubérance pour s'épanouir dans le cerveau, auquel ils donnent naissance. On appelle collet du bulbe, le point le plus rétréci du prolongement rachidien tout entier; ce point correspond au grand trou occipital, nous le désignons sous le nom de *collet de la moelle*, ne croyant pas devoir en isoler le bulbe.

Les cordons antérieurs de la moelle, parvenus à quatorze ou quinze lignes au dessous de la protubérance, se divisent en quatre, cinq ou six petits faisceaux, dont le volume s'accroît légèrement à mesure qu'ils s'éloignent du point d'émergence, c'est-à-dire de la face interne et profonde des faisceaux dont ils proviennent : leur grosseur particulière est généralement d'autant plus grande qu'ils sont plus élevés en même temps qu'un peu plus superficiels. Ces faisceaux s'entre-croisent, passent de l'autre côté du sillon médian, et vont donner naissance à la pyramide antérieure droite pour ceux qui viennent du côté gauche, et à la pyramide gauche pour ceux qui viennent du côté droit ; cette décussation ou natte, présente une hauteur de quatre lignes environ, ce qui fait que son point le plus élevé est à peu près à dix lignes de la protubérance.

Les *pyramides antérieures* ne sont pas formées par la totalité des fibres des cordons antérieurs de la moelle ; quelques unes, les plus externes, ne se sont pas entrecroisées et forment en dehors des pyramides un petit faisceau qui les sépare du corps olivaire correspondant ; on pourrait facilement le considérer comme une partie distincte, mais elle ne me semble point pouvoir être séparée de la pyramide à laquelle une partie du moins, va se réunir, tandis que quelques fibres vont se jeter sur l'extrémité supérieure de l'olive qu'elles embrassent, et constituent les fibres *arciformes supérieures.*

Nous n'avons parlé jusqu'à ce moment que des cordons compris entre les racines antérieures droites et gauches des nerfs spinaux ; nous avons cru plus commode de les considérer comme isolés de la portion comprise entre ces racines et les postérieures de chaque côté, laquelle pourtant fait essentiellement partie du gros cordon antéro-latéral. La portion comprise entre les deux ordres de racines, augmente un peu de volume supérieurement, et, parvenue à l'extrémité inférieure du corps olivaire, elle se porte en arrière et au dessus de celui-ci, pour pénétrer à travers la protubérance et aller concourir à former les pédoncules cérébraux. Entre ce cordon et la pyramide antérieure, surgit le *corps olivaire;* sa longueur est de cinq à six lignes; son extrémité inférieure a un peu moins de volume que la supérieure; on voit parfois quelques fibres, en arcs renversés, la borner, comme nous l'avons déjà indiqué pour la supérieure.

Le cordon postérieur de la moelle, logé dans la gouttière que forment les antéro-latéraux réunis par la commissure, nous présente quatre faisceaux distincts, deux moyens et deux latéraux; les moyens, très-grêles, mais distincts dans toute la longueur de la portion rachidienne de la moelle, augmentent légèrement de volume supérieurement et forment un renflement olivaire (*renflemens mamelonnés des cordons médians postérieurs*) au niveau de l'angle inférieur du quatrième ventricule, qu'ils bornent dans ce point et où ils laissent voir un petit enfoncement triangulaire improprement appelé *ventricule d'Arantius*, et plus gratuitement encore regardé comme l'entrée du canal central de la moelle, lequel n'existe point : nous avons vu qu'il y a véritablement deux cavités dans la moelle, une dans chaque moitié. Mais les pyramides postérieures (c'est ainsi qu'on nomme ces petits faisceaux) ne s'arrêtent pas là; on les voit distinctement se jeter en dehors, contourner les faisceaux de renfoncement de M. Cruveilhier, en même temps qu'une partie du faisceau latéral du même cordon postérieur, et venir constituer l'un des faisceaux transverses les plus inférieurs ou postérieurs de la protubérance,

Les faisceaux latéraux du cordon postérieur se continuent l'un avec l'autre, sur la ligne médiane, au devant des précédens, auxquels ils forment une goutière qui les loge ; aussi n'en voit-on qu'une partie : l'autre est cachée par les postérieurs et ne vient apparaître qu'au fond ou à la paroi antérieure du ventricule du cervelet et à ses parois latérales, qu'ils constituent également, ayant ici considérablement augmenté de volume. La partie la plus externe se développe aussi beaucoup et constitue le corps restiforme, lequel s'épanouit pour former les hémisphères du cervelet.

Entre les corps restiformes qui sont en arrière et le faisceau du cordon antéro-latéral, qui passe en dehors du corps olivaire, et dans leur écartement qui fait suite au sillon d'où sortent les racines postérieures des nerfs rachidiens, on voit naître, au niveau de la hauteur de l'entrecroisement des pyramides antérieures, un faisceau fusiforme, que Rolando a nommé *tubercule cendré* du bulbe, lequel est croisé dans sa partie supérieure par des fibres transversales, *arciformes de Santorini.*

Structure du bulbe.

Beaucoup moins compliquée qu'elle ne le paraît au premier abord et que ne l'ont indiqué plusieurs auteurs, cette structure se réduit à ceci : les faisceaux qui composaient la moelle ont pris un développement notable, ils se sont en quelque sorte épanouis ; les antérieurs se sont entrecroisés, comme nous l'avons vu, et restent accolés jusqu'à la protubérance ; les latéraux-postérieurs se sont écartés, d'une part, de manière à laisser entre eux un intervalle triangulaire qui concourt à former le quatrième ventricule, ou ventricule du cervelet, sur lequel nous reviendrons ; d'autre part, ils se sont écartés des antérieurs dans le sens antéro-postérieur, et leur intervalle s'est trouvé rempli par les corps olivaires et par le faisceau situé derrière eux, lequel nous semble appartenir au faisceau innominé de M. le professeur Cruveilhier, que cet anatomiste indique pourtant comme entièrement enveloppé par le faisceau prolongé de la moelle, sauf postérieurement, où il forme la paroi antérieure du quatrième ventricule.

Les olives se prolongent du côté du centre de la moelle beaucoup plus loin qu'on ne le croirait au premier coup-d'œil ; car elles se rapprochent au point de se toucher sur la ligne médiane ; elles sont concaves en avant et en dedans ; par leur rapprochement elles forment une gouttière dans laquelle sont logés les faisceaux antérieurs : ces corps, que Gall et Spurzheim ont regardés comme des ganglions, sont composés d'une couche gris-jaunâtre flexueuse, ce qui a fait donner à ces olives, par quelques anatomistes, le nom de *corps festonnés* ; une couche grise violacée peut quelquefois être aperçue en dedans de la précédente ; au centre de ces corps viennent se rendre des faisceaux médullaires ramifiés, qui ressemblent à ceux que nous verrons, dans le cervelet, former l'arbre de vie. Ces rayons peuvent se dédoubler et constituer, sur la surface interne et grise des olives, une couche blanche.

En arrière des corps olivaires, entre eux et les corps restiformes, on trouve un gros faisceau qui a commencé au niveau du collet, par une extrémité pointue ; il augmente rapidement de volume et se place au dessus du prolongement des cordons antérieurs, à travers la protubérance annulaire : ce sont les *faisceaux innominés*. Ces faisceaux se voient dans le ventricule du cervelet, dont ils forment la paroi antérieure ; ils viennent également proéminer à la surface latérale du bulbe, en avant des corps restiformes, entre eux et les olives, comme nous l'avons déjà dit.

Nous trouvons donc en plus, dans le bulbe, deux parties, les olives et les faisceaux innominés, interposés aux cordons de la moelle rachidienne qui se sont écartés pour les recevoir et dont les postérieurs concourent, avec les derniers, à former le quatrième ventricule.

Au point où les corps restiformes viennent concourir à former ce ventricule, ils se jettent en dehors et en arrière en s'épanouissant, après s'être réunis avec deux lames médullaires qui viennent des tubercules quadrijumeaux, et vont ensemble former les faisceaux blancs et centraux du cervelet. Ce sont eux qui constituent *l'arbre de la vie;* la substance grise les enveloppe et donne naissance, à son tour, aux fibres médullaires rentrantes, qui vont se réunir au dessous des pédoncules cérébraux, et former le *pont de Varole* ou *protubérance annulaire.*

Nous allons étudier aussitôt la configuration générale du cerveau, afin de pouvoir examiner ensuite sa formation au moyen de l'épanouissement des pédoncules, que forment les cordons antérieurs et les faisceaux innominés.

DU CERVEAU PROPREMENT DIT.

Il occupe la cavité cranienne et hors la portion qui se trouve au dessous de la tente du cervelet, c'est-à-dire la fosse postérieure de la base du crâne, il remplit exactement toute cette capacité, et ne permet jamais, dans l'état sain, qu'aucun liquide vienne l'occuper en même temps que lui, sauf l'humidité qui doit exister, tant dans la cavité de l'arachnoïde cranienne, que dans celle des ventricules, ainsi que le sang nécessaire à la circulation normale veineuse et artérielle.

Considéré à la surface extérieure, on établit la division en base ou surface inférieure, et convexité ou surface supérieure.

Base du cerveau. La surface inférieure du cerveau nous présente sur la ligne médiane et d'avant en arrière : 1° la partie antérieure de la grande scissure où se trouvent logés le commencement de la grande faux de la dure-mère et l'apophyse crista-galli; 2° sur les côtés et à trois lignes environ, on remarque les sillons antéro-postérieurs qui logent les rubans olfactifs; sillons de forme angulaire dans leur fond, à cause de la présence de l'arête que les rubans olfactifs nous présentent sur leur côté supérieur; ils sont parallèles entre eux, et s'écartent seulement à leur extrémité postérieure, où ils deviennent beaucoup plus superficiels et un peu plus larges, ils ne parviennent, en avant, que jusqu'au milieu de la longueur des lobes antérieurs. 3° Si l'on écarte les deux lobes qui forment les côtés de cette scissure, on trouve, à la profondeur d'un pouce environ le genou antérieur du corps calleux, qui se prolonge en arrière, après sa réflexion, dans la moitié postérieure seulement de la fente que nous venons de voir précédemment, en s'amincissant de plus en plus, passe au dessus de la commissure des nerfs optiques et se continue directement, par sa partie moyenne, avec le corps ou tubercule cendré, tandis que sur les côtés on la voit se prolonger en rubans blancs qui sont parallèles aux nerfs optiques avant leur chiasma et qui se perdent enfin au fond de l'extrémité interne de la scissure de Sylvius, en se continuant avec les fibres blanches de la substance cérébrale : la racine interne

du nerf olfactif, semble n'être qu'un faisceau détaché du milieu de sa longueur et à peu près à angle
droit; 4° le *chiasma* des nerfs optiques et les portions
de ces nerfs qui viennent le former, ainsi que celles
qui en émanent pour se porter vers l'orbite; ces deux
cordons volumineux forment un x dont le corps
est constitué en partie par un véritable entrecroisse-
ment et en partie par un simple adossement des fibres
qui les forment; de sorte que le nerf optique droit
après le chiasma, est composé de fibres du ruban optique du même côté, et de fibres du ruban optique du
côté opposé; on voit que nous distinguons par des
noms différens la portion des nerfs dont il est question,
qui se trouve placée en arrière du chiasma, et celle
qui est située au devant; la première est en effet ap-
platie, rubanée; la seconde est arrondie en forme de
cordon, c'est le nerf optique proprement dit; 5° derrière la commissure des nerfs de la vue, est une
petite masse de couleur grisâtre tirant sur le violet,
du volume d'un petit haricot couché à plat, c'est le
tuber cinereum ou *tubercule cendré;* 6° de sa partie moyenne et tout-à-fait antérieure, descend un prolongement conoïde, d'un gris rougeâtre assez marqué
dont la base tournée en haut se continue avec la substance du tubercule cendré, et dont le sommet s'unit
à la glande pituitaire qui semble, d'après cela, devoir
être rattachée à l'organe cérébral; la dure-mère offre
pour laisser passer la *tige pituitaire,* un trou plus large
que ne l'exigerait le volume de ce petit prolongement.
Celui-ci n'est point creux dans son centre, comme on
l'a cru; assez souvent sa base est légèrement excavée,
c'est évidemment une trace de la cavité qu'elle présente
chez les animaux; 7° *glande pituitaire.* C'est bien improprement qu'on a donné le nom de glande à ce corps
grisâtre qui remplit la selle turcique; elle m'a toujours

semblé formée de la même substance dont est formée sa tige, et n'être qu'une masse de substance cérébrale : chez les poissons elle constitue une sorte de lobe cérébral. Elle se compose, comme on l'a fort bien dit, de deux portions séparées par une lame fibreuse mince ; une antérieure plus volumineuse et une postérieure presque entièrement cachée sous la lame carrée qui termine postérieurement la fosse pituitaire que la dure-mère ferme de toutes parts : l'ouverture par où passe la tige pituiraire est la seule qu'offre la cavité qui renferme le corps de ce nom. La face supérieure de ce corps est tantôt légèrement concave ; tantôt il présente une convexité marqué. 8° Derrière le tubercule cendré, on distingue deux mamelons blancs, dirigés en arrière, qui se touchent sur la ligne médiane sans être unis autrement que par la portion postérieure et médiane du tubercule cendré qui, dans ce point, est plus mince et semble se prolonger en pointe assez courte ; on les appelle *tubercules mamillaires*, nom que leur forme leur a bien mérité : ces tubercules sont la terminaison de l'angle antérieur bifurqué de la voûte à trois piliers. 9° On trouve ensuite une excavation triangulaire, à base tournée en avant ; ses côtés sont formés par les pédoncules cérébraux ; le sommet est constitué par une très-petite partie du bord antérieur de la protubérance, qui présente en ce point une très-légère échancrure, laquelle fait suite à la gouttière superficielle qui loge l'artère basilaire ; le fond de cette excavation est formé par une lame médullaire très-mince, et criblée de trous vasculaires ; elle se continue en avant avec les tubercules mamillaires, jusques au corps cendré sur la ligne médiane, et en arrière jusqu'à la protubérance. 10° Plus en dehors les *sillons demi-circulaires* qui contournent de bas en haut et d'avant en arrière les pédoncules cérébraux, et que parcourent très-profondément les rubans optiques, les nerfs pathétiques, ainsi que les artères cérébrales postérieures ; profonds à leur partie antérieure et moyenne, tant qu'ils répondent aux pédoncules, ils le sont très-peu en arrière là où ils se trouvent en rapport avec l'extrémité postérieure du corps calleux. Entre ces deux portions, les sillons demi-circulaires permettent d'arriver dans l'étage inférieur des ventricules latéraux ; on y aperçoit même les piliers postérieurs de la voûte à trois piliers et la corne d'Ammon. 11° Le bord postérieur du corps calleux sort de la partie la plus postérieure de l'un de ces sillons pour se porter à l'autre ; l'on voit au dessous de la partie la plus reculée de la face inférieure de cette commissure, 12° la grande ouverture, qu'on nomme *fente de Bichat*, par où sortent les veines de Galien rapportant à l'extérieur le sang des vaisseaux qui parcourent les cavités de la profondeur du cerveau ; la portion du cervelet, que l'on connaît sous le nom d'éminence vermiforme supérieure, constitue la partie inférieure de cette fente : on a long-temps cru que l'arachnoïde s'enfonçait par là dans les ventricules moyen et latéraux, et que par conséquent il existait une communication libre des cavités du cerveau avec sa surface extérieure ; mais il n'en est rien, l'arachnoïde passe sur cette ouverture, la ferme complètement et laisse sortir seulement les veines de Galien, qui viennent se rendre au sinus horizontal. 13° Enfin, nous trouvons la partie la plus reculée de la grande scissure cérébrale, précisément double en étendue antéro-postérieure, de la première portion que nous avons vue en commençant.

Sur les côtés, la face inférieure du cerveau présente deux lignes de séparation ; l'une antérieure, c'est la scissure de Sylvius qui sépare le lobe moyen du lobe antérieur, et dans laquelle s'enfonce l'artère cérébrale moyenne. Profonde en dedans, elle devient tout à fait superficielle en dehors, où on la voit se continuer avec une des anfractuosités de la convexité de l'organe. Le lobe moyen se prolonge antérieurement au dessous d'elle, ce qui lui donne la profondeur qu'elle nous présente. Au point où les rubans optiques commencent à apparaître à la face inférieure du cerveau, la scissure de Sylvius se continue avec le sillon demi-circulaire.

L'autre point de séparation répond au bord antérieur du cervelet, et au bord supérieur du rocher ; il n'existe point ici de scissure ni de sillon bien distincts, mais seulement, dans le point où le lobe moyen se continue avec le lobe postérieur, on voit la convexité du premier disparaître et se trouver remplacée par la concavité légère de la face inférieure du second ; une anfractuosité plus profonde que les autres, et dirigée à peu près transversalement y peut être remarquée.

Les lobes antérieurs se présentent avec une forme triangulaire, et sur le milieu de la surface de chacun on voit une dépression superficielle, également triangulaire et à base dirigée en avant et en dehors, qui répond à la convexité de la voûte orbitaire. Nous avons indiqué précédemment le sillon ou l'anfractuosité qui reçoit le ruban des nerfs olfactifs. L'angle postérieur de ce lobe est d'abord renflé, puis se surbaisse, et dans ce point, on aperçoit les deux racines du nerf de l'odorat ; dans l'espace triangulaire qu'elles interceptent et que forment en arrière et en dedans, les faisceaux qui viennent de l'extrémité antérieure réfléchie du corps calleux, on trouve un léger renflement grisâtre, c'est le champ olfactif dans lequel vient se perdre le faisceau généralement peu distinct, qu'on a regardé comme la racine moyenne de ce nerf.

Le lobe moyen est saillant et logé dans les fosses latérales et moyennes de la base du crâne ; très-saillant en avant, il s'affaisse graduellement en arrière et se continue insensiblement avec le lobe postérieur, Celui-ci repose sur la tente du cervelet , et comme la moitié à laquelle il répond, il s'incline au dehors et offre une légère concavité dans tous les sens.

La convexité du cerveau qui répond exactement à toute l'étendue de la voute du crâne , nous présente sur la ligne médiane et d'avant en arrière , la grande scissure cérébrale ; cette scissure le divise en deux hémisphères latéraux.

En écartant les hémisphères , on trouve à deux pouces de profondeur sur le milieu de sa longueur, une lame blanche , fort étendue d'arrière en avant; c'est le *corps calleux* , et l'on remarque qu'il se rapproche bien davantage de l'extrémité antérieure des hémisphères que de leur extrémité postérieure. En avant et en arrière , la grande scissure du cerveau sépare complétement de haut en bas les hémisphères. La longueur du corps calleux est égale à la moitié totale environ de celle de tout le cerveau ; il représente donc les 3/6 de cette étendue, et comme la profondeur de la portion postérieure de la scissure est double de la portion antérieure, celle-ci forme le 1/6 de la longueur antéro-postérieure totale, et l'autre en forme les 2/6. Les surfaces par lesquelles se correspondent les deux moitiés du cerveau sont séparées par la grande faux de la dure-mère, et nous présentent dans la portion qui correspond à la moitié antérieure du corps calleux, des circonvolutions et des anfractuosités dirigées horizontalement d'arrière en avant, et presque sans aucunes flexuosités ; on en compte généralement trois, dont l'inférieure est tout à fait droite; la moyenne est légèrement flexueuse , et la supérieure l'est un peu plus que celle-ci. La portion qui répond à la moitié postérieure du corps calleux présente des circonvolutions et des anfractuosités flexueuses comme sur tout le reste de la surface de l'organe; plus en arrière on voit une anfractuosité plus profonde que les autres, qui se dirige de haut en bas et légèrement d'arrière en avant; elle est peu flexueuse, et semble indiquer la séparation entre le lobe moyen et le lobe postérieur. Entre la portion des hémisphères placée au-dessus du corps calleux, et la face supérieure de celui-ci, existe de chaque côté une gouttière dont la profondeur est en rapport avec la largeur de ce dernier. Elle a trois lignes environ en avant, et cinq ou six en arrière; dans le fond, sa continuité s'établit entre le corps calleux et la substance blanche des hémisphères.

Lorsqu'on a enlevé toute la portion des hémisphères qui est au dessus du corps calleux, on aperçoit toute la face supérieure de celui-ci (1). Sa forme est celle d'un quadrilatère extrêmement allongé, dont l'étendue est d'environ quatre pouces à quatre pouces et demie, et la largeur de six lignes à peu près à l'extrémiré antérieure, et de près d'un pouce à l'extrémité opposée. Sur la ligne médiane, on voit une double arête avec un léger sillon intermédiaire; quelquefois le sillon ne s'aperçoit guère, et l'arête paraît simple : du fond des gouttières qui le séparent de la portion supérieure des deux hémisphères sortent les fibres transversales qui se dirigent vers la crète médiane et viennent s'y confondre, formant ainsi la grande commissure de Gall : cet illustre anatomiste donnait ce nom au corps calleux tout en-

______

(1) On appelle *centre ovale* de Vieussens la surface blanche que l'on met à découvert en enlevant la portion des hémisphères cérébraux qui s'élève au dessus du corps calleux, ayant soin, en faisant la coupe, de ne pas ouvrir les ventricules latéraux. Ce centre ovale est limité par les anfractuosités de la convexité de l'organe.

tier. L'extrémité antérieure de ce corps calleux se recourbe, se réfléchit sur elle-même, et forme ce que
nous avons appelé son genou; il se prolonge ensuite
comme nous l'avons indiqué, jusqu'au tubercule cendré. La face inférieure de cet organe forme la voûte
des ventricules latéraux et donne naissance sur sa ligne
médiane à la cloison qu'on nomme transparente,
quoiqu'elle soit à peine translucide.

Dans son quart postérieur, la face inférieure du corps
calleux s'unit intimement dans la partie moyenne de
sa largeur avec la voûte à trois piliers. En avant, elle
est séparée de l'angle antérieur de celle-ci, par un intervalle qui devient de plus en plus grand à mesure
qu'on se porte davantage vers le genou; la cloison
transparente remplit toujours cet intervalle, et offre
une hauteur proportionnelle.

Les ventricules latéraux sont, dans la plus grande
partie de leur étendue, de véritables cavités possibles,
comme on l'a dit ingénieusement, c'est-à-dire des
cavités dont les parois n'ont aucune adhérence entre
elles, sont contiguës, mais peuvent être écartées, accidentellement, par l'accumulation de liquides ou de
gaz; néanmoins il est quelques points où il doit exister
toujours une petite cavité, comme on le voit à l'extrémité antérieure de chaque ventricule, ainsi qu'au point
de communication des étages supérieur et inférieur.

On distingue à chaque ventricule latéral, un étage
supérieur et un étage inférieur; le premier est deux
fois environ plus étendu que le second; c'est à l'union
des deux tiers antérieurs avec son tiers postérieur
que ce dernier vient communiquer avec lui, immédiatement en arrière des couches optiques.

Étage supérieur. Creusé dans l'épaisseur du lobe

moyen, il s'étend en avant jusque dans les lobes antérieurs, particulièrement dans l'épaisseur de leur commissure formée par le corps calleux, et se prolonge en arrière dans le lobe postérieur; cette dernière portion est nommée *cavité digitale* ou *anciroïde* et présente sur sa paroi interne un renflement, ou circonvolution cérébrale rentrante que l'on connaît sous le nom d'*ergot* de Morand. La portion antérieure nous offre également sur sa paroi externe et inférieure, des circonvolutions rentrantes : *le corps strié* et *la couche optique*; le premier placé en avant de la seconde offre une extrémité antérieure renflée, qui arrive presque en contact avec celle du côté opposé, tandis que par son extrémité postérieure, très-amincie, et déjetée en dehors et en haut, il s'écarte beaucoup de la ligne médiane et embrasse avec l'autre partie semblable les couches optiques. La forme générale du corps strié représente une moitié de poire dont la queue serait tournée en arrière : cette circonvolution est remarquable par la couleur grise violacée de sa surface libre et par la disposition striée de la substance blanche au centre de cette masse grise, d'où lui est venu le nom qu'il porte. La couche optique ne s'aperçoit qu'en partie dans les ventricules latéraux, la voûte à trois piliers, et les plexus choroïdes en recouvrent une grande portion : au point de contact entre la couche optique et le corps strié existe la bandelette demi-circulaire, bien distincte par sa couleur, et de l'un et de l'autre; antérieurement elle descend entre eux, se renfle, et prend une couleur jaunâtre, assez distincte, toujours demi-transparente; on a donné à cette portion le nom de portion cornée; en arrière, à son extrémité postérieure, elle est recouverte par le pilier correspondant de la voûte à trois piliers, et cesse d'être distincte au point où commence

la corne d'Ammon, ou vers l'extrémité postérieure
de la couche optique.

Dans les deux tiers antérieurs de l'étage supérieur
des ventricules latéraux, on peut considérer leur forme
comme étant prismatique et triangulaire, 1° une paroi
supérieure formée par le corps calleux ; 2° une paroi
inférieure où nous voyons le corps strié, une portion
de la couche optique, et la bandelette demi-circulaire
avec sa portion cornée, objets que nous avons déjà indiqués ; plus en dedans les plexus choroïdes et la voûte
à trois piliers reposent sur la toile choroïdienne qui
réunit les plexus choroïdes l'un à l'autre ; cette portion du plancher de chacun des ventricules latéraux
a la forme d'un triangle rectangle dont la base est
tournée en arrière ; 3° vient ensuite une paroi interne
verticale fort étroite, et d'autant plus qu'on se porte
plus en arrière, où la voûte à trois pilers et le corps
calleux se confondent ; assez large antérieurement où
elle remplit tout l'espace qui se trouve entre le genou
antérieur du corps calleux et l'angle antérieur de la
voûte : cette paroi est constituée par une double lame
médullaire, *cloison demi-transparente, septum médian* de Chaussier, laissant dans son épaisseur un léger intervalle, plus marqué en avant, c'est le cinquième ventricule ou *ventricule de Cuvier.* La paroi
inférieure qui se relève du côté externe vient se réunir
avec la paroi supérieure de manière à former un angle ou gouttière externe.

Étage inférieur des ventricules latéraux. Commençant derrière les couches optiques, il se porte
d'abord en bas et en dehors, puis se dirige en avant
en se recourbant, et gagne la partie inférieure, toujours dans l'épaisseur du lobe moyen ; il vient enfin
s'ouvrir à la partie interne de la scissure de Sylvius
par un pertuis étroit où pénètre l'artère choroï-

dienne. La *corne d'Ammon*, nouvelle circovolution rentrante, s'élève sur la paroi interne de cet étage ; commençant vers le point où il communique avec l'étage suépérieur ; son volume est assez considérable ; en dehors on voit souvent un renflement, *accessoire de la corne d'Ammon* ; celle-ci, dans son ensemble, représente une sorte de croissant, dont l'extrémité postérieure, peu volumineuse, est aussi le plus fortement recourbée, la concavité du croissant regarde en avant, en haut et en dedans.

Les *plexus choroïdes* commencent à la scissure de Sylvius, l'artère choroïdienne en est la principale source ; à ce vaisseau viennent s'en réunir d'autres, artériels et veineux qui augmentent le volume de ce faisceau. Ils suivent la courbure du côté inférieur de la corne d'Ammon : arrivés au point de communication entre les deux étages des ventricules latéraux, ils ont acquis leur plus grand volume, ils passent alors sous le pilier correspondant de la voûte à trois piliers, entre lui et la couche optique sur laquelle ils reposent, se portent en avant, se placent entre cette couche et le corps strié, donnent ici naissance à la toile choroïdienne, et communiquent entre eux par quelques branches vasculaires qui se glissent dans la concavité du point de réflexion du pilier antérieur de la voûte. Ces ouvertures portent le nom de *trous de Moure*. Dans ce point, la communication s'établit entre les deux ventricules latéraux, point immédiatement, mais bien par l'intermédiaire de l'extrémité antérieure du troisième ventricule ; au dessous de la portion qui suit la direction du bord concave des corps striés, le plexus choroïde laisse passer des veines, au nombre de trois ou quatre qui sortent du bord externe du ventricule latéral, croisent la direction du corps strié, elles se glissent sous la bandelette demi-circulaire entre elle et l'extrémité antérieure des couches optiques. La toile choroïdienne dont nous venons de voir la limite antérieure, et qui ne parvient pas toujours jusqu'à ce point, se prolonge beaucoup postérieurement en passant entre la voûte qu'elle soutient et les tubercules quadrijumeaux, ainsi que la glande pinéale, sous laquelle elle jette une lame mince qui fait qu'elle est emportée avec elle quand on la renverse d'avant en arrière ; enfin la toile choroïdienne se prolonge encore au delà de ces parties en accompagnant les veines de Galien jusqu'à la fente de Bichat, et là se perd en se continuant avec la pie-mère.

La *voûte à trois piliers*, de forme triangulaire, a sa base confondue avec la partie tout-à-fait postérieure du corps calleux ; cette union offre elle-même une forme triangulaire, dirigée dans le même sens que la voûte ; elle ne s'effectue pas dans toute la largeur de celle-ci, elle n'existe que dans la portion médiane, de telle sorte qu'on pourrait fort bien n'appliquer le nom de voûte à trois piliers qu'aux deux larges bandes médullaires latérales qu'elle présente et qui se trouvent réunies antérieurement, se séparant en arrière pour gagner l'étage inférieur des ventricules ; l'intervalle triangulaire qui en résulte se trouvant alors rempli par une partie du corps calleux. La surface inférieure qui repose sur la toile choroïdienne, offre des stries longitudinales au milieu, et des stries transversales postérieurement et sur les côtés, qui en raison de l'apparence grossière qu'elles ont offert à quelques uns, leur ont valu le nom de *lyre*. L'angle, ou pilier antérieur, parvenu au niveau de la grosse extrémité des corps striés, à six lignes environ du genou du corps calleux, se recourbe en même temps qu'il se divise en deux cordons arrondis qui se dirigent en arrière pour aller se terminer bien évidemment aux tubercules mamillaires que nous avons vu à la face inférieure du cerveau : immédiatement en avant de ces deux cordons, on apperçoit dans leur intervalle et en regardant d'arrière en avant, un faisceau blanc arrondi, c'est la commissure antérieure. Les angles ou piliers postérieurs, sont aplatis, rubanés, se portent en dehors gagnent la tête des pieds d'hyppocampes et ont mérité le nom de *bandelettes frangées*, à cause de l'ondulation de leur bord postérieur externe ; on peut les suivre généralement, jusqu'à une petite distance des points où ces corps eux-mêmes cessent d'être distincts ; mais vers ce point ils sont devenus de plus en plus étroits et ne sont plus ondulés. Au dessous d'elles et sur le bord concave du pied d'hyppocampes, on voit un cordon médullaire auquel on a donné le nom de *corps goudronné*.

La voûte à trois piliers, doublée par la toile choroïdienne, recouvre, sur la ligne médiane, une cavité étroite, allongée d'arrière en avant, et coupée par un pont transversalement jeté au milieu de sa longueur, c'est le troisième ventricule ou ventricule moyen. Sur les côtés, ces deux organes, voûte et toile choroïdienne, reposent sur les couches optiques, dont une assez petite portion de la face supérieure, est à nu sur la paroi inférieure des ventricules latéraux, leur face interne concourant à former les parois latérales du ventricule moyen.

Le *ventricule moyen*, antérieur, de quelques uns, compris entre les parties antérieures des couches optiques qui forment ses parois latérales, se présente sous forme d'une fente dirigée d'arrière en avant, légèrement dilatée en avant et en arrière, un peu plus dans le dernier point et rétrécie au milieu, où les couches optiques sont unies au moyen d'un faisceau gris transversal, extrêmement court, assez épais, libre dans toute sa circonférence, et qui ne touche ni à la paroi supérieure de cette petite cavité, ni à la paroi inférieure, de manière que la communication entre la partie antérieure et la partie postérieure de cette petite cavité est parfaitement libre. Cette commissure, dont la consistance est très-faible, a mérité de la part de quelques uns le nom de *commissure molle*. En avant d'elle, le ventricule moyen offre dans sa profondeur un *infundibulum*, qui atteint le tubercule cendré que nous avons vu à la base du cerveau, et se prolonge parfois jusque dans la base même de la tige pituitaire; on lui a donné le nom de *vulve*, parce que sa forme est aplatie transversalement. En arrière de la commissure, le ventricule moyen, un peu plus élargi et plus arrondi, présente une sorte de petite excavation, qui a reçu le nom d'*anus*; mais ce nom, qui indique fort mal sa forme, désigne un point qui n'est rien par lui-même. Le ventricule moyen est borné antérieurement par le pilier antérieur bifurqué de la voûte, et par la commissure antérieure; il est resserré dans ce point entre les corps striés. Nous avons vu que là s'établit la communication entre les ventricules latéraux; auquel le moyen sert d'intermédiaire, et communique lui-même par conséquent avec chacun d'eux. Postérieurement la *commissure postérieure*, cordon médullaire, arrondi et transversal, placé plus haut que la commissure antérieure, limite ce troisième ventricule; au dessous d'elle, une ouverture arrondie que l'on aperçoit facilement en regardant d'avant en arrière, est l'orifice d'entrée de l'*aquéduc de Sylvius*, lequel rampe dans l'épaisseur de la protubérance annulaire et établit la communication entre le ventricule moyen et le ventricule du cervelet.

Au dessus de ce canal et en arrière de la commissure, nous voyons quatre tubercules, séparés par deux sillons qui se coupent à angle droit, ce sont les

tubercules quadrijumeaux, deux antérieurs et supé-
-rieurs, *nates*, et deux postérieurs et inférieurs,
testes; sur l'écartement que les deux premiers lais-
-sent entre eux, immédiatement en arrière de la com-
-missure postérieure repose la *glande pinéale*, corps
grisâtre du volume d'un pois, aplati, renfermant sou-
-vent des concrétions calcaires, fixé dans sa position,
par la toile choroïdienne, par laquelle elle est sou-
-vent enveloppée, et principalement au moyen de
deux cordons médullaires qui s'unissent entre eux
au devant d'elle, et qui vont se continuer sur la face
interne des couches optiques, sur lesquelles on peut
les suivre plus ou moins loin, suivant les sujets;
on les a nommés les freins ou les rênes de la glande
pinéale; ces rênes laissent apercevoir dans leur inter-
-valle la commissure postérieure au dessus de laquelle
elles sont situées.

Les *couches optiques* ont une forme ovoïde, dans
le sens antéro-postérieur; plus rapprochées à leur
extrémité antérieure elles s'écartent en arrière et
sont terminées par un tubercule saillant séparé des
tubercules quadrijumeaux supérieurs par une rainure
assez marquée et du *corpus geniculatum externum*,
par la racine que le tubercule quadrijumeau su-
-périeur envoie au ruban olfactif; blanches à l'inté-
-rieur, leur centre est formé par de la substance grise.
Leur face supérieure fait partie du plancher du ven-
-tricule latéral, par sa partie la plus externe; le reste
de cette surface est recouvert par le plexus choroïde
et la toile choroïdienne, et ne fait partie ni du ventri-
-cule latéral ni du ventricule moyen.

Les tubercules quadrijumaux ont leur sommet ou
point le plus saillant, dirigé en arrière et en dedans,
les supérieurs sont plus volumineux, mais forment
une saillie un peu moindre que les inférieurs. Les pré-

miers donnent naissance en avant et en dehors à un faisceau médullaire qui passe audessus d'un autre tubercule, un peu moins gros, situé en dehors de lui et un peu plus postérieurement, *corpus geniculatum externum*, se recourbe ensuite en arrière, enveloppe sa partie antérieure et va former une des racines des rubans optiques. Le tubercule quadrijumeau inférieur donne également naissance à un cordon arrondi qui se dirige également en dehors et en avant, mais s'arrête bientôt au *corpus geniculatum externum*; celui-ci placé audessous de l'extrémité postérieure de la couche optique en dehors des quadrijumeaux et à trois lignes de distance, donne naissance à son tour et par son côté externe, à une nouvelle racine du ruban optique.

Au dessous de son sommet le tubercule quadrijumeau inférieur se continue avec une lame médullaire qui forme d'abord, en partie, la paroi externe du quatrième ventricule, se déjette en dehors, s'accole avec la lame que forme ici le corps restiforme du bulbe rachidien et s'épanouit avec elle pour donner naissance aux fibres blanches divergentes du cervelet. Cette lame est unie avec celle du côté opposé par une autre lamelle très-mince médullaire, qui forme la plus grande partie de la paroi supérieure du quatrième ventricule, c'est la *valvule de Vieussens*; cette lamelle se continue en avant avec les testes et en arrière avec le point correspondant du cervelet.

Sur la face postérieure du bulbe, entre elle d'une part et le cervelet, la valvule de Vieussens et le corps restiforme de l'autre, existe une cavité ayant la forme d'un losange, c'est le *quatrième ventricule* improprement nommé *ventricule du cervelet*. En raison de la direction du bulbe, ce ventricule est obliquement dirigé de haut en bas et d'avant en arrière;

sa paroi antérieure, formée par le bulbe lui-même, nous offre sur la ligne médiane une gouttière étroite terminée inférieurement par le ventricule d'Arantius, que nous avons déjà indiqué; sur les côtés de la ligne médiane se voient les faisceaux innominés de M. Cruveilhier, croisés vers le milieu de cette paroi par des fibres médullaires blanches qui tranchent sur la couleur des faisceaux précédens, et forment les barbes du *calamus scriptorius*, dont le sillon médian représente la tige et le ventricule d'Arantius, le bec; quelques unes de ces stries vont concourir à former les nerfs acoustiques, les autres se perdent dans le cervelet; les parois latérales de ce ventricule offrent un angle rentrant, formé par le rapprochement des corps restiformes et des *processus testium ad cerebellum*. La paroi postérieure est formée supérieurement par la valvule de Vieussens, et plus bas par la commissure médiane inférieure du cervelet; l'angle supérieur offre l'ouverture postérieure de l'aquéduc de Sylvius; l'inférieur présente antérieurement le ventricule d'Arantius et postérieurement il est ouvert librement dans la cavité sous-arachnoïdienne; c'est là que nous trouverons bientôt le canal de M. Magendie.

Les processus *testium ad cerebellum*, réunis aux corps restiformes, s'épanouissent en lames doubles, et constituent l'arbre de vie, dans l'épaisseur du cervelet; ce sont les fibres divergentes de cet organe; la substance grise les enveloppe de toutes parts, et puis donne naissance à son tour aux fibres convergentes qui se réunissent en gros cordons au dessous et un peu en avant de la face inférieure, ce sont les pédoncules cérébelleux qui viennent s'unir sur la ligne médiane, en formant le pont de varole; une grande partie de leurs fibres, les plus inférieures, passent au dessous des pédoncules cérébraux; mais un certain

nombre passent entre les fibres de ceux-ci et s'entre-
mêlent avec elles.

DU CERVELET.

La forme générale du cervelet peut être comparée
à celle d'un cœur de carte à jouer, dont la pointe
tronquée offre une échancrure pour loger la partie
postérieure de la protubérance. Ce corps nous offre
une face supérieure, dont chaque moitié, très-légèrement convexe, s'unissent sur la ligne médiane en
formant une légère saillie dirigée d'arrière en avant,
et qu'on nomme assez généralement *éminence vermiforme supérieure*; derrière cette éminence est une
gouttière qui, sur le bord postérieur, forme une échancrure assez étroite et peu profonde, laquelle se continue sous la face inférieure, avec la scissure qui
sépare les deux hémisphères du cervelet. Au fond de
cette scissure, large et assez peu profonde, dont la
forme se rapproche de celle d'un losange, on voit
l'*éminence vermiforme inférieure* qui représente véritablement un T, dont la barre transversale est située en arrière; au dessous de celle-ci, et postérieurement, on aperçoit encore un faisseau transversal
qui a pu faire regarder cette éminence comme de forme
cruciale, mais un sillon profond l'en sépare et l'en
isole complètement : la pointe antérieure de cette
éminence vermiforme inférieure, recouvre postérieurement la partie déclive du quatrième ventricule et
remplit en quelque sorte l'espace que les corps restiformes laissent entre eux. Nous verrons que le canal de
Magendie, existe entre son côté postérieur et les renflemens mamelonnés des pyramides postérieures ; l'a-
rachnoïde vertébrale passant des seconds au premier
pour se répandre sur toute la surface du cervelet,

Chacun des hémisphères du cervelet, vu à la surface inférieure, présente sur son bord interne ou droit qui longe ou concourt à former la scissure cérébelleuse, quatre renflemens bien marqués : 1° un postérieur, c'est l'angle de réunion du bord convexe avec le bord droit ; 2° au devant de celui-ci, une autre renflement situé un peu au devant de l'angle rentrant du bord dont il est question, dans lequel angle s'enfonce la barre transversale de l'éminence en T ; cette seconde éminence présente en avant et en dedans, une échancrure dans laquelle passe le prolongement du corps restiforme, allant donner naissance au cervelet lui-même ; cette échancrure se prolonge en gouttière superficielle, sur laquelle reposent encore les corps restiformes ; 3° au devant de celle-ci, une troisième éminence, plus petite et plus détachée, est située au dessous du point de rapprochement des corps restiformes et des pédoncules cérébelleux, elle semble les séparer l'un de l'autre, le premier se voyant en arrière d'elle, le second s'appercevant au devant ; 4° enfin, la plus antérieure des quatre éminences, bien détachée aussi, est séparée de la précédente par un espace où l'on voit sortir le pédoncule cérébelleux ; elle se prolonge en dehors et fait partie du bord antérieur ou mieux du bord convexe de l'hémisphère cérébelleux.

Il est inutile de décrire la circonférence du cervelet, puisque nous avons eu déjà l'occasion d'indiquer les deux échancrures antérieure et postérieure qu'elle présente, l'antérieure large qui reçoit la protubérance, et la postérieure étroite qui reçoit la faulx du cervelet.

Les deux surfaces de cet organe sont garnies de lignes courbes qui séparent les lamelles qui le forment. Leur courbure est beaucoup plus forte à la face inférieure qu'à la face supérieure, ce qui peut s'exprimer ainsi : les premières ont leur centre commun sur le bulbe rachidien, tandis que les secondes auraient le leur plus en avant au milieu de la face supérieure de la protubérance, au point d'intersection des sillons qui séparent les tubercules quadrijumeaux.

Dans quelques points de ces surfaces, sur les éminences, la courbure est souvent un peu différente.

Si l'on fait une coupe transversale dans le milieu de la largeur du cervelet, on voit, au centre de la masse médullaire de cet organe, mais assez près de la ligne médiane, le *corps rhomboïdal*, ou mieux l'*olive du cervelet*, comme l'appelle M. Cruveilhier. Elle est couchée horizontalement et se compose d'une lame jaune extérieure, froncée à larges plis, tapissée à l'intérieur par la substance grise, dont quelques faisceaux médullaires blancs viennent occuper le centre. La protubérance annulaire décrite enparticulier par la plupart des anatomistes, se compose de toutes les parties entre lesquelles passent les pédoncules du cerveau; les tubercules quadrijumeaux au dessus, le pont de Varole au desous, plus les autres fibres rentrantes du cervelet. D'après la marche que nous avons suivie, il nous suffit d'avoir indiqué ceci.

Le pont de varole, c'est-à-dire la saillie que forment les fibres rentrantes du cervelet qui passant au dessous des pédoncules cérébraux, offre une forme à peu près quadrilatère, et que je ne saurais mieux comparer qu'à celle du corps de l'os hyoïde, vu par sa surface antérieure; les pédoncules cérébelleux en représentent bien les grandes cornes. Les fibres qui le forment sont courbes, à convexité antérieure et supérieure; cette courbure est d'autant plus forte que les fibres sont plus antérieures. Sur la ligne médiane on voit une gouttière superficielle dirigée d'arrière en avant; celle-ci donne lieu, par sa présence sur le bord antérieur, à une légère échancrure médiane. Au milieu de la longueur ainsi que de l'épaisseur du bord externe, obliquement dirigés d'arrière en avant et de bas en haut, on voit surgir les nerfs trijumeaux; nous y reviendrons.

Formation du cerveau.

Les pyramides antérieures, et la presque totalité des cordons antérieurs de la moëlle, réunis aux faisceaux innominés, donnent naissance aux pédoncules cérébraux; les cordons antérieurs en constituent la partie inférieure et externe, les faisceaux innominés ou de renforcement gagnant la partie supérieure et interne, pour donner ensuite naissance aux tubercules quadrijumeaux et aux couches optiques, où ils se consument en grande partie et enveloppent la masse de substance grise centrale qu'on y trouve; quelques uns de leurs faisceaux vont avec les cordons antérieurs s'épanouir dans le centre du corps strié, où la substance grise les enveloppe en s'entremêlant avec eux et forment les stries, auxquelles ils doivent leur nom; toutes les fibres ensuite se ramifient encore davantage et constituent les fibres divergentes du cerveau proprement dit, et particulièrement les lobes antérieur et moyen; le lobe postérieur doit en grande partie sa naissance aux prolongements des fibres des faisceaux de renforcement, après qu'elles ont formé les couches optiques, et les tubercules quadrijumeaux, que je regarde avec M. Cruveilhier, comme leur devant leur formation; d'où résultera par suite qu'elles ne seront pas étrangères à la constitution du cervelet, par l'intermédiaire du *processus testium ad cerebellum.*

De la substance grise et corticale des hémisphères cérébraux, naissent les fibres rentrantes s'entrecroisant avec les fibres divergentes; elles se dirigent vers la ligne médiane et constituent le corps calleux, *grande commissure des hémisphères*; quelques unes donnent naissance aux petites commissures de la ligne médiane. De la face inférieure du corps calleux, se détachent les lames verticales qui constituent la cloison des ventricules latéraux; ces lames, se rejetant en dehors, vont former les deux moitiés de la voûte à trois piliers ou commissure antéro-postérieure.

La manière dont nous venons de considérer la structure et la formation des diverses parties du cerveau n'est guère que l'exposition des idées de Gall, sauf quelques différences relatives à certains détails. Il n'entre pas dans notre plan de discuter les idées que les divers anatomistes ont émises à ce sujet; aussi ne dirons-nous rien des systèmes de MM. Meyranx et Laurencet, ni de celui de M. Foville.

La substance blanche ou fibreuse du cerveau et sa substance grise ou pulpeuse, offrent une position relative différente dans les différens points de l'organe; au premier coup d'œil on est frappé de ce fait, que la moelle tout entière, moelle rachidienne et moelle allongée, contiennent une proportion de substance grise, fort peu considérable relativement à la substance blanche, en même temps qu'elle est centrale; tandis que, dans le cerveau et dans le cervelet, la substance grise devient cortical et forme, sur les circonvolutions fibreuses, une couche d'une à deux lignes d'épaisseur: cette couche est simple dans presque toute la surface du cerveau; seulement on observe que sur ses circonvolutions postérieures et inférieures, elle est divisée en deux par une lamelle blanchâtre, d'où on peut admettre une double couche grise, l'une tout-à-fait extérieure et superficielle , l'autre immédiatement en rapport avec la substance blanche. Dans le cervelet , la couche grise est séparée de la blanche par une mince lamelle jaune plus ou moins distincte. Nous avons vu dans l'olive du centre du cervelet, une couche jaune bien tranchée.

Cette situation de la substance grise , au centre de la moelle tout entière, ainsi que des couches optiques, des cornes d'Ammon et de l'ergot de Morand, comparée à celle qu'elle nous offre sur la surface du cerveau et du cervelet a frappé depuis long-temps les anatomistes, et l'on a cherché à s'en rendre compte. Voici à cet égard les idées de M. de Blainville : la substance grise de la moelle , enveloppée par la substance blanche , s'en dégage lorsque celle-ci s'épanouit, prend comme elle une grande extension et se réfléchit sur les faisceaux médullaires pour les envelopper de toutes parts.

DES MÉNINGES.

L'axe céphalo-rachidien est enveloppé dans une triple couche membraneuse, composée de la pie-mère, l'arachnoïde et la dure-mère : la première est propre à la masse nerveuse , avec laquelle elle est immédiatement en rapport , et dont elle semble, dans bien des points, faire essentiellement partie; sur la moelle rachidienne par exemple; la dernière tapisse immédiatement la surface des cavités osseuses , et doit être regardée comme essentiellement protectrice par elle-même. Enfin , l'arachnoïde intermédiaire au deux autres et de l'ordre des séreuses est intimement unie par son feuillet pariétal avec la dure-mère; par son feuillet viscéral, elle est en rapport plus ou moins immédiat avec la pie-mère , suivant qu'on l'examine, dans le rachis ou dans le crâne et sur tel ou tel point du cerveau ; elle protége les centres nerveux, moins par sa présence même, que par le degré léger de déplacement dont elle leur permet de jouir, et surtout par le liquide qu'elle exhale. Dans le rachis nous trouverons une seconde couche liquide dans la cavité sous-arachnoïdienne.

Pie-mère.

Fibreuse sur la moelle dont elle doit évidemment être considérée cómme le névrilemme, on doit la dire celluleuse ou cellulo-vasculeuse sur toute la surface du cerveau ; dans les cavités intérieures, elle prend, comme nous le dirons, le caractère du tissu cellulaire séreux, ou d'une véritable membrane séreuse.

Sur la moelle épinière, la pie-mère véritablement fibreuse l'enveloppe exactement et exerce sur elle une forte constriction, à laquelle cet organe doit la consistance remarquable qu'il nous offre, à tel point que sa substance fait aussitôt hernie à travers la moindre déchirure dont son névrilemme peut être le siége. Au niveau du sillon antérieur et postérieur cette membrane se réfléchit, dit-on, pour s'enfoncer, dans l'intervalle des deux moitiés de la moelle, jusqu'à leur commissure ; mais comment la chose est-elle possible, puisqu'une bandelette fibreuse règne sur toute l'étendue de l'entrée de ces sillons ? disons seulement qu'une lamelle celluleuse part de la face profonde de ces bandelettes, pour aller tapisser la profondeur des sillons : les vaisseaux qui rampent dans son épaisseur ou à sa surface, sont très-peu nombreux comparativement à ce que nous trouverons dans le crâne. C'est la pie-mère rachidienne qui, sur la surface de

l'organe qu'elle enveloppe, forme les plis transversaux que nous avons indiqués à la surface de la
moelle elle-même et qui lui permettent de suivre les
divers mouvemens de la colonne vertébrale, sans
éprouver aucune distension qui puisse produire quelque lésion. A mesure que cette membrane s'approche
du bulbe, elle devient plus mince, et d'autant plus,
qu'on arrive à la protubérance et aux pédoncules;
là elle prend les caractères que nous lui avons assignés pour sa portion cérébrale.

Arrivée à la partie inférieure du quatrième ventricule, la pie-mère offre une ouverture ovalaire ou lo-
sangique, *ouverture ou canal de M. Magendie*, de son
pourtour naît le prolongement membraneux propre
des cavités ventriculaires; puis elle continue son trajet jusqu'à l'extrémité supérieure ou antérieure libre,
de l'éminence vermiforme inférieure du cervelet,
pour se réfléchir sur elle et la tapisser. Elle se prolonge, ensuite sur la face inférieure de la partie
la plus interne et la plus antérieure des hémisphères cérébelleux, en constituant deux lamelles fibreuses, une de chaque côté; ce sont les *valvules
de Tarin*, concourant à former, avec la languette
moyenne, une partie de la paroi postérieure et supérieure du ventricule du cervelet.

La pie-mère, ayant tapissé la face inférieure du
cervelet, se prolonge sur sa face supérieure, et,
parvenue à la fente de Bichat, elle fournit un prolongement considérable qui, passant entre le bord postérieur du corps calleux et les tubercules quadrijumeaux,
va former la toile choroïdienne, terminée antérieurement par une extrémité bifurquée, qui se continue
avec l'extrémité antérieure des plexus choroïdes, dont
la communication s'établit en ce point : ensuite la
pie-mère cérébelleuse continue son trajet vers la face

inférieure du cerveau et la tapisse de toutes parts, remonte sur sa convexité et pénètre dans la grande scissure, ainsi que dans toutes les anfractuosités sur lesquelles elle passe, et forme un double feuillet entre
chacune des circonvolutions. Cette membrane don-
nerait, si elle était développée, la mesure exacte de
la surface de la masse cérébrale, avec laquelle seraient
en rapport direct, d'après Desmoulins, le développement des facultés intellectuelles.

La pie mère cérébrale particulièrement, et puis la
cérébelleuse, sont essentiellement vasculeuses; formées d'un lacis veineux et artériel, soutenu par du
tissu cellulaire lamineux, elle ne permet aux vaisseaux de l'arbre artériel, de pénétrer dans la substance
médullaire qu'à un grand degré de division et de ténuité. Celle qui est extérieure à l'encéphale, renferme
un nombre de veinules beaucoup plus considérable
que celui des artérioles; M. Cruveilhier l'estime les
5/6; on peut le dire le réseau émergent; dans les plexus
choroïdes, la proportion est moins différente.

Née du pourtour de l'ouverture de M. Magendie, la
membrane propre des ventricules tapisse la surface
intérieure du quatrième ventricule, s'engage dans l'a-
quéduc de Sylvius, parvient dans le troisième ventricule et sort par les trous de Monro, en arrière des
branches du pilier antérieur de la voûte à trois piliers;
s'élargit notablement pour tapisser d'abord l'étage supérieur, puis la cavité digitale ou ancyroïde, et enfin
l'étage inférieur des ventricules latéraux; d'où résulte
que la portion de la couche optique qui se voit dans le
ventricule moyen est tapissée par la membrane propre, avant qu'elle soit parvenue dans les ventricules
latéraux, et que la partie de cette éminence qui se voit
dans ces derniers, est recouverte par la portion de cette
membrane qui leur est particulière. La voûte à trois

piliers n'est point recouverte par elle à sa face inférieure, la toile choroïdienne l'en sépare; cette membrane tapisse au contraire sa face supérieure et le
côté du septum lucidum, ainsi que la face inférieure
du corps calleux, etc., etc.; sa disposition relativement à la commissure molle des couches optiques,
doit être comparée à celle de la synoviale de l'articulation iléo-fémorale sur le ligament inter-articulaire.
Cette membrane propre que nous regardons comme
une dépendance de la pie-mère, revêt les caractères
des membranes séreuses, mais elle est ouverte à l'angle inférieur du quatrième ventricule dans le point où
elle communique avec la cavité sous-arachnoïdienne;
en ce point, on la voit se dépouiller des vaisseaux
qu'elle renfermait, alors ceux-ci forment deux petits
faisceaux (*plexus choroïdes du quatrième ventricule*);
ils s'élèvent d'abord vers l'éminence vermiforme inférieure, se jettent derrière les valvules du Tarin, et
puis derrière les corps restiformes; alors les vaisseaux
qui la forment s'éparpillent et se répandent sur la surface inférieure du cervelet, s'entrelaçant avec ceux de
la pie-mère de cette région. Le tissu cellulaire séreux
se prolonge seul dans les cavités ventriculaires.

Le ligament dentelé, alternativement considéré
comme dépendance de l'arachnoïde, de la dure-mère
ou de la pie-mère, se rattacherait plus facilement à
cette dernière qu'aux deux autres. Il est fibreux, et
consiste en une suite de dents, réunies toutes, du
côté de la moëlle à une bandelette de même nature dont
elles naissent, et qui se trouve elle-même unie au névrilemme propre de cet organe par un tissu d'une densité
moindre que la lame qui constitue et le ligament dentelé

d'une part, et l'enveloppe du prolongement rachidien de l'autre. Les dents de ce ligament, au nombre de vingt environ, quelquefois moins, très-rarement plus, viennent se fixer par leur sommet sur la face interne de la dure-mère, dans l'intervalle des canaux que traversent les paires des nerfs spinaux ; la première a une plus grande étendue de haut en bas que les autres ; elle siége au niveau du trou occipital, s'étendant au dessus et au dessous ; les autres sont assez étroites, seulement leur étendue augmente, dans le sens de la longueur à mesure qu'on se porte davantage vers l'extrémité inférieure, laquelle répond au renflement lombaire. On trouve même une dentelure extrêmement étendue qui appartient à la queue de cheval. Le ligament dentelé sépare et isole les racines antérieures des racines postérieures, ce qui paraît à quelques uns un usage presque aussi important que celui de fixer la moelle dans sa position. La base du ligament dentelé répond donc à la colonne médullaire latérale, portion de faisceau antéro-latéral ; à sa partie la plus élevée, il est interposé à l'artère vertébrale et au nerf hypoglosse.

Arachnoïde.

Cette membrane, de la classe des séreuses, forme, comme elles, un sac sans ouverture auquel on doit distinguer deux feuillets, un viscéral et un pariétal. Ces deux feuillets sont ici tantôt en contact immédiat l'un avec l'autre, et tantôt séparés par un intervalle plus ou moins grand. Sur la moelle, un grand espace les sépare, sauf dans les points où les nerfs atteignent le canal fibreux que leur fournit la dure-mère ; car l'arachnoïde viscérale enveloppe la paire nerveuse correspondante en lui formant une sorte d'entonnoir dont le sommet atteint le trou de conjugaison pour se réfléchir aussitôt sur la dure-mère, et constituer le feuillet pariétal de la séreuse. Les deux racines d'une même paire sont enveloppées dans le même infundibulum séreux ; il en est de même relativement aux dentelures du ligament dentelé.

Parvenue sur la face postérieure du bulbe, l'arachnoïde viscérale se jette immédiatement sur la face inférieure du cervelet, et laisse entre elle et la pie-mère un intervalle assez considérable. Elle enveloppe complétement l'organe cérébelleux, en s'enfonçant peu dans la scissure, et lorsqu'elle a atteint la fente de Bichat, au lieu de pénétrer par-là dans les ventricules, elle ferme au contraire cette ouverture en se portant directement sur le bord postérieur du corps calleux et sur les hémisphères cérébraux. En ce point, elle forme aux veines de Galien qui se rendent dans le sinus horizontal, un canal sans aucune ouverture à travers la membrane elle-même, et que Bichat avait à tort comparé à l'hiatus de Winslow ; car il croyait faussement que l'arachnoïde se prolongeait dans les ventricules. L'arachnoïde forme un pont sur la scissure de Sylvius ; elle ne s'enfonce point dans toute la profondeur de l'écartement des lobes antérieurs, et ne fait que passer sur les anfractuosités de toute la masse encéphalique. En un mot, on doit reconnaître que le feuillet viscéral de l'arachnoïde ne pénètre dans aucune scissure, que tout autant qu'elle y est contrainte par la présence de quelques uns des replis de la dure-mère, et ne fait que passer d'une manière générale sur la surface de l'organe : disposition bien différente de celle de la pie-mère. A la base du cerveau, l'arachnoïde forme entre la commissure des nerfs optiques et le pont de Varole, au dessous du tubercule cendré, des tubercules mamillaires et de l'écartement des pédoncules cérébraux, une sorte de plancher membraneux que traverse la tige pituitaire, à laquelle elle forme une véritable gaîne; elle concourt à la formation de la cavité sous-arachnoïdienne antérieure que remplit toujours de la sérosité. Au contraire, dans une grande étendue de la surface du cerveau et du cervelet, l'adhérence est intime entre la pie-mère et le feuillet viscéral de l'arachnoïde, tellement que long-temps on a confondu ces deux membranes en un seul et même feuillet.

Dans la cavité de l'arachnoïde s'exhale habituellement comme dans la cavité de toutes les séreuses une certaine quantité de sérosité. Indépendamment de ce liquide, il s'en exhale par la surface extérieure de cette séreuse une quantité plus considérable qui vient s'accumuler entre l'arachnoïde et la pie-mère : c'est le liquide *sous-arachnoïdien* que l'on retrouve dans toute l'étendue de la surface de la moelle et dans les points de celle du cerveau où nous avons rencontré des espaces sous-arachnoïdiens. Ce liquide est en libre communication avec la cavité des ventricules par le canal de M. Magendie, au niveau du bec du calamus scriptorius.

Le feuillet pariétal de l'arachnoïde est intimement uni à toute l'étendue de la surface intérieure de la dure-mère.

La cavité propre de l'arachnoïde reste toujours indépendante et sans communication avec la cavité sous-arachnoïdienne et avec celle des ventricules.

Dure-mère.

La plus extérieure des trois méninges, et d'une grande résistance, la dure-mère est en rapport immédiat avec la surface interne des cavités osseuses qu'elle tapisse et auxquelles elle forme un véritable périoste intérieur.

Cette membrane est bien distinctement composée de deux couches : l'une externe, qu'en raison de ses usages j'appellerai toujours *périostique* ou pariétale ; car elle est adhérente aux surfaces osseuses dans toute leur étendue et ne les abandonne jamais ; la lame interne, que nous appellerons *viscérale*, est beaucoup plus étendue que la précédente qu'elle abandonne dans plusieurs endroits pour former des replis qui s'engagent dans les grandes scissures de l'encéphale, replis nommés *faux* ou *tentes*, et semblent destinés à séparer et à soutenir isolément les diverses parties, afin d'empêcher la pression qu'elles exerceraient les unes sur les autres en raison de leur masse souvent considérable. Aux points où ces lames se séparent existent des espaces, généralement de forme triangulaire, destinés à soutenir les veines périphériques du cerveau et du cervelet, veines souvent très-volumineuses, dépourvues de leur tunique extérieure dont la dure-mère tient lieu, ou du moins qu'elle supplée : ainsi se trouvent formés les *sinus de la dure-mère*, que nous diviserons en ceux de la convexité et en ceux de la base ; nous les verrons à peu près tous marcher d'avant en arrière et venir se dégorger dans le golfe de la veine jugulaire interne.

Avant d'étudier les sinus en particulier, nous devons faire connaître les replis que forme la lame interne de la dure-mère.

Grande faux du cerveau. Elle est formée par le double repli de la lame viscérale de la plus extérieure des méninges, qui s'est détachée de la lame périostique sur les bords de la gouttière au fond de laquelle on voit la suture sagittale, pour venir s'interposer aux hémisphères cérébraux, en occupant la grande scissure cérébrale, sans atteindre toutefois le corps calleux. Cette grande faux commence par une pointe aiguë, prolongée dans l'intervalle de la crête coronale et de l'apophyse crista-galli, se fixant sur ces deux pièces osseuses; elle s'élargit à mesure qu'elle se porte en arrière où elle se continue avec le feuillet supérieur de la tente du cervelet : en ce point est la base du triangle qu'elle forme; son bord supérieur suit la courbure de la voûte du crâne, et l'inférieur, moins courbé que lui, est légèrement concave, surtout postérieurement; il est aussi beaucoup moins étendu.

La *tente du cervelet* sépare la grande fosse occipitale de la base du crâne, du reste de la cavité; elle offre une voussure marquée, à convexité supérieure, qu'elle doit à l'adhérence de la base de la grande faux, et qui était nécessitée par la forme de la face supérieure du cervelet; cette voussure est légèrement anguleuse sur la ligne médiane. La tente du cervelet présente deux bords à peu près concentriques, dont le postérieur convexe, beaucoup plus étendu que l'antérieur, est fixé sur les bords de la portion horizontale des gouttières latérales et sur les bords supérieurs des rochers; l'autre, concave, répond au bord postérieur du corps calleux qu'il n'atteint pas, et se trouve en regard de la grande fente de Bichat; il est pénétré à sa partie moyenne par les veines de Galien, qui se dégorgent dans le sinus droit ou horizontal. Les angles de réunion se prolongent sur les côtés de la selle turcique pour concourir à former les sinus caverneux.

Au dessous de la tente du cervelet, nous trouvons, suivant le trajet de la crête occipitale interne, un nouveau repli, qui semble prolonger la grande faux du cerveau; c'est la *faux du cervelet*; sa largeur est peu considérable; aussi nous avons vu que l'arachnoïde s'enfonçait peu dans la scissure de cet organe. Sa base est tournée supérieurement et son sommet s'efface lorsqu'il arrive près du trou occipital, quelquefois il se bifurque distinctement pour se perdre sur les côtés de ce grand trou.

La faux du cerveau et du cervelet d'une part; de l'autre, la tente de ce dernier organe semblent se couper en croix, et dans le point d'intersection existe le sinus horizontal.

Sur la fosse pituitaire, les deux lames de la dure-mère laissent entre elles un intervalle assez considérable pour loger le corps de ce nom, auquel on a donné le nom de glande; mais son feuillet intérieur est plus mince que dans les autres points de son étendue, il recouvre le corps pituitaire, se fixe aux apophyses clinoïdes et se trouve percé pour donner passage à la tige pituitaire.

Dans le canal rachidien, la dure-mère n'offre aucune disposition spéciale; ses deux feuillets sont confondus; et nous remarquerons seulement que son adhérence aux parois osseuses est beaucoup plus faible que dans la cavité du crâne.

Sinus de la dure-mère.

Tous les sinus, hors le sinus droit et le longitudinal inférieur, sont formés par l'écartement des deux feuillets de la dure-mère. Ceux que nous venons de nommer sont totalement constitués par les différens replis du feuillet interne.

1° *Le sinus longitudinal supérieur* commence vers la crête coronale, suit la gouttière au fond de laquelle on voit la suture sagittale, et se termine au niveau de la protubérance occipitale interne. Son calibre s'accroît successivement à mesure que l'on se rapproche de ce point; sa forme est triangulaire.

2° *Le sinus longitudinal inférieur* ne commence ou n'est distinct que vers l'union du quart antérieur avec

les trois quarts postérieurs du bord inférieur de la
faulx; son calibre est fort étroit. Il fournit souvent un
embranchement qui s'élève vers le milieu de la largeur
de la faux et vient se rendre, en redescendant, au sinus droit vers le milieu de sa longueur, formant ainsi
une arcade dans l'épaisseur de la grande faux. Le sinus longitudinal inférieur se termine au sinus droit ou
mieux lui donne naissance, au milieu du bord concave
de la tente du cervelet.

3° Le *sinus droit* ou horizontal règne dans toute
l'étendue de la base de la grande faux, et sur la ligne
médiane de la tente du cervelet; il vient s'ouvrir en
arrière au confluent des sinus, c'est-à-dire au devant de la protubérance occipitale interne où se termine le sinus longitudinal supérieur, et d'où partent
les sinus latéraux et les sinus occipitaux postérieurs.

4° Les *sinus latéraux* occupent toute l'étendue des
gouttières latérales, et comme à ces gouttières, on
peut leur distinguer une portion horizontale et une
portion verticale; ils se terminent dans le golfe de
la veine jugulaire interne, dans le trou déchiré postérieur.

5° De l'angle que formant les deux portions des
sinus latéraux, au niveau de la base des rochers, commencent les *sinus pétreux supérieurs*, régnant dans
toute la longueur du bord supérieur de cet os, jusqu'à son sommet, où il s'abouche avec le sinus transverse; ce sinus est extrêmement étroit, et doit être
considéré simplement comme un moyen de circulation
collatérale.

6° Les *sinus occipitaux postérieurs* commencent
au confluent des sinus; ils descendent à peu près verticalement sur les côtés de la crête occipitale interne;
ils se contournent sur les côtés du trou occipital, et
communiquent entre eux, au devant de ce trou, par le

sinus que quelques auteurs nomment *sinus transverse de l'occipital*, et qui ne paraît pas mériter une indication particulière.

Sous la base du cerveau existent d'autres sinus, tous groupés autour de la selle turcique qu'ils circonscrivent de toute part, ainsi :

7° On trouve une veine qui entoure complétement la glande pituitaire, ou qui est placée en dedans de l'espèce de voûte que lui forme la lame interne de la dure-mère ; cette veine est généralement mise au nombre des sinus ; on le nomme *sinus coronaire* ou *veine circulaire de Ridley*; mais elle n'est point renfermée dans le dédoublement de la dure-mère, et ne mérite pas d'être mise au nombre des sinus; elle s'ouvre dans les sinus caverneux.

8° Les *sinus caverneux* occupent les gouttières superficielles qu'on voit sur les côtés de la selle turcique ; ils sont larges et courts, et donnent passage, dans leur cavité, à l'artère carotide interne. Arrivés au sommet du rocher, ils communiquent entre eux, au moyen du *sinus transverse*, que l'on nomme souvent *sinus occipital antérieur*.

9° Ce dernier sinus est aussi large et court, il est placé derrière la lame carrée du sphénoïde, et fait communiquer les sinus caverneux, pétreux supérieur et pétreux inférieur d'un côté, avec ceux du côté opposé.

10° Le *sinus pétreux* inférieur commence à ce point de communication, et descend entre le rocher et l'apophyse basilaire, jusqu'au golfe de la veine jugulaire interne ; il et la voie commune par laquelle les sinus de la base versent leur sang dans la jugulaire interne.

11° Le confluent des sinus, nommé aussi *pressoir d'Hérophyle*, situé au niveau de la protubérance occipitale interne, sert de passage au sang que rapportent les sinus [longitudinaux supérieur, inférieur et horizontal, pour le verser dans les sinus latéraux et les occipitaux; ceux-ci ne sont guère que des sinus de circulation collatérale, comme les pétreux supérieurs; quoique les uns et les autres ils reçoivent, dans leur trajet, quelques petites veines cérébrales et cérébelleuses.

La cavité des sinus qui ont une certaine capacité, est traversée, dans beaucoup de points, par des filamens fibreux de la dure-mère, qu'entoure la membrane propre de la veine. Ces filamens ont parfois une certaine largeur, ils sont généralement dirigés en travers et parallèlement à la portion osseuse du sinus; c'est ce qu'on observe dans le longitudinal supérieur; dans les latéraux on trouve, dans quelques cas, une cloison complète dans une partie de sa longueur, et même dans toute, de telle sorte que le sinus offre un double canal superposé. Dans le sinus caverneux, les filamens fibreux sont entrecroisés en divers sens, d'où le nom qui lui a été donné en raison de l'apparence aréolaire et comme spongieuse que présente sa cavité.

ORGANES DES SENS.

ORGANE DE L'OLFACTION.

Nous ne devons nous occuper ici que des parties essentiellement chargées de percevoir les odeurs ; le nez et les fosses nasales appartiennent aux voies aériennes, et la nature a placé sur leur trajet la membrane et les nerfs que doivent impressionner les particules odorantes si abondamment répandues dans l'atmosphère.

La portion de la membrane pituitaire où se répandent les filamens nerveux olfactifs ferme toute communication de la cavité crânienne avec les cavités nasales, et reçoit dans ce point les filets pulpeux qui ont émané des bulbes olfactifs, lesquels reposent sur les gouttières ethmoïdales. Ces petits nerfs, assez nombreux, traversent les trous de la lame criblée ; ils se répandent immédiatement sur la surface adhérente de la membrane de Schneider ; ils la pénètrent et forment dans son épaisseur des anastomoses multipliées ; ils ne s'épanouissent pas plus en houpes sentantes que les filamens cutanés destinés à la perception des qualités tactiles des corps. Les filets olfactifs peuvent être suivis jusque sur la face convexe des cornets moyens vers leur bord adhérent seulement ; aussi est-ce dans la portion de piluitaire qui occupe la partie la plus élevée des fosses nasales, que réside le sens de l'odorat. Nous reviendrons sur cette membrane en parlant des voies aériennes.

DE L'ORGANE DE LA VUE.

L'organe de la vue se compose 1° du globe de l'œil, formé de diverses membranes et d'humeurs que l'on indique généralement sous le nom de parties propres ; appelant parties accessoires celles qui meuvent et celles qui protégent le globe oculaire ; à ces dernières Haller a donné le nom de *tutamina oculi*, elles comprennent les paupières et les voies lacrymales.

Du globe de l'œil.

Les membranes sont, en allant de dehors en dedans, la *sclérotique* et la *cornée*. Ces deux membranes forment la coque extérieure de l'œil et en déterminent la forme ; elles sont toutes les deux de structure fibreuse, quoique long-temps on ait douté que la cornée offrît la même organisation intime que la sclérotique : des recherches les plus récentes ont prouvé que la différence consiste essentiellement dans la plus grande quantité d'eau de composition que la cornée renferme. Une seconde couche sous-jacente à celle-ci se compose également de deux membranes, la *choroïde*, qui tapisse la surface intérieure de la sclérotique, et l'*iris*, qui se trouve placée de champ et qui semble n'être que la continuation de la choroïde. En dedans de la choroïde est la *rétine*, qui tapisse tout le fond de l'œil et qui se termine derrière l'iris, offrant dans ce point une large ouverture circonscrite par un bourrelet par lequel elle se termine. Indépendamment de ces couches membraneuses connues et décrites depuis un très-long temps, l'on admet aujourd'hui l'existence de quelques autres membranes : la membrane de *Jacob;* la membrane ou *zone de Zinn;* enfin pour quelques uns la *membrane des procès ciliaires*, et tout cela sans compter les différens feuillets que l'on admet pour plusieurs d'entre elles.

Le cercle ciliaire et les procès ciliaires doivent être ajoutés à la coque membraneuse de l'œil.

Les membranes propres des humeurs appartiennent essentiellement à celles-ci. Ces humeurs sont au nombre de trois : l'*humeur vitrée* avec sa *membrane hyaloïde;* le *cristallin* et la membrane qui le contient; l'*humeur aqueuse* et la *membrane de Demours* ou de *Descemet*, qui tapisse toute la chambre antérieure.

De la rétine.

Nous commencerons l'étude des membranes par celle de la rétine, comme en étant la partie essentielle, fondamentale et pouvant être considérée par la pensée comme constituant à elle seule l'organe capable de percevoir la sensation de la vue. Étendue en forme de membrane dans toute la surface postérieure et profonde de l'œil, elle est tantôt lisse, comme on l'observe chez l'homme et chez les quadrumanes ; tantôt elle est ridée, froncée et plissée sur elle-même dans beaucoup d'animaux; les replis sont tels dans les animaux noctambules et chez ceux qui ont une grande portée de la vue, que les rayons lumineux peuvent traverser six fois la surface de la membrane nerveuse

dans un seul point : c'est ce que l'on observe particulièrement dans certains oiseaux : l'aigle, par exemple.
Ces plis sont les uns transversaux par rapport à l'axe
de l'œil, les autres sont rayonnans et partent de la
terminaison du nerf optique, leur centre commun.
Dans l'espèce humaine, chez les enfans, ces plis ra-
diés sont très-visibles ; ils s'effacent à mesure que nous
avançons en âge ; un seul pourtant persiste : il est
très-peu saillant et occupe le côté interne du tubercule
du nerf optique. En dehors de celui-ci s'aperçoit la
tache jaune de Sœmmerring, qui, à l'inverse des plis
de la rétine, est d'autant plus marquée qu'on l'examine
sur des individus plus âgés ; on l'aperçoit à peine dans
le fœtus. Enfin à la surface interne de cette membrane
nerveuse se voit le trou central de la rétine, que les
uns regardent comme l'orifice d'un vaisseau lymphatique dont beaucoup ont nié l'existence et que quelques uns enfin croient être une simple apparence résultant du plissement de la rétine. Ce trou nous paraît
exister constamment ; car toutes les fois que nous l'a-
vons recherché avec soin, nous avons pu l'apercevoir.
Seulement, dans bien des cas, il s'est présenté à nous
sous l'apparence d'un simple point noir. Nous ne ferons que mentionner ici la contractilité dont on a sup-
posé qu'il jouissait. En nous portant à la circonférence
de la rétine qui s'est prolongée jusque sur la face postérieure de l'iris, nous voyons une légère augmentation d'épaisseur, formant le bourrelet par lequel, disent beaucoup d'anatomistes, se termine la membrane
nerveuse de l'œil, mais d'où naissent assez évidemment de petits prolongemens frangés que l'on trouve
placés dans l'intervalle des procès ciliaires, ce qui a fait
admettre à quelques personnes que ces procès ciliaires
eux-mêmes appartenaient à la rétine.

La couleur générale de cette membrane est d'un

blanc grisâtre. Long-temps elle fut regardée comme un simple épanchement de la substance médullaire du nerf optique, laquelle aurait transsudé à travers les pores du névrilemme de ce nerf, et se serait étalée en membrane entre le corps vitré et la choroïde ; mais des recherches plus attentives ont montré qu'elle se compose d'une trame celluleuse et vasculeuse destinée à soutenir la couche pulpeuse et médullaire qui occupe la face interne de la précédente ; et serait, suivant M. Giraldès, disposée en lamelles, ce que l'examen microscopique paraît démontrer. La macération dans l'eau sépare la couche médullaire et met à nu la lame celluleuse bien distincte. Cette couche celluleuse forme plus particulièrement la surface extérieure de la rétine.

Membrane de Jacob. Immédiatement sur la surface extérieure de la rétine est une lame excessivement mince, transparente, qui, unie dans plusieurs points avec elle, semble en être pénétrée en quelques endroits, et s'étend jusque sur la face postérieure de l'iris, plus ou moins loin, suivant les anatomistes. Les uns disent qu'elle s'arrête aux procès ciliaires ; d'autres qu'elle les tapisse en arrière ; Weber croit qu'elle se continue avec la membrane de l'humeur aqueuse, etc. Elle nous paraît essentiellement celluleuse ; d'autres l'ont regardée comme séreuse, et la croient formée de deux feuillets entre lesquels Dalrymple suppose l'existence de sérosité. Nous serions tenté de la regarder comme se continuant avec la membrane de Demours à travers la pupille, et formant ainsi une espèce de bissac séreux, étranglé au niveau de la petite circonférence de l'iris ; ainsi donc un sac sans ouverture. Nous trouverions là pour la rétine une disposition assez analogue à celle des épanouissemens nerveux du labyrinthe membraneux, suspendus flottans entre deux couches liquides.

De la choroïde.

De couleur brune, la choroïde offre une teinte beaucoup plus foncée à sa face interne ; cette coloration est due au pigment, dont la couleur est d'autant plus noire que les individus sont plus jeunes ; elle est très-peu colorée chez les vieillards. Le pigment est le produit d'une sécrétion ou d'une simple exhalation de la choroïde : quelques uns ont admis qu'il était fourni par une membrane propre qu'ils ont appelée membrane du pigment. Des observations microscopiques ont fait voir que cette humeur est formée de globules polyédriques réunis par un tissu excessivement mince, qui nous paraît être plutôt une sorte de glu qu'un tissu proprement dit. Le pigment tapisse la face postérieure de l'iris, où il est toujours le plus abondant et le plus foncé ; il s'étend sur la choroïde et ne recouvre jamais la tache irisée que l'on observe chez les animaux, et qui porte le nom de *tapis*.

Le tissu propre de la choroïde est celluleux et vasculeux ; sa couleur brun-rougeâtre est due à la grande quantité de sang qui s'y répand ; cette couleur est toujours plus foncée à la face interne qui se trouve imprégnée de pigment. Ruisch fils a décrit le réseau vasculeux interne comme une lame distincte, à laquelle il donna, en mémoire de son père, le nom de *membrane ruischienne* : il n'est guère possible de séparer ainsi la choroïde en deux couches.

Commençant en arrière autour de l'ouverture d'entrée du nerf optique, cette membrane s'accommode à la forme de la sclérotique ; et, parvenue à une ligne en arrière de la circonférence de la cornée transparente, elle se réfléchit sur elle-même et perpendiculairement pour former l'iris lui-même suivant les uns , pour le doubler postérieurement, suivant d'autres , et pour former, suivant un grand nombre, les procès ciliaires mêmes, en se fronçant et se plissant dans toute sa portion infléchie.

La couleur propre de la choroïde est blanchâtre dans le premier âge ; plus tard elle devient grisâtre , et cette augmentation de couleur est en rapport direct avec le développement de son système veineux. Les plis de la partie réfléchie se développent aussi dans le même rapport.

Si la membrane ruischienne ne peut être considérée comme une lame distincte , l'on peut néanmoins détacher par la macération une lamelle de la surface interne de la choroïde qu'elle tapisse dans toute son étendue ; elle est celluleuse , excessivement mince , et n'offre quelque épaisseur qu'à sa partie postérieure. Elle forme à peine, chez l'homme, une couche qui mérite d'être mentionnée en particulier , tandis que dans les animaux elle constitue une couche des plus distinctes , ayant souvent jusqu'à un quart de ligne d'épaisseur , mais elle se trouve beaucoup moins étendue en avant. Elle n'occupe dans bien des cas que le côté interne du nerf optique : c'est la membrane du tapis , dont la coloration , souvent très-brillante , offre des reflets tout particuliers dans les différentes espèces. Chez l'homme , elle n'a point de couleur propre distincte. Cette membrane est composée d'une foule de petites lamelles extrêmement ténues qui décomposent diversement la lumière et nous la présentent sous ses divers aspects de coloration ; elle perd cette propriété par la macération et le lavage. Cette membrane , par sa disposition particulière , a mérité chez beaucoup d'animaux le nom de *peigne*.

De l'iris.

De forme circulaire, à peu près plane et placée de champ perpendiculairement à l'axe de l'œil, l'iris est un véritable diaphragme percé au centre, semblable à celui de nos télescopes, et possédant en plus l'importante faculté de dilater et de resserrer son ouverture centrale ; à cette propriété doivent être attribués l'acromatisme et la faculté de voir les objets placés à des distances très-différentes, en même temps que de juger cette distance elle-même ; du moins quelques physiciens et quelques physiologistes lui rapportent cette dernière faculté.

L'iris, que l'on dit généralement plane, offre toujours pourtant une légère convexité en avant ; sa face antérieure forme la paroi postérieure ou le fond de la chambre antérieure de l'œil ; elle est tapissée par la membrane de Descemet et en rapport médiat avec l'humeur aqueuse. Sa couleur est très-variable ; on pense généralement qu'elle est en rapport avec la couleur de la peau. Bleue ou grisâtre chez les sujets blonds, à peau blanche ou de constitution lymphatique ; brune ou noire, plus ou moins foncée chez les personnes dont la peau est d'une teinte brune et d'une épaisseur notable, en même temps que les cheveux et les poils sont noirs. Cette observation, généralement vraie, subit néanmoins de nombreuses exceptions. Si les différentes contrées présentent une sorte de type général de la couleur de l'iris, il faut toujours rattacher celle-ci à la constitution commune des habitans. L'on distingue toujours facilement deux zônes circulaires de teinte différente sur tous les sujets : la zône excentrique est toujours plus foncée ; la zône plus centrale, qui borde l'ouverture de la pupille, est toujours plus claire et tire généralement sur le jaune. La ligne de démarcation entre ces deux zônes est tantôt très-nettement tirée, tantôt la dégradation est successive et presque insensible. L'on remarque souvent, et cela particulièrement sur les iris d'une couleur claire, des stries ou des taches diversement disposées, et qui représentent, suivant l'imagination des observateurs, des figures plus ou moins bien déterminées.

L'ouverture que l'iris présente à son centre, et que l'on nomme la *pupille*, n'est point placée précisément au centre de cette membrane; elle est située un peu plus en dedans; et, sous ce rapport, elle offre une disposition comparable à celle de l'ouverture postérieure des membranes du globe de l'œil, ouverture que traverse le nerf optique. La pupille est ordinairement parfaitement circulaire chez l'homme; mais il n'est point très-rare de trouver un de ses diamètres un peu plus grand que les autres. Parfois même elle est irrégulière; et cette dernière forme, qui le plus souvent est un symptôme pathologique, est, dans quelques cas rares néanmoins, compatible avec l'intégrité la plus parfaite de la vision.

L'ouverture pupillaire dans l'état d'intégrité de l'œil offre toujours l'absence complète de toute coloration; elle doit donc paraître parfaitement noire, et les objets que l'on place devant l'organe de la vue s'y réfléchissent comme dans le miroir le plus pur.

La face postérieure de l'iris, légèrement excavée, répond au cristallin et à la partie antérieure du corps vitré; elle en est séparée par la portion réfléchie de la choroïde, qui, pour beaucoup d'anatomistes, vient former l'iris elle-même, tandis que, pour d'autres, elle vient ainsi concourir à la formation des procès ciliaires; la membrane de Jacob, la zône de Zinn et les branches de la circonférence antérieure de la rétine l'en séparent encore. Cette face de l'iris, vue dans la profondeur de l'œil, offre une couleur presque noire, qu'elle doit à une couche du pigmentum que l'on appelle ici *uvée*, et dont quelques anatomistes ont voulu faire une membrane particulière.

La grande circonférence de l'iris est unie à la sclérotique, à une demi-ligne environ en arrière du limbe de la cornée transparente ; elle repose postérieurement sur le cercle ciliaire, et leur est unie par des prolongemens vasculeux et par des prolongemens cellulaires. Chez beaucoup d'animaux, cette grande circonférence de l'iris est divisée en deux lames qui embrassent le cercle ciliaire et qui forment une sorte de canal, qui paraît avoir souvent été pris pour le canal de *Fontana*, que nous verrons plus tard n'être lui-même qu'un sinus veineux creusé dans l'épaisseur du cercle ciliaire.

Vient actuellement la question délicate de la structure de l'iris. Les uns, se fondant sur la grande mobilité de la pupille et les deux mouvemens de contraction et de dilatation dont elle jouit, admirent, avec Winslow, l'existence de deux ordres de fibres musculaires, les unes circulaires pour le resserrement, les autres rayonnées pour la dilatation : les premières entourant immédiatement l'ouverture pupillaire et formant la moitié à peu près de la largeur de la membrane, les secondes formant la zône extérieure et répondant à la portion de l'iris de couleur plus foncée. Cette structure musculaire de l'iris a été réduite par différens anatomistes à l'existence des fibres rayonnées ; enfin on l'a rejetée complétement, et l'iris fut regardée par d'autres, et par Béclard en particulier, comme étant essentiellement constituée par un véritable tissu érectile dont la turgescence déterminait le resserrement de la pupille ; tandis que sa dilatation, simple ment alors passive, résultait du dégorgement de son tissu, dont l'élasticité le faisait revenir sur lui-même au point d'où il était parti. L'on revient aujourd'hui à l'existence des fibres musculaires. Maunoir de Genève a de nouveau décrit des fibres circulaires et des fibres rayonnées ; mais un fait très-important est celui de l'absence de contraction au moyen de la pile, ce qui semblerait contraire à la nature musculaire de cette membrane, et me porterait à admettre sa nature érectile. L'on cite pourtant des cas, mais infiniment rares, il est vrai, de mouvemens volontaires de l'iris. M. Giraldès enfin admet, d'après ses propres recherches, que l'iris est musculaire. La question me semble mériter de nouvelles observations, pour lesquelles il faudra s'aider, je crois, des moyens expérimentaux autant que des recherches microscopiques.

Nous parlerions ici de la membrane pupillaire et des différentes anomalies de l'iris, si nous ne devions point nous occuper à part de l'anatomie du fœtus ; nous y rattacherons l'histoire des vices de conformation.

Du cercle ciliaire.

Considéré pendant long-temps comme un plexus nerveux ou comme un ganglion annulaire, le cercle ciliaire n'est plus aujourd'hui qu'un anneau fibreux, n'offrant, avec les nerfs et les procès ciliaires, qu'une analogie de rapports. Il est situé derrière la grande circonférence de l'iris, qui appuie sur lui et lui adhère, ainsi qu'à la sclérotique, par des prolongemens celluleux et vasculeux. Dans l'épaisseur même du cercle ciliaire existe un sinus veineux où se rendent les ramuscules veineux iriens, et avec lequel communiquent des veinules de la choroïde d'une part, et quelques rameaux de la veine ophthalmique d'autre part. C'est sans doute ce sinus que *Fontana*, le premier, aperçut, et que l'on appelle *canal de Fontans*, sans désigner toujours sous ce nom le même objet : ainsi beaucoup d'anatomistes ont donné ce nom à cet espace possible que l'on conçoit pouvoir être formé par la membrane choroïde, passant de la sclérotique derrière le cercle ciliaire pour venir tapisser l'iris. D'autres anatomistes semblent désigner sous le nom de canal de Fontana l'espace que l'on peut encore concevoir entre le cercle ciliaire en dehors, l'iris en avant, la choroïde en arrière ; se trouvant ainsi compris dans l'écartement des deux lames de l'iris, dont alors la choroïde formerait la lame postérieure : le cercle ciliaire lui-même se trouverait ainsi compris entre ces deux lames, comme nous l'avons déjà dit. Ce cercle n'est que la partie antérieure très-épaissie de la couche celluleuse, interposée à la choroïde et à la sclérotique, qu'Arnold croit être de nature séreuse et qu'on appelle souvent *membrane d'Arnold* ; c'est un tissu cellulaire lamelleux, formant une couche très-mince postérieurement, et dont l'épaisseur augmente successivement jusqu'au cercle ciliaire. Celui-ci adhère intimement à la sclérotique et à la choroïde ; il est traversé par les filets des nerfs ciliaires qui ont rampé dans l'épaisseur de la membrane d'Arnold.

Des procès ciliaires.

Sur la face postérieure de l'iris on voit des rayons blancs : ce sont les procès ciliaires. Sur la face antérieure de la circonférence du cristallin, et sur la partie voisine du corps vitré existent également des rayons, mais de couleur noire : ces rayons correspondent exactement à ceux que l'on voit sur l'iris ; c'est un fait important à noter, car il peut nous conduire à la connaissance de la nature de ces rayons noirs. Long-temps on a cru que les procès ciliaires iriens n'étaient que des filets nerveux fournis par le ganglion ciliaire; mais il suffit de remarquer, pour renverser cette opinion, que ces procès passent derrière le cercle ciliaire et viennent de plus loin sur la choroïde : c'est de cette membrane qu'ils tirent leur origine, ou mieux, ils sont véritablement formés par elle. Quelques anatomistes ont admis que les procès ciliaires ne sont que des rayons vasculeux; mais aujourd'hui l'on est porté à croire qu'ils résultent tout simplement du plissement de la choroïde lorsque cette membrane vient tapisser la face postérieure de l'iris, et que leur couleur blanche dépend seulement de l'absence du pigmentum, qui, resté d'une part dans leurs intervalles, et d'autre part dans des sillons creusés, pour les loger, sur le corps vitré et sur le cristallin, forme ces rayons noirs que plusieurs ont nommés *procès ciliaires hyaloïdiens*. Leur usage, s'ils en ont, est tout-à-fait inconnu.

De la sclérotique.

Cette membrane est souvent appelée cornée opaque; elle est d'un blanc azuré, et sa structure est essentiellement fibreuse. En rapport, dans la plus grande partie de sa surface extérieure, avec les muscles, la graisse, les vaisseaux et les nerfs de l'orbite, elle est tapissée dans sa partie antérieure par la conjonctive. Les insertions aponévrotiques des muscles droits et obliques augmentent beaucoup son épaisseur antérieurement. Sa surface interne, en rapport médiat avec la choroïde, en est toujours séparée par la couche celluleuse que nous venons d'indiquer tout à l'heure, sous le nom de *membrane d'Arnold*.

En avant du cercle ciliaire, la sclérotique est en rapport avec la grande circonférence de l'iris, et fait partie, au devant d'elle, de la chambre antérieure de l'œil. Elle offre ensuite son point de continuité avec la cornée transparente; elle est taillée en biseau, pour s'unir au limbe de la cornée, et dans ce point son ouverture a 5 lignes 1/2 de diamètre; elle n'est pas parfaitement ronde, comme nous le dirons bientôt en parlant de la cornée. Postérieurement, la sclérotique est encore percée d'une ouverture, mais beaucoup plus étroite, par laquelle passe le nerf optique. L'on remarque qu'autour de cette ouverture la sclérotique est percée d'un grand nombre de trous pour le passage des artères et des veines ciliaires. L'on appelle quelquefois cette partie de la sclérotique *membrane* ou *portion cribreuse*. Autour de la cornée transparente, et particulièrement au niveau du cercle ciliaire, la sclérotique offre une disposition analogue, et là se trouve également traversée par des vaisseaux et principalement par des veines.

La macération dans l'eau est le meilleur moyen de démontrer sa structure fibreuse, et l'on voit que ses fibres s'unissent souvent entre elles et forment des espèces de mailles qui ne sont un peu lâches et ouvertes qu'aux points où la membrane est traversée par des vaisseaux ou par des nerfs; mais ce qu'il nous importe de noter, c'est l'existence de canaux veineux creusés dans l'épaisseur même de la membrane.

De la cornée.

La cornée, placée tout-à-fait à la partie antérieure de l'œil, forme une saillie assez notable sur la courbure de la sclérotique. Cette courbure semble en rapport inverse avec le milieu, dans lequel habitent ordinairement les animaux. Ainsi, chez les poissons, elle est presque plane, et chez les oiseaux, surtout chez les oiseaux de haut vol, sa courbure est très-prononcée. Sa forme n'est point parfaitement ronde ; le diamètre transversal l'emporte un peu sur les autres diamètres, et c'est du côté du grand angle de l'œil que se prononce l'excès. La cornée a 5 lignes 1/2 pour son diamètre transversal, et 5 lignes ou 5 l. 1/4 pour son diamètre vertical. Son épaisseur est à peu près égale au centre et à la circonférence ; elle est très-variable chez les différens animaux.

Nous admettrons, avec M. Ribes, que la face antérieure de la cornée est tapissée par la conjonctive ; sa face postérieure est tapissée par la membrane de Demours. Sa continuité de tissu avec la sclérotique est évidente dans quelques animaux d'un grand volume, la baleine en particulier. Chez le fœtus, dont la cornée est opaline et point encore complétement transparente, il est encore possible de constater cette continuité.

DES PARTIES ACCESSOIRES DE L'ORGANE DE LA VUE.

Muscles propres de l'œil. Ces muscles, au nombre de six, se divisent en muscles droits et en muscles obliques.

Les quatre muscles droits sont appelés *droit supérieur* ou *élévateur* ; *droit inférieur* ou *abaisseur*, *droit interne* ou *adducteur*, et *droit externe* ou *abducteur*.

Tous les quatre sont larges et minces antérieurement où ils viennent se confondre avec la sclérotique, à deux lignes environ de la cornée ; là ils sont très-voisins l'un de l'autre, un intervalle de deux lignes à peine les sépare. En arrière ils deviennent moins larges, ils s'arrondissent : le droit externe seul offre cette parti-

cularité qu'il se bifurque; dans l'intervalle de la bifurcation passe l'artère ophthalmique. L'insertion postérieure de ces muscles se fait de la manière suivante :
Le droit supérieur et la branche supérieure de la bifurcation de l'externe, viennent s'attacher sur le contour du trou optique à sa partie supérieure, par conséquent sur la face inférieure de l'apophyse d'Ingrassia,
où le muscle élévateur de la paupière supérieure se
fixe également. Le muscle grand oblique ou grand rotateur s'insère encore dans le même point que les
précédens; le droit inférieur, le droit interne et la
branche inférieure de la bifurcation du droit externe
se réunissent et se prolongent au moyen d'une lame fibreuse, à travers la partie interne de la fente sphénoïdale, pour venir prendre leur attache sur le corps
du sphénoïde dans le fond de la gouttière du sinus caverneux.

Le muscle *grand oblique de l'œil*, partant du contour du trou optique, se dirige en avant en suivant
l'angle de réunion des parois interne et supérieure de
l'orbite; il est très-grêle, dégénère de bonne heure en
un tendon arrondi qui s'engage dans sa *poulie cartilagineuse*, se réfléchit aussitôt sur lui-même, se dirige
en arrière et en dehors, répond au globe de l'œil dans
l'intervalle du droit supérieur et du droit interne, passe
au dessous du premier de ces petits muscles et vient se
perdre dans la sclérotique au dessus et en dehors de
l'ouverture d'entrée du nerf optique. L'action de ce
petit muscle se déduit 1° de sa réflexion dans la poulie
cartilagineuse, et 2° de son insertion au globe oculaire.
Il est évident que par la contraction de ce muscle, l'œil
doit exécuter sur son axe un mouvement de rotation
de dehors en dedans et de haut en bas, en même temps
que la partie postérieure externe de la sclérotique est
entraînée en haut et en dedans vers l'apophyse orbi-

taire interne ; la pupille se trouvera donc par conséquent dirigée en bas en dehors vers la pommette ; je
m'étonne que cette action n'ait point encore été bien
analysée et que, par exemple, les uns aient pu croire
que l'action du muscle grand rotateur devait diriger
la pupille en haut et en dedans, et que d'autres aient
avancé qu'elle devait la diriger en haut et en dehors.

Le *petit oblique ouoblique inférieur* s'attache à la
partie antérieure du plancher de l'orbite, immédiatement en dehors de l'entrée du canal nasal ; de là il se
dirige presque transversalement en dehors, en se portant cependant un peu en arrière ; il passe au dessous du
muscle droit inférieur, et offre là un rapport inverse
de ce que nous a offert le grand oblique ; il va se perdre
dans la sclérotique immédiatement au dessous du point
où s'est inséré l'oblique supérieur ; leurs extrémités se
confondent, d'où résulte que ces deux muscles, dans
leur ensemble, sont en quelque sorte jetés en sautoir
autour du globe oculaire suivant un plan dirigé obliquement d'arrière en avant et de dehors en dedans ;
ils sont par-là antagonistes sous le point de vue du
mouvement de rotation, tandis que l'un et l'autre,
fixés qu'ils sont en dehors par rapport à l'axe de l'œil,
entraînent en dedans l'extrémité postérieure de l'organe, et par conséquent portent en dehors la pupille,
le supérieur la dirigeant en bas, comme nous l'avons
dit, vers la pommette ; l'inférieur la dirigeant en
haut, car il entraîne l'extrémité opposée de l'axe en
bas et en dedans ; par l'action de ce petit muscle la
pupille est donc dirigée vers l'apophyse orbitaire externe.

PARTIES PROTECTRICES DE L'ŒIL.

(TUTAMINA OCULI.)

Paupières et voies lacrymales.

Paupières. Ces voiles mobiles, qui, privés de la faculté de se fermer, ou détruits, entraînent par suite la perte de l'œil, protégent cet organe contre l'action incessante de la lumière, de l'air et contre celle des corpuscules qui sont suspendus dans l'atmosphère. Les paupières, quoique composées de plusieurs couches superposées, sont translucides ; elles permettent de distinguer, à travers leur tissu, le jour d'avec la nuit ; quelques uns des rayons de la lumière directe qui tombe sur elles, les traversent et viennent impressionner la rétine ; on distingue parfois alors la forme de quelques uns des corps opaques qui viennent intercepter quelques faisceaux lumineux ; on prétend même que dans des circonstances données qu'on pourrait appeler surnaturelles, quelques personnes ont la faculté de lire les yeux fermés. Nous craignons que le besoin de fixer l'attention du monde n'ait fait illusion et n'ait parfois conduit à abuser de la crédulité publique.

Les paupières supérieure et inférieure diffèrent entre elles relativement à leur étendue, à leur mobilité, à leur utilité et aux couches qui entrent dans leur composition.

La supérieure, beaucoup plus étendue en hauteur que l'inférieure, recouvre, lorsqu'elle est abaissée, le globe de l'œil jusqu'au niveau de la circonférence inférieure de la cornée transparente ; l'inférieure concourt peu à recouvrir l'œil, tout cela pendant le sommeil ; mais pendant l'état de veille, quand nous rapprochons les paupières pour garantir l'organe de la vue de l'action d'un corps extérieur, la paupière inférieure s'élève notablement et recouvre même une partie de la cornée, dont la supérieure ne garantit alors que les deux tiers supérieurs. En effet, la contraction active du muscle orbiculaire, rapproche les deux paupières, en les entraînant l'une vers l'autre, suivant le rapport de leur étendue et de leur mobilité; pendant le sommeil, au contraire, l'absence de la contraction du muscle élévateur permet à l'action tonique de l'orbiculaire de l'emporter et de rapprocher les paupières; mais cette action est très-faible et se trouve grandement aidée, pour la paupière supérieure, par son poids et sa grande étendue, tandis que l'inférieure ne s'élève que bien peu sensiblement; les bords de l'ouverture palpébrale ne deviennent point droits, le supérieur est alors convexe, et l'intérieur reste légèrement concave. Chez les individus qui ont les yeux saillans et chez quelques autres les paupières, pendant le sommeil, restent entr'ouvertes et laissent voir une portion de la sclérotique, mais presque jamais la circonférence inférieure, parce que dans cet état l'œil s'est renversé en haut et la cornée est venue se cacher elle-même sous la paupière supérieure.

Les parties fondamentales des paupières sont les *cartilages tarses les lames fibreuses*, que nous nommerons *orbito-tarsiennes*; elles en forment la couche résistante, en quelque sorte le squelette. Les premiers, de nature élastique, constituent le bord libre, lui donnent sa solidité et lui conservent sa forme; ils n'occupent pas toute l'étendue de ce bord; ils manquent dans le sixième interne. Celui de la paupière supérieure est beaucoup plus large que celui de l'inférieure; son bord supérieur est assez fortement convexe. Le cartilage tarse de la paupière inférieure est mince et étroit; du reste, dans le sens antéro-posté-

rieur, ils sont accommodés à la forme du globe oculaire. Des deux extrémités de ces cartilages partent
des espèces de ligamens qui vont s'insérer sur la circonférence de l'orbite, aux extrémités du diamètre
transversal ; l'interne ne paraît être qu'une partie du
tendon du muscle orbiculaire.

La lame fibreuse complète cette couche ; placée au
devant de l'orbite, elle se continue d'une part avec
le bord excentrique du cartilage élastique, et d'autre
part elle vient se fixer sur la circonférence de la base
de l'orbite, en s'amincissant de plus en plus à mesure
que l'on se porte vers celle-ci, et particulièrement
vers son côté interne.

Au devant de ces parties, sur la base de la cavité
orbitaire, on trouve un plan musculeux fort mince,
qui s'étend de toutes parts, bien au-delà du pourtour
de cette cavité ; supérieurement il se confond avec
l'occipito-frontal ; en dehors il se jette sur le muscle
crotaphyte et l'aponévrose temporale superficielle ; en
bas il recouvre l'os de la pommette et les muscles qui
s'y insèrent ; en dedans il s'étend peu vers le nez : là
on voit ses fibres, (tant supérieures qu'inférieures,
venir se fixer sur le tendon propre à ce muscle, et
qui est commun à lui et aux cartilages tarses ; nous
avons déjà dit que quelques anatomistes le nomment
ligament palpébral interne. Or voici la disposition
particulière que nous offre ce ligament ou tendon :
après s'être confondu avec le prolongement ligamenteux des cartilages, il s'épanouit du côté du nez, et
là, un cordon très-prononcé vient se fixer à la lèvre
antérieure de la gouttière lacrymale ; un autre, également distinct, va s'attacher à la lèvre postérieure,
embrassant ainsi le sac lacrymal, tandis que du côté
supérieur et du côté inférieur se détachent des lames
fibreuses qui enveloppent le sac à son côté extérieur

et dans toute sa longueur, le soutenant ainsi du côté opposé à celui qui repose dans la gouttière osseuse formée par l'apophyse montante du maxillaire supérieur et l'os unguis. Derrière le cordon postérieur du ligament interne des paupières existe un très-petit faisceau charnu, *muscle de Horner*, qui, simple comme lui en dedans et s'insérant au même point, se bifurque à son côté externe pour se terminer à l'extrémité interne de chacune des paupières, tout auprès des points lacrymaux, qu'il semble destiné à entraîner en dedans. Les fibres charnues qui entrent comme partie constituante des paupières sont très-pâles et fort-minces ; on a souvent beaucoup de peine à les distinguer des couches tégumentaire et celluleuse. Elles sont d'autant moins marquées qu'on se rapproche davantage du bord libre : sur la paupière inférieure on éprouve encore plus de peine à les bien isoler que sur la supérieure.

La peau qui constitue la couche superficielle de ces voiles mobiles est fort mince, demi-transparente, et présente une étendue un peu plus grande que ne le nécessiterait la largeur des parties qu'elle recouvre ; aussi se soulève-t-elle avec la plus grande facilité et forme-t-elle une tumeur fort saillante quand il s'y développe de l'œdème.

Le tissu cellulaire qui unit cette peau à la couche musculeuse et cartilagineuse présente des mailles extrê- mement larges qui le rapprochent beaucoup de l'état de membrane séreuse, et y rendent très-rapides et très-communes les infiltrations de sérosité, qui par contre s'y dissipent avec assez de lenteur.

Ces deux circonstances d'organisation, l'étendue de la couche cutanée et la manière d'être du tissu cellulaire permettent la grande mobilité qu'exigent les usages de ces voiles protecteurs.

Le muscle *releveur de la paupière supérieure* forme à celle-ci une couche que l'on ne trouve pas dans l'inférieure. Son extrémité antérieure s'élargit et s'amincit en devenant entièrement fibreuse, et vient prendre son insertion sur le bord supérieur du cartilage tarse, en arrière de la lame fibreuse propre ; elle s'amincit en dehors et en dedans, sans pourtant se continuer avec le tissu cellulaire voisin d'une manière tout-à-fait insensible.

Enfin, du côté du globe oculaire, la conjonctive forme la couche la plus profonde des paupières : cette couche vraiment tégumentaire, et que quelques unes ont considérée comme séreuse, se réfléchit à partir du pourtour de l'orbite sur la partie antérieure de l'œil, dont elle tapisse toute la surface, quoique l'on ait soutenu qu'elle ne passait pas au devant de la cornée transparente.

Dans la moitié externe de la portion palpébrale, et vers le milieu de la hauteur de la paupière supérieure, on voit une série de petits trous disposés en ligne légèrement courbe, suivant la direction du bord supérieur du cartilage tarse : ce sont les orifices des conduits excréteurs de la glande lacrymale. On ne les peut apercevoir qu'avec une grande difficulté, ce qui a long-temps laissé les anatomistes dans l'ignorance relativement à leur existence. Je les ai vus, comme Chaussier et M. Ribes, en piquant la glande avec le tube à injection lymphatique ; après que la glande est distendue par le mercure, ce liquide coule dans les canaux excréteurs, et vient se montrer à leurs orifices sur la conjonctive.

Le bord libre des paupières, dont l'épaisseur est d'une ligne et demie environ, est essentiellement formé par le cartilage tarse revêtu de la conjonctive, qui, dans ce point, offre plutôt les caractères de la peau que ceux de la muqueuse ; elle est blanche comme le tégument , brillante , plus épaisse et beaucoup moins vasculeuse que dans le reste de son étendue. Ce bord n'est point taillé en biseau , comme on l'a dit ; il est coupé carrément. Cependant il offre une voussure infiniment légère ; il est terminé en dehors et en dedans par une arête assez vive , surtout du côté de l'œil ; on voit immédiatement en avant de celle-ci une série simple d'orifices excréteurs : ce sont ceux des *follicules de Méibomius* , dont les glandules sont logées dans de petites gouttières verticales creusées dans l'épaisseur de la couche postérieure des cartilages tarses , et se trouvent revêtues en arrière par la conjonctive , à travers laquelle on voit les lignes qu'elles forment sur la face interne des paupières. On conçoit bien à présent comment l'humeur grasse que ces follicules sécrètent , se trouvant répandue sur le bord libre de la paupière au devant de son arête postérieure , retient les larmes dans la cavité conjonctivale lorsqu'elles ne sont pas plus abondantes que dans l'état ordinaire.

Une rangée de poils , généralement triple , s'élève sur l'arête antérieure et sur la portion de peau qui est située immédiatement en avant. Leur direction , leur longueur variables , leur courbure opposée par leur convexité dans chaque paupière , sont trop connues pour que nous nous y arrêtions.

Voies lacrymales.

Glande lacrymale. Située à la partie externe et antérieure de la voûte orbitaire , dans l'enfoncement assez large qu'on y remarque , cette glande , dont la forme est ovoïde et dont le volume égale celui d'une fève de marais , déborde la circonférence de l'orbite et se prolonge même par une portion mince jusque dans la paupière supérieure, au dessus du point où les canaux excréteurs viennent s'ouvrir, M. le professeur Cruveilhier, qui a bien décrit cette portion, la désigne sous le nom de *portion palpébrale*, et appelle le corps de cette petite glande sa *portion orbitaire*.

Les canaux excréteurs de la glande lacrymale rampent entre la couche fibreuse d'une part et la conjonctive de l'autre ; ils percent celle-ci lorsqu'ils sont arrivés au point où la conjonctive palpébrale devient conjonctive oculaire : on en compte de huit à douze ; leur nombre varie soit à raison de la difficulté de les voir tous, soit qu'en effet ce nombre ne soit pas constant.

Les larmes sécrétées par la glande et versées dans la cavité de la conjonctive, sont répandues sur toute la surface de l'œil par les mouvemens des paupières ; la couche toujours humide et toujours renouvelée qu'elles y forment, est le moyen de protection le plus puissant dont la nature ait pourvu cet organe : l'absence des larmes est bientôt suivie d'une violente inflammation de la conjonctive ; elle s'étend profondément, et l'œil est bientôt détruit complétement.

Nous considérons la conjonctive comme un réservoir des larmes, de même que la vessie est le réservoir des urines ; la fente qui sépare les paupières l'une de l'autre est nécessaire pour que la lumière vienne pénétrer dans l'œil ; mais elle n'est pas utile pour la conservation de l'organe ; elle n'est donc qu'une condition de fonction spéciale, et sans laquelle il n'y a pas péril pour l'existence de l'organe. Mais alors même qu'on veut ainsi considérer la cavité de la conjonctive comme fermée par l'adhérence des paupières, cette membrane n'en est pas moins de l'ordre des muqueuses ; elle communique directement avec l'extérieur par les narines ;

le canal nasal et les canaux lacrymaux, et ne saurait dans aucun cas être regardée comme une séreuse. Ajoutons que, quoi qu'on en ait dit, il existe des villosités sur la portion de conjonctive, en dedans des cartilages tarses.

L'angle interne des paupières est arrondi en manière de fer à cheval, dont les extrémités se continuent avec le bord libre de ces voiles, dans un point où l'on voit une sorte d'angle saillant, un tubercule ; sur le sommet de celui-ci, mais un peu en arrière, on aperçoit un point noir : c'est le pore ou *point lacrymal*. Derrière ces parties, mais sans aller plus loin, la conjonctive forme un repli tout-à-fait rudimentaire chez l'homme : c'est la trace de la troisième paupière des animaux, on la nomme souvent *membrane clignotante*. Ce repli enveloppe tout-à-fait en dedans un groupe de follicules mucipares, qui se présentent sous la forme d'un tubercule oblong, toujours d'une couleur rouge ou rose assez marquée, mais que déborde toujours et dont se distingue le repli que nous venons d'indiquer : c'est la *caroncule lacrymale* sur laquelle s'élève des poils très-fins et très-souples, mais qui prennent quelquefois un développement plus grand et occasionent des ophthalmies graves.

Sous l'angle externe des paupières, la conjonctive se prolonge à quelques lignes de profondeur avant de se réfléchir sur le globe oculaire. De cette disposition de la conjonctive aux deux angles des paupières, disposition indifférente en soi, mais importante en raison de l'utilité, il résulte que dans les mouvemens d'adduction, et dans ceux d'abduction de l'œil, la conjonctive se déploie de manière à ne gêner en rien ces mouvemens.

De chacun des points lacrymaux part un canal capillaire à parois élastiques toujours écartées, qui parcourt la partie la plus interne des paupières, placé entre le ligament interne de ces voiles et quelques fibres de l'orbiculaire en avant, et le muscle de Horner en arrière : la conjonctive est en rapport avec eux, dans quelques points ; le supérieur se porte d'abord directement en haut, puis (supposant les paupières écartées) il s'infléchit pour se porter très-obliquement en bas et en dedans et s'ouvrir dans le sac lacrymal, à travers sa paroi externe ; à mesure que la paupière supérieure s'abaisse, il devient de moins en moins oblique et pourtant jamais il n'est tout-à-fait horizontal. L'inférieur se porte d'abord directement en bas, puis il se dirige légèrement en haut, la paupière inférieure étant abaissée ; cette obliquité disparaît tout-à-fait quand l'œil est fermé activement. On voit toujours leurs orifices dans le sac lacrymal, séparés par un léger intervalle : ce point répond à la hauteur du tendon du muscle orbiculaire.

Enfin le sac lacrymal et le canal, que l'on appelle assez souvent aujourd'hui canal lacrymo-nasal, versent l'excès des larmes dans le méat inférieur des fosses nasales au dessous de l'extrémité antérieure du cornet inférieur. Nous ne nous occuperons point ici des parties osseuses qui concourent à le former, nous les avons déjà étudiées dans l'ostéologie ; le canal lacrymo-nasal membraneux est constitué par une couche muqueuse doublée extérieurement par une couche fibreuse propre ; son extrémité supérieure légèrement renflée, et que l'on nomme généralement *sac lacrymal*, se termine en haut par un cul-de-sac qui s'élève au dessus du tendon de l'orbiculaire ou ligament interne des paupières ; sur sa paroi externe viennent s'ouvrir, comme nous l'avons dit, les deux canaux lacrymaux, et son extrémité inférieure donne naissance, en se rétrécissant, au canal nasal proprement dit. La forme de ce canal est cylindroïde , légèrement aplatie de dehors en dedans; il suit la courbure que nous avons indiquée pour le canal osseux; il est comme lui légèrement rétréci vers le milieu de sa longueur. Enfin nous avons parlé du repli valvulaire qu'il forme à son orifice inférieur, en se continuant avec la pituitaire. Les larmes sont en grande partie enlevées par l'évaporation à la surface de l'œil, leur quantité est néanmoins toujours en léger excès, c'est cette quantité excédante que les pores lacrymaux et les canaux absorbent pour la porter dans les fosses nasales; l'on a lieu d'être surpris de la quantité de ce fluide à laquelle les canaux lacrymaux peuvent livrer passage lorsque sa quantité devient momentanément un peu abondante , comme on peut l'observer quand les larmes viennent aux yeux, comme on le dit vulgairement ; alors il ne s'en écoule point au dehors, et celles qui s'étaient accumulées dans la cavité de la conjonctive disparaissent en quelques instans.

DE L'ORGANE DE L'OUIE.

La portion molle de la septième paire des anciens, ou nerf acoustique, est chargée de rapporter au cerveau la sensation des vibrations sonores. Parvenu au fond du conduit auditif interne, ce nerf se divise en deux faisceaux de rameaux; l'un, qui se porte en avant et en dehors, va se distribuer sur la lame spiroïde du limaçon; l'autre, se dirigeant en dehors et postérieurement, va se répandre sur la poche membraneuse que contient le vestibule, ainsi que sur les canaux également membraneux que renferment les canaux demi-circulaires osseux. Ces deux faisceaux se sont écartés à angle droit sur leur tronc commun ; le postérieur a remonté un peu, l'antérieur s'est dirigé horizontalement. Ces nerfs, partie essentielle et fondamentale de l'organe de l'ouïe, se trouvent renfermés chez les animaux supérieurs et chez l'homme dans des cavités osseuses que l'on désigne sous le nom de labyrinthe osseux. Ce labyrinthe se divise en trois parties distinctes, mais que l'on devrait ne diviser qu'en deux ; l'une postérieure et plus externe comprenant le *vestibule* et *les canaux demi-circulaires*, l'autre antérieure et plus près de la ligne médiane, formée par le *limaçon*.

Le *vestibule* a la forme d'un panier à pigeon dont le côté renflé est tourné en dedans et un peu en avant et dont le côté plane est dirigé en dehors et un peu en arrière. La portion la plus large du vestibule est placée supérieurement. L'on voit dans cette petite cavité neuf ouvertures : postérieurement et de haut en bas on trouve : 1° l'orifice commun des deux canaux demi-circulaires verticaux ; 2° l'orifice postérieur du canal demi-circulaire horizontal ; 3° l'orifice inférieur du canal demi-circulaire vertical postérieur ; et 4° enfin, d'après la plupart des anatomistes, l'orifice de l'aquéduc du vestibule ; mais ce canal ne paraît point exister réellement : la dure-mère vient seulement se fixer dans la fissure que l'on voit en dehors du conduit auditif interne et qui est indiquée comme l'orifice extérieur de cet aquéduc. Antérieurement l'on aperçoit toujours dans la cavité trois trous ; ce sont, de haut en bas ; 5° l'orifice particulier et antérieur du canal demi-circulaire vertical supérieur ; au dessous, 6° l'orifice antérieur du canal demi-circulaire horizontal, et au dessous de celui-ci, 7° l'ouverture de la rampe externe du limaçon. Sur la paroi interne, 8° les petites ouvertures qui donnent passage aux filets du nerf acoustique. Sur la paroi externe, s'aperçoit en dernier lieu 9° la fenêtre ovale fermée par la base de l'étrier et qui est le plus grand de ces trous.

Les canaux demi-circulaires, au nombre de trois, placés en dehors et un peu en arrière du vestibule, s'élèvent plus haut que lui et sont distingués en deux verticaux et un horizontal. Des deux premiers l'un est appelé vertical supérieur parce qu'il s'élève le plus haut, l'autre vertical postérieur en raison de sa situation. Ces deux canaux forment, en se rapprochant en arrière et en dedans, un angle droit dont l'ouverture, tournée en dehors, renferme, en quelque sorte inférieurement, le canal demi-circulaire horizontal. Celui-ci, au dessous du niveau du canal vertical supérieur, coupe, en deux parties, le diamètre vertical du canal demi-circulaire postérieur. On comprend ainsi comment nous avons trouvé, dans la cavité vestibulaire, son orifice postérieur compris entre les deux orifices supérieur et inférieur du canal demi-circulaire vertical postérieur.

Le nom de canaux demi-circulaires est impropre, car le supérieur forme les 2/3 d'un cercle, l'horizontal en forme les 3/4, et le postérieur forme un cercle presque complet. Celui-ci est le plus étendu : aussi a-t-il reçu de Sommering le nom de *canalis longior*, le postérieur est nommé *canalis brevior*, et l'horizontal est dit *canalis brevissimus*. Chacun de ces trois canaux offre à l'une de ses extrémités, un peu avant son entrée dans le vestibule, une dilatation ou ampoule, qui occupe l'extrémité antérieure du canal vertical supérieur, l'extrémité inférieure du postérieur et l'antérieur de l'horizontal.

Le *limaçon* est un canal conique formant deux tours

et demi de spirale autour d'un axe fictif horizontal. La *portion* la plus évasée de ce conduit commence en même temps dans la cavité du vestibule et dans la caisse du tympan; la portion la plus étroite, où le sommet s'éloigne de plus en plus du vestibule en formant un véritable hélice. Mais ce canal se trouve subdivisé en deux demi-canaux que l'on appelle *rampes*, par une cloison placée verticalement et par conséquent perpendiculaire à l'axe qui est horizontal. Cette cloison est composée dans sa largeur de deux portions, l'une osseuse, l'autre membraneuse; la première est la plus rapprochée de l'axe, l'autre en est la plus éloignée; constituant ainsi la moitié excentrique de la cloison désignée généralement sous le nom de lame spiroïde. Cette cloison, dans sa totalité, est triangulaire, et chacune de ses portions osseuse et membraneuse, offre également la forme triangulaire. Les deux demi-rampes, que cette lame sépare, sont distinguées en rampe externe et en rampe interne. La première est celle qui, par rapport à l'autre, est en même temps plus antérieure et plus externe. La rampe interne, au contraire, est celle qui se trouve placée en arrière et en dedans. La direction horizontale de l'axe et la direction perpendiculaire à celui-ci de la lame spiroïde, nécessitent ce rapport des deux rampes, auxquelles les noms d'antérieure et de postérieure conviendraient mieux que ceux d'externe et d'interne. Il faut enfin bien remarquer que la rampe externe s'ouvre dans le vestibule, et que la rampe interne vient s'ouvrir dans la caisse du tympan, quoique le vestibule soit placé plus en arrière et plus en dedans que celle-ci; il a fallu, pour qu'il en pût être ainsi, que les deux rampes, à leur origine, c'est-à-dire à leur portion la plus élargie, changeassent de situation relative; que l'externe se portât plus en dedans et l'interne plus en dehors, et pour cela nous voyons la rampe interne passer au dessous de l'externe, en la croissant, pour gagner la caisse tympanique où la fenêtre ronde formerait son ouverture, si elle n'était bouchée par le *tympanum secundarium* ou membrane de la fenêtre ronde.

L'axe du limaçon n'existe point à proprement parler; il est purement fictif. On peut le dire situé horizontalement, et dirigé en avant et légèrement en dehors, formant ainsi, avec le prolongement du conduit auditif interne, un angle obtus, rentrant en dedans et en même temps un peu en bas; il est parallèle au plan du canal demi-circulaire vertical supérieur. Le canal conique du limaçon s'enroule autour de cet axe fictif; le premier tour du spirale que forme le limaçon est fort excentrique, au point que l'espace qu'il circonscrit a deux lignes ou deux lignes et demie de diamètre. Le deuxième se rapproche beaucoup de l'axe, l'espace circonscrit n'a qu'une demi-ligne de diamètre, et, comme le dit M. Huguier, cette deuxième spire diminue subitement d'étendue, au point qu'elle est presque entièrement embrassée par la première. Enfin la lame des contours arrive au contact ou se confond, si l'on veut, avec elle-même, formant ainsi le sommet du cône creux; cela arrive vers le milieu de la hauteur du deuxième tour du spirale. De cette disposition il résulte: que cette excavation conique, ayant sa base au fond du conduit interne, mais un peu en arrière, a son sommet au point où s'efface l'intervalle que les tours de spire laissaient entre eux; c'est ce point que nous désignerons sous le nom de sommet de l'axe. On y voit un petit trou qui conduit dans le deuxième tour de la rampe interne du limaçon; par-là passe le rameau central de la branche cochléenne du nerf acoustique, dont la portion destinée à l'organe de l'ouïe vient se rendre dans cette excavation, et, se ramifiant, traverse les petits trous de la portion centrale de la lame des contours pour parvenir dans les cavités limaciennes.

La portion centrale de la première moitié du deuxième tour de spire de la lame des contours, sera, comme nous venons de l'indiquer, le sommet du cône creux circonscrit par le premier tour de spire, par conséquent, ce que nous venons de désigner sous le nom de sommet de l'axe : dans ce point, on voit se continuer la portion centrale de la ligne des contours se dirigeant vers le sommet du limaçon, tandis que la lame excentrique continue de tourner autour d'elle; la lamelle centrale ne s'est point subitement redressée, elle est restée demi-concave, et a continué de se contourner légèrement de manière à offrir à la partie inférieure externe un demi-entonnoir. Cette lamelle a deux bords, l'un central, concave, qui s'éloigne du prolongement de l'axe fictif; la lame spiroïde continue de se prolonger jusqu'au milieu de la longueur de ce bord, où il se termine par un petit crochet, et c'est là que la communication des deux rampes s'établit ; voilà comment la lame spiroïde tourne autour de la lamelle centrale, sans s'enfoncer dans sa concavité, comme si cette lame formait un axe plein, cylindrique; l'ouverture de communication est de forme arrondie. L'autre bord de la lamelle centrale est en contact avec la lame des contours, et se termine au sommet du limaçon, en formant, avec le bord libre, l'angle du sommet de la lamelle elle-même. En résumé, pour comprendre cette disposition, il suffit d'observer que tant que les tours de spire, que les canaux limaciens, circonscrivent un certain espace, la partie centrale de la lame qui la forme est nécessairement complète, sans quoi leur cavité ne serait pas close ; tandis que, lorsqu'ils se sont rapprochés jusqu'au point de contact, elle est incomplète et permet aux rampes de communiquer, comme nous venons de l'exposer plus haut.

Labyrinthe membraneux.

Dans la cavité des canaux demi-circulaires et dans celle du vestibule, on trouve d'autres cavités semblables, mais d'un moindre diamètre, constituées par une membrane fort mince, sur laquelle viennent se répandre les ramifications excessivement déliées du nerf acoustique. Les cavités de ces canaux membraneux sont remplies d'un liquide que M. de Blainville a nommé *vitrine auditive*, et qui avait été indiqué par Scarpa. Ces canaux ne sont point en contact avec les parois des cavités osseuses qui les logent ; un léger intervalle les sépare, et il est rempli par un liquide, l'*humeur de Cotugno*, auquel M. Breschet a donné le nom de *périlymphe*.

Les détails de configuration des canaux membraneux sont en tout parfaitement semblables à ceux des canaux demi-circulaires osseux ; ils offrent des renflemens aux mêmes points et se réunissent comme eux : ils s'ouvrent donc également par cinq trous dans le vestibule ; la cavité membraneuse que le vestibule contient est composée de deux parties, que les uns disent entièrement indépendantes, et que les autres croient communiquer l'une avec l'autre : ce sont l'*utricule* et le *saccule*. L'utricule reçoit directement les terminaisons des canaux demi-circulaires membraneux ; sa forme est celle d'un ovoïde couché horizontalement ; au dessous de lui est le sacculus, qui me semble en connexion directe avec l'utricule. C'est pourtant ce que je n'ai pu constater; mais je suis porté à le penser. A l'extérieur de ces deux poches est la périlymphe, et dans leur intérieur on trouve la *vitrine auditive*. Mais, de plus, on trouve chez l'homme une substance blanche crétacée, que M. le professeur Breschet appelle *otoconie*, en raison de son état pulvérulent, par opposition aux concrétions pierreuses qu'on rencontre chez les poissons, et qu'on nomme *otolytes*.

La branche antérieure de la portion acoustique du nerf auditif, parvenue dans le cône creux que circonscrivent les canaux labyrinthiques pénètre dans leur cavité par une foule de petits trous, dont leur lame centrale est criblée, pour se répandre sur les deux faces de la cloison, perpendiculairement à sa longueur, et par conséquent en rayonnant vers son bord externe, où ils s'anastomosent. Cette disposition des nerfs sur la cloison est telle qu'ils vont en diminuant successivement de longueur, comme elle va diminuant de largeur. Dans le limaçon, il n'existe pas de cavité membraneuse comme dans le vestibule et les canaux demi-circulaires; il est probable que la cloison, libre des deux côtés, et sur laquelle se rendent les ramifications du nerf de l'ouïe, remplit un office analogue.

Le labyrinthe constitue à lui seul, dans les animaux d'un ordre encore peu élevé dans l'échelle, tout l'appareil auditif; il est même réduit, dans ceux où on commence à l'apercevoir, au vestibule, qui en paraît être la partie essentielle; mais chez les animaux d'un ordre supérieur, au devant du labyrinthe, se développe un appareil plus ou moins compliqué. Chez l'homme, nous trouvons la caisse du tympan ou oreille moyenne, et puis l'oreille externe, formée du conduit auditif externe et du pavillon.

Du tympan.

La caisse du tympan, que l'on dit généralement cubique, nous paraît présenter d'une manière évidente la forme d'un coin à bord arrondi ; nous y trouvons deux parois, l'une interne, l'autre externe ; une base, tournée en haut et offrant une certaine largeur ; un bord inférieur mince et tranchant ; enfin un bord antérieur et un bord postérieur, de forme à peu près triangulaire, et dont le sommet regarde inférieurement.

On voit sur la paroi interne et supérieurement, une saillie horizontale formée par le canal demi-circulaire horizontal ; au dessous la *fenêtre ovale*, dont le grand diamètre est dirigé dans le même sens : ils remontent un peu l'un et l'autre antérieurement. La fenêtre ovale est fermée par la base de l'étrier garnie à sa circonférence d'une lame membraneuse, sans laquelle l'ouverture ne serait point exactement bouchée ; au dessous et un peu en avant est la saillie que l'on nomme *promontoire* : c'est vers son centre que les rameaux nerveux qui concourent à former l'anastomose de Jacobson viennent se réunir après avoir parcouru de très-petits canaux creusés dans l'épaisseur même du promontoire. En arrière et au dessous de celui-ci, on remarque une fossette assez étroite, au fond de laquelle on aperçoit la fenêtre ronde fermée par sa membrane propre. En arrière de cet enfoncement est une petite éminence appelée *pyramide* : le centre de celle-ci est creusé d'une légère cavité qui vient s'ouvrir par un pore ou pertuis fort étroit, par lequel sort un filament fibreux que l'on a long-temps pris pour le tendon du muscle de l'étrier, que l'on disait logé dans la cavité de la pyramide, et que l'on a démontré n'être autre chose qu'un petit ligament qui vient s'insérer au col de ce petit os.

La paroi externe est formée presque en totalité par la membrane du tympan. Le cercle osseux qui l'entoure, et qui se trouve confondu chez l'adulte avec la base du rocher, en est complétement distinct et isolé chez le fœtus; il forme ici une pièce particulière, incomplète seulement dans un point de sa circonférence, en avant et en bas; une lamelle osseuse qui s'élève du rocher, et qui plus tard vient former la partie externe antérieure et inférieure du conduit auditif, le complète dans ce point à l'époque où lui-même se confond avec le temporal.

La membrane du tympan est obliquement dirigée de haut en bas, de dehors en dedans et d'arrière en avant. La direction de cette membrane relativement à la paroi interne, qui est verticale, nécessite l'élargissement de la circonférence de la cavité du tympan dans sa partie supérieure, ces deux parois venant presque se rencontrer inférieurement; la membrane du tympan est convexe du côté de la cavité qu'elle ferme en dehors; le manche du marteau est fixé sur elle dans sa partie supérieure et un peu antérieure : nous reviendrons sur ce point.

La paroi supérieure n'offre rien de particulier; elle est la portion la plus large de la circonférence.

La paroi postérieure présente les ouvertures d'entrée des cellules mastoïdiennes.

La paroi antérieure nous offre en haut et un peu e dedans une lamelle osseuse saillante, très-mince, fort petite, concave en haut, et appelée *bec de cuiller*; on l'a indiquée jusque dans ces derniers temps comme l'extrémité postérieure de la lame qui sépare l'un de l'autre les deux canaux qui commencent dans l'angle rentrant de la portion écailleuse avec la portion pierreuse du temporal. M. Huguier a démontré que cette lame, dans son état d'intégrité, se continue beaucoup plus loin en prolongeant le canal qui loge le tendon du muscle interne du marteau jusqu'à la courte apophyse de l'os auquel ce muscle imprime les mouvemens ; la paroi supérieure de la caisse du tympan complète ce canal en haut. Au dessus du bec de cuiller on aperçoit le canal que parcourt le tendon et une partie du corps charnu du muscle interne du marteau. Au dessous se voit un canal plus large, c'est la portion osseuse de la trompe d'Eustache. Plus bas, cette même paroi de l'oreille moyenne présente la fissure de *Glaser*, et tout auprès d'elle, un peu au dessous, un pertuis dans lequel s'engage la corde du tympan qui parcourt un petit canal particulier, et qui ne sort point, comme on l'a indiqué jusqu'à présent, par la fissure de Glaser.

La cavité de l'oreille moyenne est traversée par une chaîne osseuse qui, de la membrane du tympan à laquelle elle est accolée, s'étend jusqu'à la fenêtre ovale, répondant ainsi à la cavité vestibulaire : quatre pièces distinctes la composent : Le *marteau*, l'*enclume*, l'*os lenticulaire* et l'*étrier*.

Le *marteau* se compose d'une tête dirigée en haut et en arrière, laquelle s'articule avec l'enclume par énarthrose. Un col assez court supporte la tête et s'unit au corps du manche. Celui-ci, assez épais au dessous du col, présente là deux apophyses ; la plus élevée, plus courte et plus volumineuse, appartient autant au col qu'au corps ; dirigée un peu en avant, en haut et en dedans, elle donne attache au tendon du muscle interne du marteau ; ce tendon a été conduit jusqu'à elle par le prolongement du bec de cuiller qui ne s'arrête point d'après les observations de

M. Huguier, au niveau de la paroi antérieure. (Voyez *Caisse du tympan, paroi antérieure.*) L'autre apophyse, très-mince et longue, appartient essentiellement au manche, se porte directement en avant et un peu en bas pour venir s'engager dans la fissure de Glaser, où elle se trouve fixée par un petit ligament que l'on a très-long-temps décrit comme le tendon d'un *muscle antérieur* du marteau, lequel muscle M. Huguier a démontré ne point exister, pas plus que le *muscle supérieur* ou externe que l'on disait ramper le long de la paroi supérieure du conduit auditif entre l'os et le prolongement cutané de la peau : on indiquait l'insertion de ce muscle au col même du marteau. Le manche du marteau est accolé à la membrane du tympan, un peu en avant de son diamètre vertical, et dans une direction légèrement oblique en avant et en bas. Dans ce point, la membrane du tambour est entraînée du côté de la caisse ; c'est l'articulation du marteau avec l'enclume qui me paraît déterminer la direction du manche du marteau vers la paroi interne, et par conséquent la saillie que la membrane du tympan forme de ce côté.

L'*enclume*, située en arrière du marteau, se compose d'un corps et de deux branches. Le corps, échancré en avant, pour recevoir la tête du marteau, est solidement fixé en dehors sur le pourtour osseux, dans lequel la membrane du tympan est enchâssée. De sa partie postérieure naît la courte branche qui se dirige en arrière, et s'implante, en quelque sorte, dans l'os, de manière à représenter l'axe autour duquel s'exécutent les mouvemens de l'enclume. La grande branche naît de la partie inférieure et un peu postérieure du corps ; elle se dirige en bas en se portant un peu en dedans ; elle s'éloigne ainsi de la membrane du tambour et se trouve libre au milieu de la cavité tympanique, quoique peu distante de la paroi externe. Elle descend moins bas que le manche du marteau, auquel elle est à peu près parallèle ; son extrémité inférieure se recourbe en dedans pour s'articuler avec l'os *lenticulaire*. Celui-ci n'est qu'un grain osseux et qui reste long-temps cartilagineux, légèrement aplati de dehors au dedans, et qui se trouve interposé au sommet de la grande branche de l'enclume et à la tête ou corps de l'étrier.

L'étrier, dont le nom rappelle bien la forme, nous présente une tête, que l'on nomme aussi le corps, et qui n'est qu'un petit tubercule osseux, véritable tête articulaire qui se trouve en rapport avec l'os lenticulaire. Un col court et osseux, mince, supporte la tête ; sur lui vient se fixer le petit cordon fibreux qui sort de la pyramide et que l'on croyait être le tendon du muscle de l'étrier. Du col naissent les deux branches que l'on distingue en antérieure et postérieure, la première est la plus longue et elle est moins recourbée que l'autre qui est un peu plus courte. Elles se terminent l'une et l'autre ou plutôt elles sont réunies par une lame mince que l'on peut appeler *plaque de l'étrier*. Cette plaque s'engage dans la fenêtre ovale, mais comme elle n'est point généralement assez large pour obstruer complétement cette ouverture, elle est garnie, sur toute sa circonférence, d'une lame membraneuse qui est fixée au pourtour de l'ouverture qu'elle ferme. Pour bien comprendre la description de ce petit os, il faut bien savoir qu'il est dirigé horizontalement de dehors en dedans, en s'étendant de la grande branche de l'enclume à la fenêtre ovale, et que ses deux branches sont dirigées suivant le même plan horizontal.

D'après les recherches minutieuses et fort exactes de M. Huguier sur la structure de l'oreille, il n'existe qu'un seul muscle pour toute cette chaîne osseuse, c'est le *muscle interne du marteau* ou tenseur de la membrane du tympan. Ce muscle naît de la face inférieure du rocher, un peu en dehors du péristaphylin interne, se dirige vers l'angle rentrant que forment le bord antérieur du rocher et le bord convexe de la portion écailleuse, et s'engage là, dans le canal qui est placé au dessus de la portion osseuse de la trompe d'Eustache et qui le conduit jusqu'à la courte apophyse du *marteau.*

L'oreille externe des anatomistes comprend deux choses : *le conduit auditif externe* et *le pavillon de l'oreille.* Le conduit n'existe point chez le fœtus : la membrane du tympan se trouve alors placée presque à fleur de tête. Chez l'adulte, la portion écailleuse et la portion mastoïdienne du temporal se développent en dehors de la base du rocher, et forment la plus grande partie du conduit auditif ; plus particulièrement sa portion postérieure et supérieure. Une lame particulière se développe sur la base même du rocher en dehors et en bas, entre la fissure glénoïde et l'apophyse mastoïde, donc à la partie antérieure et inférieure. La longueur du conduit auditif, considéré dans sa portion osseuse, est de cinq lignes environ ; plus prolongé postérieurement qu'antérieurement à son extrémité externe, il se prolonge davantage en avant à son extrémité interne du côté de l'oreille moyenne ; de telle sorte que l'étendue de ces deux parois antérieure et postérieure est égale. La paroi supérieure se prolonge également plus en dehors que l'inférieure ; mais à son tour, celle-ci, à raison de l'obliquité de la membrane du

tympan, s'avance davantage en dedans, d'où leur longueur est à peu près la même ; en résumé, le conduit
auditif externe est un cylindre creux terminé par deux
sections obliques à peu près parallèles. A sa partie externe, antérieurement et postérieurement, la lame
osseuse, qui appartient au rocher, est toujours séparée par une légère fissure d'avec la portion écailleuse,
et cette fissure continue en dehors la scissure de
Glaser. La portion cartilagineuse de ce conduit dépend essentiellement du pavillon ; elle est continue
avec le cartilage de la conque qui la constitue supérieurement et postérieurement et vient s'unir avec les
portions écailleuse et mastoïdienne du temporal ;
tandis qu'antérieurement le tragus fait suite à la lame
qui s'élève de la base du rocher.

Dans la portion cartilagineuse du conduit auditif
externe, l'on trouve une légère fissure faisant suite à
la fente qui existe entre la branche verticale de la racine horizontale de l'apophyse zygomatique et la lame
antérieure du conduit auditif osseux. Cette fissure,
quelquefois multiple, est appelée *incisure de Santorini*.

Le pavillon de l'oreille, placé à l'entrée du conduit
auditif externe, est un véritable cornet acoustique
propre à recueillir les ondes sonores et à les conduire
jusque dans le canal qui aboutit au tympan : la disposition favorable à cet usage, mal déterminée chez
l'homme, est où ne peut pas plus favorable à ce but
chez un grand nombre d'animaux, où le pavillon est
un véritable entonnoir qui a la faculté de se diriger
vers le côté d'où viennent les sons. Les divers replis
que l'on observe sur le pavillon de l'oreille de l'homme,
sont regardés, par quelques savans, comme disposés
de la manière la plus favorable pour conduire les vibrations sonores jusque dans le conduit auditif. Nous

croyons bien que ces divers contours remplissent en partie cet usage ; mais nous ne pensons pas que cette disposition soit exactement calculée pour ce résultat. Ne voyons-nous pas, en effet, une très-grande variété dans la courbure de ces diverses parties chez les différens individus : il n'en est peut-être pas deux où les courbures soient les mêmes. Voici, du reste, ce qu'on y considère généralement :

L'*hélix* est le premier repli extérieur ; c'est lui qui forme le bord postérieur convexe ; il prend naissance au milieu de la conque par une extrémité amincie que l'on appelle *racine de l'hélix* ; de là il se porte en avant et en haut en augmentant de largeur ; puis il se rétrécit un peu et, se portant encore en haut et en arrière, il devient plus large et descend ensuite jusqu'au lobule où il se termine en s'effilant : en dedans de l'hélix est la *rainure de l'hélix*, plus ou moins profonde suivant la largeur du premier repli.

L'*anthélix* commence par une double racine, au niveau de la première courbure de l'hélix. Ces deux racines, peu saillantes, se réunissent et interceptent entre elles une légère cavité que l'on appele *fosse naviculaire*. L'anthélix commence à l'union de ces deux racines en formant le plus large des replis du cartilage auriculaire. Il descend ensuite en se rétrécissant, et se termine moins bas que l'anthélix au dessus du tubercule cartilagineux connu sous le nom d'*anti-tragus* : cette éminence est une sorte de tubercule cartilagineux, formant l'angle postérieur de l'échancrure que l'on remarque à la partie inférieure de la conque ; c'est une pièce cartilagineuse distincte et articulée d'une manière mobile avec l'anthélix, avec le cartilage de la conque et le tragus.

Le *tragus*, sorte d'opercule qui garnit en avant l'entrée du conduit auditif, est de forme à peu près triangulaire, ayant sa base fixée à la paroi antérieure et osseuse de ce conduit et dont le sommet tronqué se dirige en dehors, et se trouve situé en avant de la partie inférieure de la conque.

La *conque* n'est, à proprement parler, que l'évasement extérieur du conduit auditif; circonscrite en haut et en arrière par l'anthélix, elle est bornée en avant par la racine de l'hélix et par le tragus. Entre ceux-ci d'une part, et d'autre part entre le tragus et l'anti-tragus existent deux échancrures : une supérieure moins prononcée et une inférieure toujours profonde et assez étroite : la conque est formée par le cartilage du pavillon qui a déjà constitué l'hélix et l'anthélix ; à sa partie supérieure et antérieure on voit la racine de l'hélix qui s'élève obliquement de bas en haut et d'arrière en avant et qui la divise en deux parties inégales ; l'inférieure, toujours beaucoup plus grande que la supérieure, se continue directement avec le conduit auditif; celui-ci, placé tout-à-fait en avant, est, en quelque sorte, caché derrière le tragus. Enfin le pavillon de l'oreille se termine par le *lobule*, complétement détaché de la face chez la plupart des individus ; chez quelques uns il lui adhère par son côté antérieur. Le *lobule* est essentiellement formé de tissu cellulaire très-vasculeux contenant une petite quantité de graisse, le tout enveloppé par une sorte de sac cutané faisant suite à la peau qui tapisse immédiatement tout le reste du pavillon. Dans toute l'étendue de celui-ci, l'adhérence de la peau est intime, et cela particulièrement au fond des rainures ; sur toute la face interne ou convexe on peut facilement détacher la peau. Cette membrane est toujours ici extrêmement fine, et contient un grand nombre de vaisseaux. Les variations de température et les impressions morales y modifient la circulation d'une manière très-remar-

quable. Assez habituellement d'une couleur blanche,
le froid donne aux oreilles une couleur rouge violette;
et la chaleur, comme les émotions, les font devenir d'un
rouge vif en même temps que leur chaleur s'accroît :
c'est une chose assez commune que de voir des enge-
lures survenir aux oreilles, chez les personnes sujettes
à cette affection.

Des poils, rares chez les jeunes sujets, et qui deviennent beaucoup plus nombreux et beaucoup plus
longs à mesure que l'on avance en âge, garnissent l'entrée du conduit auditif. Ils semblent destinés, comme
ceux qui garnissent les narines extérieures, à s'opposer
à l'introduction des corps légers qui sont suspendus
dans l'atmosphère.

Des follicules sébacés, chargés de sécréter l'humeur
âcre, jaune et amère que l'on connaît sous le nom de
cérumen, occupent l'épaisseur du prolongement cutané
qui, du pavillon, s'étend jusqu'au fond du conduit et
tapisse la membrane du tympan. Le cérumen est destiné à lubrifier ce prolongement cutané et à lui conserver sa souplesse ; probablement que son amertume
a pour but de chasser ou de tuer les insectes qui vien-
draient à s'y introduire et qui pourraient y déterminer un état pathologique grave.

Un certain nombre de muscles, destinés aux mouvemens, soit généraux, soit particls du pavillon de l'o-
reille, constituent la région auriculaire musculaire
de beaucoup d'anatomistes. Il faut les diviser en deux
groupes, les muscles intrinsèques et les muscles extrinsèques : les premiers, au nombre de cinq, sont
le *grand* et le *petit muscle de l'hélix*, le *transversal*,
le *muscle du tragus* et celui de l'*anti-tragus*.

Le *grand muscle de l'hélix* est grêle et long d'un demi-pouce environ ; il est situé sur la partie convexe de l'extrémité antérieure de l'hélix.

Le *petit muscle de l'hélix*, très-petit, est situé sur la face externe de l'hélix, derrière, et un peu plus bas que le précédent.

Le *muscle du tragus*, de forme quadrilatère, assez épais, est fixé sur la face externe du tragus.

Le *muscle transversal* de l'oreille, formé de fibres transversales, allant de la saillie qui correspond à la conque, vers celle que l'on remarque à la fosse naviculaire, est situé sur la face postérieure du pavillon de l'oreille.

Le *muscle de l'anti-tragus*, long de quatre lignes environ, très-grêle, se dirige de la face externe de l'anti-tragus à la face externe de l'anthélix.

Les muscles extrinsèques de l'oreille meuvent le pavillon en totalité ; ils sont au nombre de trois, distingués en supérieur, antérieur et postérieur ; ils s'attachent, savoir :

Le supérieur, qui est large, mince, triangulaire, se fixe supérieurement à l'aponévrose de l'occipital, inférieurement au cartilage de l'oreille.

Le muscle auriculaire antérieur, beaucoup plus petit que le précédent, s'attache d'une part près de l'arcade zygomatique du temporal, et de l'autre à l'hélix.

Le muscle postérieur de l'oreille, souvent séparé en deux faisceaux, s'insère postérieurement à la base de l'apophyse mastoïde, et antérieurement à la partie inférieure de la convexité de la conque.

DE L'ORGANE DU GOUT.

La langue a long-temps été regardée comme chargée de percevoir exclusivement la sensation des saveurs. Sa face supérieure, sa base et ses bords ont paru long-temps être les seuls points que les qualités sapides des corps pussent affecter. Les recherches de MM. Guyot et Admyrault, entreprises pendant les années 1831 et 1832, ont semblé mettre hors de doute que la partie la plus reculée de la voûte palatine, la face buccale du voile du palais et de ses piliers, et certains points de la face interne des joues, partagent la même faculté. Les différentes papilles que le nerf lingual va former ne leur ont point paru chargées seules d'exercer le sens du goût : ils ont admis que le nerf glosso-pharyngien partageait avec le lingual la propriété spéciale de gustation. Nous allons passer sur toutes ces recherches intéressantes de physiologie expérimentale, l'anatomie étant seule notre objet.

De la langue.

Occupant la cavité buccale, dont elle constitue une partie de la paroi inférieure, et cela par sa base et sa portion moyenne, la langue ne fait plus partie de cette paroi en avant et sur les côtés, où sa pointe et ses bords se trouvent seulement logés dans la première cavité des voies digestives.

La langue remplit en même temps la triple fonction d'organe de gustation, d'organe d'articulation des sons et d'organe de déglutition. Sa forme est celle d'une feuille de myrte ou de fer de lance ; car sa figure n'est point ce qu'elle paraît être lorsqu'on l'examine dans la bouche, auquel cas on la comparerait à un cône aplati dont la base formerait le côté inférieur de l'isthme du gosier ; il n'en est rien : car au-delà de cette portion, à laquelle nous réserverons le nom de buccale, elle se prolonge en se rétrécissant assez brusquement, et devient en même temps oblique en bas et en avant pour aller se fixer au corps de l'os hyoïde, de manière à représenter cette forme

C'est même à cette disposition que le muscle génio-glosse doit la faculté de faire sortir par ses contrac-tions la langue de la bouche : l'angle rentrant en avant que forment ses deux portions buccale et pharyn-gienne s'efface alors, devient droit et même obtus, ainsi :

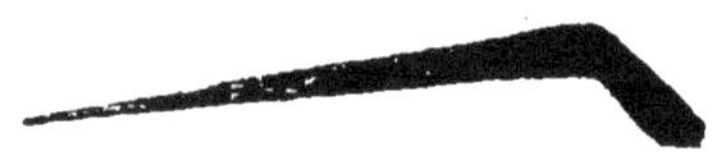

suivant la force avec laquelle on veut tirer la langue. Plus épaisse au point de son inflexion, qu'on nomme vulgairement la base de la langue, celle-ci devient plus mince à mesure qu'on se porte vers sa pointe ou qu'on se dirige vers sa racine, où elle est tronquée, pour se fixer à l'os hyoïde.

Etudiée dans sa surface libre, on lui considère une face supérieure, une face inférieure, deux bords,

une pointe et une base. Dans cette division, généralement adoptée dans les traités d'anatomie, l'on n'a
voulu parler que de la portion buccale. Nous y ajouterons l'examen de la portion pharyngienne ou réfléchie, que l'on pourrait également bien appeler portion
hyoïdienne ou cervicale. Dans sa portion buccale, la
face supérieure présente sur la ligne médiane un sillon
antéro-postérieur qui commence au trou borgne, sur
lequel nous reviendrons bientôt, et qui va diminuant
de profondeur en se dirigeant vers la pointe, sur laquelle il disparaît entièrement. Cette sorte de gouttière est la trace de la division primordiale de l'organe
en deux moitiés latérales, comme l'admettent quelques anatomistes. Si l'on examine attentivement la
langue d'un enfant nouveau-né, on en trouve la pointe
comme tronquée et en quelque sorte bifide; le sillon
médian supérieur s'est prolongé jusque-là, et semble
bien évidemment être la trace d'une vraie bifurcation.
Cette disposition chez les nouveau-nés est très-favo-
rable pour saisir le mamelon, qui n'eût pu être enveloppé inférieurement si la langue eût été pointue à
cette époque de la vie, comme on l'observe chez les
adultes.

Sur les côtés de cette gouttière, la langue offre deux
renflemens longitudinaux et parallèles, qui sont bien
prononcés dans certains momens de contraction des
fibres propres de l'organe, et qui s'affaissent presque
entièrement lorsque toute contraction a cessé, et que
la langue est molle et souple dans toute son étendue.

Sur cette face supérieure, recouverte par la muqueuse, on voit de petits tubercules plus ou moins
saillans que l'on désigne sous le nom général de papilles, dont les unes, formées par des houppes nerveuses, méritent seules ce nom, et dont les autres
ne sont que des follicules sécrétoires. Les différentes

espèces de ces papilles admises par les anatomistes ont beaucoup varié : les uns en admettent de trois sortes : les *coniques*, les *fongiformes* et les *caliciformes*; d'autres admettent des papilles *filiformes*, des papilles *lenticulaires* et des *fongiformes* ou *coniques*. Nous les diviserons d'abord en deux groupes; les unes non perforées, sont de véritables organes de sensation, et les autres perforées, ne sont que des organes de sécrétion.

M. Cruveilhier divise les papilles nerveuses en grandes papilles, formant le V dont l'ouverture est dirigée en avant et dont le sommet est représenté par le trou borgne : il les appelle *papilles à calice*, parce qu'elles sont entourées d'une autre papille circulaire dont une rigole les sépare, et il considère le trou borgne lui-même comme une de ces dernières dont la papille centrale serait très-peu développée ou manquerait même complétement. En second lieu, il admet de petites papilles occupant la face dorsale de la portion buccale de la langue et se présentant sous trois formes différentes; les *filiformes*, les *coniques* et les *fongiformes* ou *lenticulaires*.

Les *filiformes* s'observent à la pointe de l'organe; les *fongiformes* en occupent la moitié postérieure entre les branches du V et en dehors de ses branches; les papilles *coniques* sont placées dans l'intervalle des deux groupes précédens, et sont souvent mêlées aux autres, particulièrement aux filiformes.

Les glandules sécrétoires ou papilles perforées sont très-rares sur la portion buccale; on les voit répandues sur la portion pharyngienne en arrière des papilles à calice.

La face inférieure de la langue est confondue avec les parties molles de la région sus-hyoïdienne; vers sa base et dans sa ligne médiane, dans l'étendue d'une surface triangulaire qui représente à peu près la moitié de l'aire de cette paroi. En avant et sur les côtés, la face inférieure de la langue est libre et recouvre les portions de la paroi de la bouche à laquelle correspondent les glandes sublinguales et sur laquelle viennent s'ouvrir les canaux excréteurs des glandes sous-maxillaires. Un repli de la membrane muqueuse qui de cette paroi va tapisser la langue, forme au dessous et en arrière de sa pointe ce que l'on a nommé le *frein* de cet organe ou son *filet*. En dehors de celui-ci l'on aperçoit toujours, mais d'une manière plus ou moins marquée, une veine qui se dirige d'arrière en avant et de bas en haut : c'est la veine ranine dont la couleur est très-apparente à travers la muqueuse qui la recouvre.

Les bords et la pointe de la langue sont d'autant plus libres qu'on les examine plus antérieurement ; ils sont en même temps moins épais, comme nous l'avons dit.

La portion pharyngienne de la langue est fixée au corps de l'os hyoïde par une membrane fibro-celluleuse et se trouve soutenue par un prolongement de cet os, lequel prolongement s'enfonce dans l'épaisseur de son tissu ; cette lame est osseuse chez les oiseaux, elle est cartilagineuse dans d'autres animaux, elle est fibreuse chez l'homme ; nous y reviendrons en traitant de la structure. Cette portion pharyngienne répond en avant au bord postérieur des muscles génio-glosse et hyo-glosse ; en arrière elle répond à l'épiglotte dont la forme est à peu près semblable à celle de la langue, mais elle est seulement moins recourbée en avant en même temps qu'elle est moins pointue dans sa portion buccale. L'épiglotte donne bien l'idée de la forme de la langue chez les très-jeunes enfans.

Structure. Essentiellement constituée par des fibres charnues, dirigée dans des sens divers, la langue leur doit la faculté de prendre les formes les plus variées, toutes affectées à des actions spéciales ; la pointe de cet organe peut, par la succession de tous ces mouvemens, aller chercher dans tous les coins de la bouche, les portions de substances alimentaires qu'elle réunit en un bol, qui vient enfin se placer sur sa face supérieure, et que la langue, en s'appliquant à la voûte palatine, presse d'avant en arrière et fait glisser dans le pharynx sur le plan oblique qu'elle lui présente. La langue doit la faculté de se relever ainsi et de se replier en arrière à une couche de fibres longitudinales qui sont placées immédiatement sous la muqueuse de sa face dorsale, et que Malpighi désigna sous le nom de *muscle lingual supérieur* ou superficiel. Une autre couche musculaire plus épaisse et formée également de fibres dirigées d'arrière en avant, tapisse ou mieux constitue la face inférieure ; on pourrait également bien l'appeler *muscle lingual inférieur*. Il ne faut pas confondre avec elle les faisceaux décrits depuis long-temps par les anatomistes sous le nom de *muscle lingual*, bien distinct à la face inférieure de la langue, entre le génio-glosse et le stylo-glosse : ce faisceau n'existe que sur les côtés de la ligne médiane et constitue un muscle particulier ; il se perd en arrière et en avant dans les fibres de la couche inférieure et s'unit ou mieux se continue avec quelques unes des fibres du stylo-glosse. C'est à lui en même temps qu'à la couche musculeuse inférieure que la langue doit la faculté de se recourber en bas et de nous présenter directement en avant sa face supérieure.

Dans toute leur étendue les bords de la langue présentent des fibres obliques de deux ordres différens : les unes dirigées de haut en bas et d'arrière en avant ; les autres dirigées également d'arrière en avant, mais de bas en haut. Les premières sont plus superficiellement placées ; les secondes sont un peu plus profondes : on

ne distingue ces fibres obliques que vers le point le plus
large de l'organe et que l'on appelle communément sa
base, c'est-à-dire le point où elle se recourbe. Plus profondément existent encore les fibres que nous appellerons centrales et qui sont de trois ordres : les unes se
dirigent suivant la longueur, elles sont extrêmement
rares, manquent souvent et semblent n'être autre
chose qu'une ou deux fibres isolées du lingual superficiel de Malpighi ; les secondes sont verticales et vont
de l'une à l'autre des couches supérieure et inférieure,
au milieu desquelles elles se perdent. Enfin le troisième
ordre est composé de fibres transversales qui vont de
l'un à l'autre bord , elles sont moins nombreuses que
les fibres verticales. Toutes ces fibres centrales sont
entremêlées de manière à ne jamais former de couches
distinctes. Ce n'est point tout ; les deux moitiés droite
et gauche de la langue sont séparées dans la partie
postérieure par une lame fibreuse que M. Blandin appelle lame cartilagineuse, et qui, chez certains animaux, est un véritable prolongement osseux. Cette
membrane forme une cloison médiane qui atteint
les deux faces supérieure et inférieure de l'organe
au niveau des gouttières que l'on y voit. Supérieurement elle est toujours en rapport immédiat avec
le derme de la muqueuse, mais inférieurement il n'est
point rare de voir quelques fibres de la couche musculaire inférieure s'entre-croiser au dessous d'elle. Cette
cloison est complète et entière dans sa moitié postérieure ; antérieurement, elle présente des ouvertures
qui la rendent incomplète comme on l'observe dans la
cloison des corps caverneux, aussi surtout dans sa
partie antérieure. Enfin elle disparaît vers la pointe.

Au milieu de ces fibres musculaires existe de chaque
côté et vers la base seulement de petites masses de tissu
adipeux que Bauer a nommées noyau lingual.

Toute la surface de la langue est revêtue par un prolongement de la muqueuse buccale excepté à sa face inférieure dans le point où elle est adhérente avec la paroi correspondante de la bouche, par conséquent dans l'étendue d'une surface triangulaire ayant sa base tournée en arrière et son sommet en avant jusqu'au filet ; cette membrane muqueuse est beaucoup plus épaisse sur la face dorsale de l'organe qu'à sa face inférieure et sur ses bords. Cette épaisseur plus grande est due en partie au chorion et en partie aussi à l'épiderme ou épithélium qui le recouvre. Cette dernière pellicule, assez mince chez l'homme, acquiert chez certains animaux une épaisseur considérable et rend la langue râpeuse en raison des étuis cornés qu'elle forme aux papilles. Dans le chat, tout le monde a eu occasion de remarquer ce grand développement de la couche épidermoïde ; l'étui que celle-ci fournit aux papilles filiformes qui se dirigent toujours en arrière, fait paraître la langue de cet animal comme hérissée de crochets dirigés en arrière. La même chose s'observe également sur la langue du bœuf et sur celle de beaucoup d'autres animaux.

DU TUBE ALIMENTAIRE.

Ce long canal, étendu de la bouche à l'anus, nous présente une série de dilatations et de rétrécissemens successifs, plus ou moins marqués ; ce qui permet d'établir des divisions assez précises entre les diverses parties des voies que doivent parcourir les matières alimentaires. Ce qu'il y a d'important à noter, c'est l'usage différent que chacune de ces diverses sections se trouve appelée à remplir ; et ces usages sont d'autant plus tranchés , que la division anatomique est plus tranchée elle-même. La structure de chacun de ces différens points est en harmonie avec les différentes actions qui doivent s'y opérer.

De la bouche.

La bouche est la première cavité du canal alimentaire. Chez un grand nombre d'animaux elle est destinée à la préhension des substances nutritives en même temps qu'elle est chargée d'exécuter la mastication. C'est dans cette cavité encore, que l'insalivation s'effectue , et , quoiqu'aucune élaboration des alimens ne s'y opère, l'ancien adage *prima in ore digestio*, n'en est pas moins de la plus grande vérité ; car plus auront été complètes les diverses modifications que les alimens y auront subies, plus complète et plus facile sera la chymification. La digestion stomacale se fait bien plus imparfaitement sur les alimens qui ont à peine été mâchés et que la salive n'a pas suffisamment imbibés.

Les lèvres qui forment la paroi molle extérieure de la bouche, ont pour usage de saisir les alimens et de s'opposer à ce qu'ils ne s'échappent pas une fois qu'ils y ont été introduits ; ceci est surtout vrai pour l'homme et en particulier pour la race caucasique qui seule offre des lèvres dirigées verticalement. Chez le nègre , déjà , leur obliquité en avant est très-prononcée : chez les animaux elles deviennent presque horizontales et ont surtout pour usage de saisir les alimens. Les divers mouvemens qui se rapportent encore à l'articulation des sons y nécessitent la présence de couches musculaires et membraneuses.

Nous ne dirons point les diverses particularités de

configuration que les lèvres présentent, et nous allons nous occuper de leur structure.

La peau forme la couche antérieure des lèvres, elle est assez épaisse et couverte de poils dans une partie de son étendue. Leur face postérieure est tapissée par la muqueuse venue des gencives et présente sur la ligne médiane vers le bord adhérent, un repli que l'on désigne souvent sous le nom de *frein des lèvres*. La portion de cette muqueuse qui vient tapisser le bord libre de ces voiles mobiles, se continue insensiblement avec celle de la face postérieure, et ce n'est que graduellement que la couleur propre de ce bord tranche avec celle de la face précédente ; au contraire, une ligne de démarcation bien tranchée entre ce bord et la peau de la face antérieure, montre un changement brusque dans la structure de ces portions différentes.

Entre les deux couches tégumentaires existe le *muscle orbiculaire* des lèvres. Les extrémités du muscle de la lèvre supérieure et du muscle de la lèvre inférieure s'unissent en partie et en partie s'entre-croisent, aux extrémités de la fente transversale qui les sépare et forment là les commissures des lèvres ou angles de la bouche. Les fibres charnues n'arrivent point jusqu'au bord libre de ces voiles mobiles. Une couche érectile se trouve placée immédiatement au dessous de la muqueuse de ces bords, elle est alimentée par les artères coronaires ; susceptible d'un léger degré de turgescence chaque bord devient organe de tact. Entre le muscle orbiculaire et la muqueuse de la face postérieure existe une couche glanduleuse (*glandes salivaires labiales*). Leur forme est sphéroïdale, elles ont un volume inégal, sont juxta-posées, bien distinctes l'une de l'autre ; chacune a son canal excréteur et ne doit pas être confondue, comme on le fait parfois, avec des follicules mucipares. Un tissu cellulaire très-serré et contenant peu de graisse, unit la peau à la couche musculaire.

Les lèvres sont libres dans toute leur largeur ou mieux on ne réserve ce nom qu'à la portion libre et mobile de la paroi molle antérieure de la bouche ; car le muscle orbiculaire s'étend au-delà de leurs limites et entre alors comme partie constituante d'une partie des joues : Nous n'entendons parler ici que des mammifères, qui seuls offrent ce caractère particulier des lèvres. La ligne de démarcation entre les lèvres et les joues est presque entièrement arbitraire.

Des joues. Elles forment les parois latérales de la bouche comme les lèvres en sont la paroi antérieure. Elles appuient les unes et les autres sur les bords alvéolaires et les arcades dentaires qui les soutiennent. Leur largeur du haut en bas est proportionnée à la hauteur des arcades alvéolo-dentaires ; aussi lorsque les dents chez les vieillards viennent à manquer, les lèvres et les joues ont un excès de largeur qui les rend pendantes et présentent un des caractères les plus saillans de la décrépitude. En haut et en bas, les joues sont limitées par leur adhérence à la mâchoire supérieure et à l'inférieure. Une gouttière non interrompue est formée par la continuation de la muqueuse des joues et des lèvres avec celle des gencives tant en haut qu'en bas. Les alimens se logent souvent dans ces gouttières : ils en sont chassés par les divers frottemens que les joues peuvent exercer contre les arcades dentaires. Nous avons dit qu'en avant les joues et les lèvres se confondent d'une manière non tranchée. Postérieurement la branche de la mâchoire inférieure laisse entre elle et la joue une gouttière analogue à celle que nous venons d'indiquer. Cette gouttière se continue plus particulièrement avec l'inférieure. Cette limite postérieure des joues est aussi naturelle que les limites supérieure et inférieure.

La peau forme la couche extérieure des joues; elle est mince et unie aux couches musculeuses par un tissu cellulaire pénétré souvent d'une assez grande quantité de graisse; quelquefois même la masse adipeuse est si abondante qu'elle creuse entre la peau et le muscle buccinateur une cavité profonde, comme on le voit chez les enfants; chez eux cette boule graisseuse des joues paraît avoir pour usage d'étendre et de soutenir les muscles qui se rendent à la commissure des lèvres, lesquels ont toujours un excès de longueur, à cause de l'absence des dents : aussi cette boule disparaît-elle à mesure que les dents poussent.

La muqueuse tapisse la face buccale des joues; elle est bien plus lâchement unie à la couche charnue que la muqueuse des lèvres; comme dans ces dernières, elle est soulevée par une couche glanduleuse (*Glandes salivaires buccales*), dont il faut bien séparer les glandes molaires que nous indiquerons bientôt. Le muscle buccinateur occupe toute l'étendue de la joue correspondante; mais en dehors de lui, quelques-uns des muscles de la face s'étendent dans l'épaisseur des joues, et cela particulièrement vers l'angle des lèvres. Nous avons déjà dit que le muscle orbiculaire labial s'étendait aussi jusque vers le conduit de Sténon, qu'accompagne souvent assez loin au prolongement de la parotide, et qui obliquement rampé dans l'épaisseur du tissu adipeux de la région, traverse le muscle buccinateur et perce enfin la membrane muqueuse vis-à-vis de l'intervalle qui sépare la première et la seconde grosses molaires supérieures. Nous y reviendrons en parlant de la parotide.

Voûte palatine. La paroi supérieure de la bouche, de forme parabolique, est légèrement concave dans le sens transversal et dans le sens antéro-postérieur. La membrane muqueuse qui la tapisse offre quel-

ques plis, ou saillies transversales dues à la présence
des follicules que l'on trouve dans son épaisseur.
Entre cette membrane et les os il en existe de chaque
côté une rangée antéro-postérieure, constituée par
les glandules salivaires palatines, qui se trouve logée
dans les gouttières que présentent les os maxillaires
supérieurs et les palatins. Le point de la voûte palatine
auquel correspondent ces deux séries, offre une mollesse plus grande que dans le reste de l'étendue de
cette paroi; cette mollesse est due à une plus grande
épaisseur des parties molles, dont l'adhérence avec les
os est beaucoup moins forte. Dans l'épaisseur de cette
muqueuse viennent se répandre les dernières ramifications de l'artère palatine supérieure et les derniers filets du nerf grand palatin. La membrane muqueuse
palatine se continue avec celle des gencives qui se
réflechit dans l'intervalle des dents, de manière à
se continuer avec la portion antérieure, puis cette
membrane remonte sur le collet des dents, elle l'entoure et se prolonge sur la racine pour former le périoste alvéolo-dentaire, lequel sert de moyen d'union
entre la petite cavité osseuse et la dent. Dans l'é-
paisseur de la portion gengyvale de la muqueuse qui
entoure le collet, quelques anatomistes admettent des
follicules chargés de sécréter le tartre. La disposition
que nous venons d'indiquer semble mettre hors de
doute le rapprochement que nous avons fait entre les
dents et les follicules; car la membrane contient évidemment dans son épaisseur les follicules dentaires.

La paroi inférieure de la bouche, abstraction faite
de la langue, n'existe distinctement en réalité que dans
la partie antérieure et sur les côtés. La muqueuse
qui la tapisse s'appuie dans la plus grande partie de
son étendue et latéralement sur la glande sublinguale; en dedans de celle-ci et sur la ligne médiane

existent les deux génio-glosses placés de champ. Sur les côtés du frein on voit les orifices des canaux de Warthon, légèrement saillans et comme boursoufflés.

La paroi postérieure est incomplète : le voile du palais la constitue : dans la moitié supérieure, entre celui-ci et la base de la langue s'aperçoit l'ouverture de communication avec le pharynx, autrement dit l'isthme du gosier. Le voile du palais suspendu au bord postérieur de la voûte palatine, se continue dans ce point avec la paroi supérieure de la bouche. Sa direction générale est oblique en arrière ; supérieurement elle est même presque horizontale et continue, à proprement parler, la voûte de la bouche ; cette dernière portion jouit de très-peu de mobilité. Vertical et pendant hors le temps de la déglutition , le voile du palais nous offre une face antérieure ou buccale, une face postérieure ou pharyngienne et quatre bords : le supérieur est adhérent à la portion horizontale des os palatins ; l'inférieur offre une double échancrure que la luette sépare en descendant jusqu'à moitié de la hauteur de la base de la langue. Sur les côtés le voile du palais est formé par les piliers de cet organe. L'antérieur vient de la base de la luette ; le postérieur naît presque du sommet, de façon que l'arc que ce dernier forme est moins élevé que celui que présente le pilier antérieur; en même temps aussi cet arc est plus étroit, d'où résulte que, vu par la cavité buccale, celui du pilier postérieur est aperçu derrière et en dedans de l'antérieur; l'amygdale est aperçue dans l'intervalle qui les sépare : cet intervalle est plus large inférieurement et paraît s'appuyer sur la base de la langue; mais le pilier antérieur seul est en connexion directe avec celle-ci; le postérieur se perd dans la paroi du pharynx. La membrane muqueuse qui enveloppe les muscles qui entrent dans la composition du voile du palais est séparée d'eux par une couche glandulaire semblable aux glandes salivaires des lèvres et des joues ; ces glandes sont répandues dans l'épaisseur de la face antérieure : on en trouve quelques grains épars sous la muqueuse de la face postérieure ; il faut remarquer que cette muqueuse dépasse le bord inférieur et les piliers, en se réfléchissant de la surface buccale à la surface pharyngienne.

Les *amygdales* sont constituées par un groupe de follicules muqueux, et la membrane qui les enveloppe est criblée de lacunes qui ne sont que les orifices de cellules où viennent s'ouvrir les follicules et dans lesquelles l'humeur sécrétée s'accumule jusqu'au moment où le passage des alimens dans la déglutition vient l'exprimer de manière à ce que ce passage en soit plus facile. Quelquefois cette humeur s'y concrète, n'en sort qu'à des intervalles éloignés, et répand souvent alors une odeur infecte.

Du pharynx.

Placée au devant de la colonne vertébrale, cette seconde cavité du canal alimentaire a la forme d'une navette de tisserand ; elle s'élève jusqu'à la surface basilaire et descend au niveau de la cinquième vertèbre cervicale pour se continuer avec l'œsophage. Elle présente sur sa paroi antérieure trois ouvertures, en haut celle des racines postérieures, séparée en deux par le bord postérieur de la cloison : plus bas est l'ouverture de l'isthme du gosier ; et tout-à-fait inférieurement on aperçoit l'orifice supérieur du larynx : Ce dernier orifice est coupé obliquement de haut en bas et d'avant en arrière et présente tout-à-fait inférieurement l'échancrure qui sépare l'un de l'autre, le sommet des cartilages arithénoïdes surmontés par les tubercules de Santorini.

Entre l'orifice postérieur des fosses nasales et l'ouverture de l'isthme du gosier, on trouve la face postérieure du voile du palais et de la luette. Les piliers postérieurs du premier forment une saillie assez considérable. En dedans des parties latérales du pharynx on aperçoit à la partie la plus élevée de cette cavité, en dehors des narines postérieures, le pavillon évasé et cartilagineux de la trompe d'Eustache ; l'ouverture de ce pavillon est dirigée en dedans, en bas et un peu en arrière. Entre l'isthme du gosier et l'orifice du larynx on trouve la base de la langue ou mieux l'angle d'inflexion de cet organe ; c'est dans ce point qu'on voit bien le trou borgne, angle de réunion des deux séries des papilles à calice et en arrière de ces objets les glandules muqueuses nommées improprement papilles perforées ; elles remplissent dans ce point le même office que les amygdales. Là existe aussi l'épiglotte qui se trouve placée sur un plan postérieur à celui du voile du palais et de la luette. Trois replis muqueux s'étendent de sa face antérieure à la langue ; on les désigne improprement sous le nom de *ligamens glosso-épiglottiques*. Celui du milieu est beaucoup plus saillant que les deux autres.

Des bords de ce cartilage deux replis muqueux vont se porter au sommet des cartilages arithénoïdes sous le nom de ligamens *arithéno-épiglottiques* et circonscrivent sur les côtés l'orifice supérieur du larynx ; de telle sorte que l'épiglotte fait partie de cet orifice lui-même qu'il concourt à former antérieurement. Sur les côtés de l'ouverture supérieure du larynx, on voit à droite et à gauche une gouttière profonde dans laquelle les boissons paraissent devoir couler. Toute la surface interne de la cavité du pharynx est tapissée par la muqueuse qui se continue avec celle de toutes les cavités avec lesquelles elle communique.

Sur les côtés et à l'extérieur, le pharynx offre des rapports importans : L'artère carotide interne, le nerf pneumo-gastrique, le glosso-pharyngien, le spinal, le grand hypo-glosse et le maxillaire inférieur sont en rapport plus ou moins immédiat avec lui. Les muscles de l'apophyse styloïde et cette apophyse elle-même peuvent être rangés au nombre des organes qui font partie de ces rapports.

L'extrémité supérieure de cette cavité musculo-membraneuse est fort étroite, son extrémité inférieure, au contraire, se continuant avec l'œsophage, offre des dimensions un peu plus grandes, mais très-variables, en raison des usages particuliers de cette portion du tube alimentaire.

Les muscles propres du pharynx sont distingués en trois paires auxquelles il faut joindre celle des muscles stylo-pharyngiens. Les faisceaux charnus du côté droit et ceux du côté gauche, se réunissent sur la ligne médiane de la paroi postérieure pour former un raphé peu distinct que la direction différente des fibres permet seule de bien distinguer ; chaque groupe de fibres charnues est connu sous le nom de muscle constricteur.

Le muscle *constricteur supérieur* est formé, pour chacune de ses moitiés, de fibres légèrement courbées, à concavité supérieure, et forme le plan le plus intérieur des fibres charnues du pharynx. Il descend à peu près jusqu'à la hauteur de la base de la langue. Chacune des moitiés de son bord supérieur est concave et laisse un certain intervalle entre lui et la base du crâne, intervalle que ferme la membrane muqueuse. Ce muscle constricteur supérieur se fixe en dehors : 1° à la moitié inférieure du bord postérieur de l'aile interne de l'apophyse ptérygoïde ; 2° au ligament membraneux, qui de là va à l'os maxillaire inférieur, et auquel se fixe le buccinateur ; 3° à la ligne oblique interne; 4° sur les côtés de la base de la langue. Anciennement on avait désigné chacune de ces portions sous un nom différent et on les considérait comme autant de muscles particuliers; ainsi ils étaient nommés *ptérygo, génio* (joue), *mylo-pharyngiens*, plus la quatrième portion venant de la base de la langue et que l'on pouvait appeler *glosso-pharyngien* , mais qu'il faut bien distinguer de celui qu'aujourd'hui nous nommons ainsi.

Le *constricteur moyen* commence aussi à l'apophyse basilaire ; de là ses fibres descendent très-obliquement vers les grandes et les petites cornes de l'os hyoïde, ainsi qu'aux ligamens thyro-hyoïdiens. Les fibres les plus élevées de ce muscle , celles qui naissent de l'apophyse basilaire sont presque parallèles à l'axe du corps et ont été appelées muscles *céphalo-pharyngiens.* Les fibres les plus inférieures changent de direction; elles forment un angle saillant en bas et caché par l'angle rentrant des constricteurs inférieurs. Les fibres moyennes tiennent une direction intermédiaire aux unes et aux autres.

Le *muscle constricteur inférieur* se fixe sur les côtés et de bas en haut: 1° au premier anneau de la trachée-artère ; 2° au cartilage cricoïde ; 3° à la petite corne et à la ligne oblique du cartilage thyroïde ; les fibres de droite et de gauche se réunissent de manière à former un angle ouvert en bas. Les supérieures présentent un angle assez aigu qui s'élève en dehors du constricteur moyen jusqu'au dessus de la moitié inférieure du pharynx; souvent on voit une sorte de prolongement ligamenteux qui s'élève plus ou moins haut et quelquefois semble parvenir jusqu'à la base du crâne. Plus les fibres de ce muscle sont inférieures , plus l'angle qu'elles forment est ouvert.

Enfin le muscle stylo-pharyngien se porte obliquement en bas , en avant et en dedans et vient se perdre dans l'épaisseur des parois du pharynx au niveau de l'intervalle que laissent entre elles les grandes cornes de l'os hyoïde et celles du cartilage thyroïde. Ses fibres s'écartent de manière à remplir à peu près complétement l'intervalle que laissent entre eux les bords correspondans des muscles constricteur moyen et constricteur inférieur.

A ces muscles les anciens anatomistes ajoutaient : 1° le *pétro-pharyngien* d'Albinus ; 2° l'*occipito-pharyngien*; 3° le *ptérygo-pharyngien* extrinsèque ; 4° le *sphéno-pharyngien*, venant de l'épine du sphénoïde ; et 5° le *salpingo-pharyngien*, tirant son origine de la portion cartilagineuse de la trompe d'Eustache.

Sous le bord inférieur du constricteur inférieur dans l'angle rentrant qu'il forme avec celui du côté opposé passe le nerf récurrent qui va se distribuer aux muscles du larynx.

De l'œsophage.

L'œsophage est le canal musculo-membraneux qui sert de passage aux alimens qui , du pharynx descendent dans l'estomac ; situé dans toute son étendue un peu sur le côté gauche de la ligne médiane; il se glisse entre la crosse de l'aorte et le canal thoracique qui rampe sur son côté droit : il passe ensuite à droite de l'aorte descendante , se place devant elle vers sa moitié inférieure , se porte enfin à gauche et en avant et traverse en dernier lieu le diaphragme par l'ouverture musculeuse que forment les piliers à leur origine et le faisceau oblique de haut en bas et de gauche à droite qui du pilier gauche se porte au pilier droit.

Ses fibres charnues sont de deux ordres : les longitudinales forment le plan extérieur et sont plus fortes et plus nombreuses ; plusieurs d'entre elles semblent se continuer supérieurement avec quelques unes des fibres du stylo-pharyngien, et d'autres avec les dernières du constricteur inférieur : les fibres circulaires forment le plan intérieur et sont moins prononcées et moins nombreuses que les précédentes. La muqueuse de l'œsophage forme des plis longitudinaux qui paraissent être une disposition primitive et non l'effet de la contraction des fibres circulaires, puisqu'on n'en voit point de transversaux, lesquels résulteraient alors de la contraction des fibres longitudinales, tout cela dans l'état de vacuité du canal ; voilà ce que disent la plupart des anatomistes ; mais il me semble que l'action de ces deux ordres de fibres charnues doit avoir un effet particulier différent dans l'état de vacuité du canal, en effet, les fibres circulaires doivent alors resserrer l'œsophage, effacer presque complétement sa cavité et par conséquent il en doit résulter les plis longitudinaux de la muqueuse, tandis que dans la même circonstance les fibres longitudinales sont dans l'état de repos et ne tendent, en aucune façon, à rapprocher les deux extrémités de ce canal musculo-membraneux ; il ne doit donc point y avoir de replis muqueux transversaux ; néanmoins, si l'on examine avec attention ce qui se passe lorsqu'on distend un œsophage, on voit que les plis longitudinaux de la muqueuse ne s'effacent point complétement, à moins qu'on ne porte cette distension à un degré forcé. Mais il y a plus, il existe sur cette membrane des stries longitudinales qu'il faut bien distinguer des plis dont il vient d'être question. Ces stries sont formées par de véritables papilles : elles sont coupées obliquement par d'autres stries de même nature qui donnent ainsi l'apparence d'une sorte de réseau à la surface intérieure de l'œsophage. On trouve enfin dans cette muqueuse des glandules multipliées et de forme oblongue. La membrane fibreuse intermédiaire est très-mince et presque nulle ; son adhérence intime avec la couche musculaire empêche qu'on ne la distingue facilement. Cette membrane est unie par un tissu cellulaire très-lâche, à la muqueuse qui peut ainsi se déplacer un peu et même aller jusqu'à former dans la cavité de l'estomac, au niveau de l'orifice cardiaque, une sorte de bourrelet analogue à celui que le prolapsus de la muqueuse du rectum vient souvent former à travers l'anus. La surface interne de la muqueuse œsophagienne est recouverte par un épiderme qui finit brusquement au niveau de l'orifice œsophagien de l'estomac, et là, cette terminaison se dessine en festons saillans en bas ; dans ce point l'œsophage se dilate sous forme d'entonnoir renversé et ne se distingue du ventricule que par la cessation même de l'épithélium. La portion des deux nerfs pneumo-gastriques qui accompagne ce canal musculo-membraneux, est placée, pour le gauche en avant, et pour le droit en arrière. Dans tout leur trajet ils lui donnent des filets dont la plupart concourent à la formation des plexus œsophagiens. Ses artères lui viennent directement du tronc même de l'aorte.

Portion sous-diaphragmatique du tube alimentaire.

On réserve à cette portion le nom de *canal intestinal* ; sa longueur est généralement en rapport direct avec sa capacité. Considérables l'une et l'autre chez les herbivores, elles diminuent graduellement à mesure que les alimens dont les animaux font usage, sont plus exclusivement tirés du règne animal. On distingue dans le canal intestinal les trois portions suivantes : l'estomac, l'intestin grêle et le gros intestin. Chacune de ces parties remplit une action spéciale et encore plus ce titre qu'à cause de sa forme mérite de constituer une section particulière.

De la surface extérieure du canal intestinal. — Estomac.

L'estomac est la cavité la plus grande de tout le tube alimentaire ; susceptible pourtant comme tout le reste du canal intestinal de revenir sur lui-même par suite d'une longue abstinence, il se réduit parfois au diamètre de l'intestin grêle, mais toujours alors il peut reprendre ses dimensions primitives par une augmentation graduelle de la quantité des alimens. La comparaison de sa forme avec celle d'une cornemuse mérite bien d'être conservée : dire l'estomac conique est certe infiniment moins exact.

La surface extérieure de l'estomac est naturellement divisée en deux faces par ses courbures, auxquelles sont fixés les deux épiploons, gastro-hépatique et gastro-colique. La face antérieure, en rapport avec la partie la plus antérieure du diaphragme, avec le lobe moyen du foie et avec la partie supérieure de la paroi abdominale, regarde d'autant plus en haut que la distension du ventricule est plus forte : d'antérieure qu'elle était, elle devient alors presque supérieure. La face postérieure répond à la colonne vertébrale, aux piliers du diaphragme, à l'artère aorte, au tronc cœliaque, à l'artère splénique et au pancréas, elle forme la paroi antérieure de l'arrière cavité des épiploons. Le péritoine la tapisse dans toute son étendue, comme il tapisse aussi la face antérieure et les deux courbures de l'estomac que l'on nomme aussi communément ses bords. Le supérieur concave, dirigé en arrière est fort peu étendu, regarde un peu à droite et se dirige obliquement d'arrière en avant et de l'orifice cardiaque au pylore, en même temps que de gauche à droite et de haut en bas ; l'épiploon gastro-hépatique se dédouble à son niveau pour se jeter sur les deux faces ; l'artère coronaire stomachique parcourt ce bord de gauche à droite dans le petit espace triangulaire que ces deux feuillets séreux laissent entre eux. La grande courbure de l'estomac tournée en bas regarde à gauche et en avant ; quatre fois au moins plus étendue que la supérieure, elle est convexe et cette convexité est plus marquée d'abord à la grosse tubérosité, puis à la petite au dessous du pylore ; elle l'est bien moins dans leur intervalle ; le grand épiploon se fixe sur ce bord dans toute l'étendue qui se trouve au dessous du grand diamètre de l'estomac ; les artères gastro - épiploïque droite, gastro - épiploïque gauche et les vaisseaux courts garnissent cette courbure. Les deux orifices œsophagien et duodénal sont apparens à l'extérieur l'un et l'autre, mais d'une manière beaucoup moins distincte pour le premier que pour le second : celui-ci est indiqué par un étranglement bien marqué, au dessus et au dessous duquel l'estomac et le duodénum, notablement dilatés, montrent d'une manière bien manifeste la circonférence extérieure de la valvule pylorique. L'autre est vaguement indiqué par sa forme en entonnoir renversé et par la dilatation propre de la cavité du ventricule.

Duodénum.

Etendu du pylore jusqu'au dessous de la racine du mésentère, le duodénum se divise en trois portions qui ont chacune approximativement quatre travers de doigts d'étendue. La première se dirige d'avant en arrière, un peu de bas en haut et de gauche à droite en se glissant au dessous du lobe moyen du foie, et parvient jusque vers le col de la vésicule biliaire : sur son bord gauche se fixe le bord droit de l'épiploon gastro-hépatique. La seconde portion, verticale, est située au devant du pilier droit du diaphragme, de la veine cave ascendante et de la terminaison du canal cholédoque, ainsi que de la tête de pancréas et de son canal excréteur. La troisième portion est horizontale ; elle est située transversalement au devant de la colonne vertébrale et de l'aorte ; elle finit au point où l'artère mésentérique supérieure, enveloppée dans les replis du péritoine, constitue la racine du mésentère qui se trouve couchée au devant de ce point, et gêne quelquefois le passage de l'air quand on cherche à insuffler les intestins ; il est probable qu'il peut arriver aussi que les matières alimentaires trouvent là de la difficulté à passer. Cette troisième portion est située au niveau de la deuxième vertèbre lombaire. Le duodénum ne forme point dans son ensemble, comme on le repète partout, une courbure à concavité tournée du côté gauche ; c'est également à tort que Haller compare cet organe à deux parallèles coupées par une sécante perpendiculaire, car la première et la troisième portion ne sont point parallèles, l'une se dirige d'avant en arrière, et l'autre transversalement de droite à gauche : vers le milieu de la longueur de la portion verticale, le canal cholédoque vient se glisser derrière elle, parvient jusqu'auprès de son union avec la troisième portion et pénètre dans sa cavité plus près du bord gauche que du bord droit. Le calibre du duodénum est plus grand que celui du reste de l'intestin grêle ; on l'a trouvé quelquefois presque aussi vaste que l'estomac.

La première portion du duodénum est enveloppée par le péritoine comme cette membrane enveloppe l'intestin grêle. La seconde portion n'est point tapissée postérieurement par la séreuse, et cette membrane ne fait que passer devant la troisième portion.

Intestin grêle.

L'intestin grêle proprement dit, se compose des deux portions *jéjunum* et *iléon*; les anciens appelaient jéjunum les deux premiers cinquièmes de ce canal, et le nom d'iléon était réservé aux trois autres cinquièmes. Aujourd'hui on se borne généralement à diviser l'intestin grêle en deux parties à peu près égales, et cela d'une manière abstraite. La première moitié ou *jéjunum* est ainsi nommée parce qu'à l'examen des cadavres on la trouve généralement vide de matières alimentaires; quelques mucosités et un peu de chyle s'y rencontrent seuls. La seconde moitié ou *iléon* tire son nom des régions iliaques qu'elle occupe en partie. Ce qu'il nous importe ici de bien indiquer, c'est la disposition particulière que présentent les circonvolutions intestinales dans un sujet où rien n'est venu déranger l'état normal. Ces flexuosités forment trois séries successives et superposées, de manière à rester bien distinctes l'une de l'autre et à ce qu'aucune des circonvolutions d'une série ne vienne se mêler à celles de la série suivante; ainsi la première série marche de gauche à droite, la seconde de droite à gauche et la troisième de nouveau de gauche à droite. Le grand épiploon jeté au devant de cette masse doit s'opposer au déplacement des anses de l'intestin grêle. Chacune est ainsi maintenue dans la position qu'elle occupe.

Gros intestin.

Le gros intestin commence par le cœcum dans la fosse iliaque droite, Il se compose de trois parties distinctes , le *cœcum*, le *colon* et le *rectum*; chacune de ces parties se distingue des autres par sa configuration générale et par quelques dispositions particulières.

Le *cœcum* remplit à peu près entièrement à lui seul la fosse iliaque droite; terminé à sa partie inférieure par un cul-de-sac , d'où lui est venu son nom; il s'élève jusqu'au niveau de la partie postérieure de la crête de l'os des îles , il est légèrement recourbé sur lui-même de manière à présenter un bord convexe en dehors, lequel est beaucoup plus étendu que son bord interne qui offre une légère concavité. Ce dernier bord est divisé en deux parties par l'insertion de l'intestin grêle; la portion du cæcum qui est au dessus et celle qui est au dessous ont une étendue à peu près égale; elles sont unies à la fin de l'iléon au moyen d'un prolongement du mésentère et du mésocolon qui se continuent l'un avec l'autre dans ce point pour la portion qui est au dessus. Un repli séreux particulier unit l'intestin grêle et le cul de sac du cœcum, en même temps qu'une sorte d'aileron postérieur au précédent maintient l'appendice iléo-cœcal dans sa position normale; c'est en effet un peu en arrière et presque immédiatement au-dessous de l'insertion de l'intestin grêle que cet appendice vermiforme est suspendu; c'est de lui aussi que semblent naître les trois bandes musculaires que l'on observe sur la surface extérieure du gros intestin. L'une de ces bandelettes règne le long de la face antérieure du cœcum , une autre le long de son bord interne ; celle-ci passe en arrière de l'intestin grêle, et la troisième enfin existe sur la face postérieure et un peu en dehors. Dans leur intervalle les membranes séreuse et muqueuse forment des renflemens longitudinaux entre-coupés de plis transverses, ce qui tient à l'excès de longueur de ces deux membranes.

Le *colon ascendant* fait suite immédiatement au cœcum ; il s'élève dans le flanc droit, au devant du rein jusqu'à la face inférieure du foie. Le *colon transverse* forme une grande courbure qui sépare le foie et l'estomac de la masse de l'intestin grêle qu'elle circonscrit en haut, d'où lui vient le nom d'arc du colon ; il se termine sous les fausses côtes gauches au devant de la rate, et se continue avec le colon descendant. Celui-ci se porte dans le flanc gauche jusqu'à la crête iliaque de ce côté, et forme ensuite l'*S iliaque,* qui est logée dans la fosse du même nom ; on l'appelle ainsi à cause de la double courbure qu'elle présente. Enfin le colon se termine au niveau de l'articulation sacro-iliaque gauche en donnant naissance au *rectum.* Le calibre du colon diminue graduellement de son origine à sa terminaison ; mais il faut remarquer pourtant que dans un grand nombre de cas, le colon transverse offre plus de capacité que le colon lombaire droit. La surface extérieure du colon présente les trois bandelettes musculaires qui ont pris naissance sur le cæcum et font suite aux fibres longitudinales de l'appendice vermiforme ; seulement leur position n'est pas tout-à-fait la même sur ses trois portions : celle qui sur les colons ascendant et descendant est dirigée en avant, regarde un peu en bas sur le colon transverse ; les deux postérieures, interne et externe sur les premiers, deviennent supérieures, une antérieure et une postérieure sur le dernier. On peut concevoir que ce changement de position résulte simplement d'un mouvement de rotation sur son axe qu'aurait éprouvé le colon transverse, et dont on pourrait peut-être bien accuser le grand épiploon qui s'y trouve suspendu. Bien prononcées dans la plus grande partie de l'étendue du gros intestin, ces bandes sont un peu moins marquées vers la fin du colon descendant et sont beaucoup moins apparentes sur l'S romaine. Nous verrons bientôt qu'elles disparaissent complétement au rectum. Les bosselures que la séreuse et la muqueuse forment dans leur intervalle, sont moins saillantes et moins distinctes dans le même rapport.

Le gros intestin est maintenu dans sa position par divers replis du péritoine auxquels on donne le nom de *mésocolons*; on appelle *mésocæcum* celui qui en fixe la première portion. De ces replis, il n'y a que le mésocolon transverse qui enveloppe complétement l'intestin qu'il est chargé de fixer. Les mésocolons ascendan et descendan, ainsi que le mesocæcum et le mésocolon iliaque laissent toujours dépourvu de membrane séreuse le côté postérieur de toutes ces parties du canal intestinal; mais il faut faire cette remarque, que plus le calibre est considérable, soit naturellement, soit d'une manière accidentelle, par la présence des matières ou des gaz, plus est étendue la portion dépourvue d'enveloppe péritonéale.

Le *rectum* dont la direction n'est point droite comme son nom l'indiquerait, est obliquement dirigé de la fin de l'S du colon au niveau de la symphise sacro-iliaque gauche, en bas et à droite jusqu'à l'anus; il offre également une courbure à concavité antérieure pour s'accommoder à la concavité du sacrum et à la saillie postérieure de la vessie chez l'homme et de l'utérus chez la femme. Il faut ajouter à cette forme générale un léger retour en arrière de son extrémité terminale, laquelle s'éloigne peu du parallélisme de d'axe du corps ; c'est une chose assez commune que de trouver chez les sujets d'un certain âge, le rectum lui-même offrant un grand excès de longueur et présentant par suite une ou deux flexuosités : Dans ces cas on trouve assez communément la direction générale de cet intestin entièrement changée. Il se dirige obliquement de droite à gauche par suite de l'excès de longueur de son commencement qui s'est porté horizontalement jusqu'à la symphyse sacro-iliaque du côté droit, et c'est de ce point qu'il se porte obliquement vers le périnée dont toute l'épaisseur est traversée par sa portion terminale et redressée. La surface extérieure du rectum n'offre point les bandelettes charnues distinctes que nous avons trouvées sur le colon ; ces fibres musculaires se sont également répandues sur toute sa circonférence et forment une couche épaisse et uniforme en dehors des fibres circulaires. Le péritoine enveloppe le rectum et forme en arrière de lui le *méso-rectum*, qui le fixe dans sa position naturelle. Cette enveloppe séreuse cesse de recouvrir la fin du gros intestin un peu au dessus du niveau de la base de la prostate chez l'homme, pour se jeter sur la face postérieure de la vessie ; chez la femme où le périnée a moins d'épaisseur, il descend un peu plus bas sur la paroi postérieure du vagin.

De la surface intérieure du canal intestinal. — Estomac.

Variable dans sa capacité depuis l'énorme distension qu'on observe chez les hommes affligés d'un appétit vorace, jusqu'à ce degré de rétraction où l'estomac est réduit au volume d'un intestin grêle par suite d'une longue abstinence, la cavité du ventricule présente une foule de dimensions, les unes acquises, les autres naturelles. Chez l'homme, la cavité stomacale est uniforme et n'offre que par exception une forme bilobée , dans laquelle toute la portion qui est à gauche du cardia se trouve séparée d'avec le reste du sac, par un étranglement rudimentaire. Néanmoins, si cette division matérielle semble exceptionnelle , on la retrouve constamment indiquée par la différence d'épaisseur et de structure intime de la muqueuse. L'aspect tomenteux de cette dernière membrane est particulièrement prononcé dans toute sa portion droite ; le grand cul-de-sac semble ne devoir être considéré que comme un simple réservoir , tandis que le reste de l'organe est véritablement chargé d'altérer, de modifier profondément les substances alimentaires, de manière à ce qu'elles aient bientôt entièrement perdu leurs caractères physiques propres. Souvent cette portion de la surface intérieure de l'estomac est creusée d'une foule d'aréoles en manière d'un réseau à larges mailles ; la grandeur et la forme de ces mailles offrent toujours de notables différences. Les replis qui les constituent appartiennent à la membrane muqueuse seule, aussi s'effacent-ils quand l'estomac est distendu. Cette disposition particulière ne se voit guère que chez les individus dont la couche musculaire offre un développement remarquable. Une différence dans la couleur propre à la muqueuse stomacale établit souvent une ligne de démarcation bien tranchée entre le grand cul-de-sac et le reste de la cavité : celle de la portion gauche est grisâtre, l'autre est plus blanche. A ce caractère que l'œil peut saisir au premier abord, se joint l'aspect différent qui ressort de la texture de la membrane ; dans le point où la muqueuse est grisâtre, on la trouve plus mince et plus molle, on ne peut en séparer que quelques lambeaux peu étendus, et si la mort n'a pas été subite, si l'ouverture n'est pas faite peu de temps après qu'elle est survenue, on trouve cette portion de muqueuse convertie, en quelque sorte, en une pulpe molle qui se déchire au moindre effort. L'on peut, au contraire, détacher par bandes et dans toute la portion droite de l'organe, la muqueuse dont l'aspect plus blanc offre une plus grande épaisseur et une assez grande ténacité.

Dans l'état sain aucune rougeur arborescente ne se fait remarquer. La rougeur pointillée n'appartient point non plus à l'état sain, elle est souvent le résultat du frottement du linge ou de la lame du scalpel que nous employons pour enlever les mucosités qui sont répandues à sa surface; nous devrions nous borner à les chasser au moyen d'un filet d'eau à la température ordinaire : Mais ce n'est point une chose rare que de rencontrer des plaques rouges brunâtres dans divers points de la cavité du ventricule : D'autres fois ces plaques sont très-foncées, de couleur de lie de vin ou brunes tirant sur le noir. L'estomac des vieillards présente souvent des stries, des marbrures ou des plaques d'un gris ardoisé; ces différentes colorations, qui ne s'accompagnent point d'altération de la consistance du tissu, n'indiquent jamais d'altérations pathologiques, et le ramollissement dont elles s'accompagnent assez souvent dans les autopsies est constamment un effet cadavérique. Plus on se rapproche du pylore, plus les caractères propres à la muqueuse de la portion qui se trouve à droite de l'œsophage se prononcent et permettent de la distinguer.

Les papilles et les villosités propres à la muqueuse gastrique n'offrent guère de considérations spéciales. Les papilles, beaucoup plus nombreuses à mesure que l'on se rapproche davantage du pylore, forment des éminences faciles à distinguer au moyen de la loupe, et séparées par les petits enfoncemens alvéolaires que

Home a décrits. Ruisch a également admis l'existence de ces deux ordres d'organes ; mais nous adoptons l'idée de M. Cruveilhier, qui ne reconnaît que des villosités : à ses yeux, ce que Home et Ruisch ont appelé papilles, ne sont point des organes particuliers et distincts. Les villosités de l'estomac sont, comme nous l'avons dit, à l'occasion des muqueuses en général, de l'ordre de celles que nous avons nommées *folliacées*.

L'on admet assez généralement une vascularité plus grande de la portion gauche de la muqueuse, de l'estomac, de celle qui, plus mince et moins résistante, tapisse le grand cul de sac. C'est à la plus grande quantité de capillaires qui la pénètrent que l'on attribue sa coloration plus marquée. On trouve là également une raison suffisante du ramollissement dont elle est le siége et que l'on regarde comme l'effet d'un travail inflammatoire : mais nous avons vu que cette mollesse et cette friabilité sont normales, et si nous considérons que cette portion gauche ne doit guère être regardée que comme un réservoir provisoire de la masse alimentaire, et que le reste de la cavité stomacale paraît plus spécialement chargé de faire subir aux substances assimilables les premières modifications de la digestion, la sécrétion et conséquemment la vascularité, doivent être plus abondantes dans toute la portion dont la muqueuse est plus épaisse et beaucoup plus résistante ; si sa couleur est plus blanche, on peut bien l'attribuer à sa plus grande épaisseur et à la plus grande densité de son tissu. Dans cette portion également, les villosités sont plus nombreuses et plus apparentes à mesure que l'on se rapproche davantage du pylore.

La couleur normale et saine de l'estomac varie suivant l'âge et suivant l'état de l'organe ; elle est blanche cendrée chez l'adulte et hors le temps de la digestion. Chez les enfans en très-bas âge elle est rosée. Le travail de la digestion détermine une injection marquée qui est toute physiologique et passagère ; les vieillards présentent souvent une coloration grisâtre ; quelquefois elle s'accompagne de plaques ardoisées.

La surface intérieure du *duodénum* présente à son commencement, dans une étendue de deux travers de doigts environ, l'absence complète de valvules conniventes ; c'est cet espace que Billard a proposé de nommer *pylori-valvulaire ;* le reste de cette cavité est couvert de replis muqueux que l'on nomme *valvules conniventes.* Ces replis se dirigent tous du côté de l'extrémité anale, et lorsque l'intestin reste fixé dans sa position naturelle, on voit que le bord libre de toutes ces valvules recouvre le bord adhérent de celle qui suit. Le duodénum présente encore, vers la fin de sa seconde portion, un tubercule qui n'est souvent point très-apparent, comme on le dit généralement, et sur lequel viennent s'ouvrir les canaux excréteurs de la bile et du fluide pancréatique. La membrane muqueuse présente une perforation unique pour ces deux canaux. La membrane musculeuse est percée en deux points ; le canal cholédoque et le canal pancréatique la traversent isolément. Cette disposition n'est point tout-à-fait la même chez le fœtus où les deux canaux se confondent à leur entrée dans l'intestin. La couleur propre de la surface intérieure du duodénum est semblable à celle que nous a présenté l'estomac tant dans l'âge adulte et dans la jeunesse que pendant le travail de la digestion ; souvent pourtant elle est colorée en jaune par la bile, mais cette coloration est accidentelle.

Le *jéjunum* offre des valvuves conniventes dont la largeur et le nombre diminuent à mesure que l'on se porte vers la partie inférieure. Elles disparaissent dans l'*iléon*, et leur absence peut être prise comme caractère distinctif de cette dernière partie de l'intestin. La couleur est également ici pareille à ce que nous avons vu pour le duodénum et l'estomac; mais l'épaisseur de la membrane muqueuse y est moins grande que dans le gros intestin et dans la partie supérieure du tube digestif. Dans le *colon*, les replis de la muqueuse, valvules conniventes, disparaissent graduellement; on trouve parfois encore à la partie supérieure de légers replis qu'on doit évidemment rattacher à ces valvules, mais qui généralement disparaissent bientôt. Néanmoins, on trouve dans quelques cas des valvules conniventes jusqu'auprès de la valvule iléocœcale. Dans ces deux dernières portions du canal intestinal, elles ne consistent plus qu'en des plis arrondis, peu saillans et souvent incomplets, surtout vers la fin. La couleur de la muqueuse est toujours d'un gris cendré comme dans le duodénum et le jéjunum. Les villosités vont diminuant de nombre à mesure qu'on se porte vers le gros intestin.

La surface intérieure du *cœcum* et du *colon* ne présente plus aucun repli particulier de la muqueuse; on n'y remarque que les trois colonnes longitudinales que forment les trois bandes de fibres musculaires, et les sortes de gouttières qu'on observe dans leur intervalle, avec les plis transversaux ou froncement qui résulte de la moindre longueur des fibres charnues, relativement à celle de la séreuse et de la muqueuse.

La couleur de cette dernière redevient blanche comme dans la portion droite de l'estomac, et n'y offre jamais de plaques jaunes.

Dans le *rectum* nous observons des plis longitudinaux de la muqueuse, analogues à ceux de l'œsophage, et que l'on désigne quelquefois sous le nom de colonnes du rectum; la muqueuse forme encore ici des plis tranversaux incomplets, occupant à peu près la moitié de la circonférence de l'intestin. Enfin nous devons signaler la dilatation remarquable que le rectum forme au dessus de l'anus et qui, très-vaste chez les vieillards, contient souvent alors une masse énorme de matières fécales.

Nous étudierons également à l'occasion de la surface intérieure du canal intestinal, les follicules mucipares qui y sont répandus et qui n'y sont que très-peu apparens dans l'état ordinaire. Néanmoins comme ils peuvent, même dans l'état le plus sain, avoir un volume assez marqué pour qu'on puisse les voir à l'œil nu, et avec les diverses dispositions qui leur sont propres, nous pourrions les étudier ici, mais ils trouveront peut-être mieux encore leur place à l'article de la structure du canal intestinal.

Structure du canal intestinal.

Quatre tuniques ou membranes composent cette structure dans la presque totalité du canal; il est seulement quelques points qui se trouvent dépourvus de séreuse. De l'intérieur à l'extérieur, ces tuniques sont : la muqueuse, la fibreuse ou nerveuse des anciens, la musculeuse et la séreuse qui n'est qu'une dépendance du péritoine.

Membrane muqueuse. Après ce que nous avons dit de la surface intérieure du duodénum et des intestins, et qui se rapporte entièrement à la muqueuse, il ne reste plus que quelques mots à ajouter pour en compléter l'étude.

1°. Considérée dans l'ensemble de la membrane et dans l'état sain, la couleur est blanchâtre dans l'estomac, particulièrement dans la portion droite de l'organe, elle est blanc-cendré dans son grand cul-de-sac, ainsi que dans le duodénum et l'iléum ; on la voit ensuite redevenir graduellement blanchâtre en marchant vers le gros intestin où on la trouve presque complétement blanche.

Dans le fœtus la muqueuse en général est rosée, celle des gros intestins est teinte par le méconium. Après la naissance elle perd peu-à-peu sa coloration rosée, devient blanche, et ce n'est que plus tard qu'elle prend la teinte grisâtre que nous avons indiquée chez l'adulte ; enfin chez les vieillards on la trouve plus grisâtre et plus sèche.

2°. L'épaisseur de la muqueuse gastro-intestinale, est toujours très-faible ; quand on en arrache quelques lambeaux, ils se roulent sur eux-mêmes ; et si on les étend sur la pulpe du doigt, on voit la couleur propre de la peau comme à travers un morceau de crêpe blanc, ainsi que l'a dit Billard. Si nous recherchons cette épaisseur dans les diverses parties du canal intestinal, nous voyons que dans le duodénum elle est la plus grande, puis vient l'estomac, mais seulement dans sa portion droite, car dans le grand cul de sac, elle est bien moins épaisse, plus grisâtre et plus molle, là on ne peut la détacher que par très-petits lambeaux ; vient ensuite le rectum, puis le jéjunum et l'iléum ; enfin dans le colon elle offre l'épaisseur la plus faible.

Dans le fœtus, la muqueuse gastro-intestinale est épaisse et très-villeuse ; elle est recouverte d'une couche de mucosités ; vers l'âge de quinze à dix-huit ans, elle devient un peu moins villeuse et un peu moins épaisse ; chez le vieillard elle devient plus mince et plus transparente.

*Follicules de la membrane muqueuse gastro-intes-
tinale.* Ces follicules sont si nombreux, et dans quelques points ils sont tellement rapprochés, que quelques
anatomistes ont voulu en faire une couche particulière, une sorte de tunique propre des intestins,
sous le nom de membrane glanduleuse. Ces glandes
appartiennent évidemment à la muqueuse, dont
elle ne sont en réalité qu'une sorte de prolongement.

La meilleure description qu'on en puisse donner
est celle de Peyer lui-même, à qui l'on doit rapporter
l'honneur de leur découverte, quoiqu'on les trouve
indiquées dans quelques anciens auteurs.

« Lorsqu'on examine avec soin la face interne des
» intestins grêles, on y voit un grand nombre de
» petites glandes d'une grandeur et d'une forme va-
» riables, tantôt clair-semées et tantôt agglomérées.
» Leur existence à la fin de l'iléum semble être indis-
» pensable et habituelle. Elles sont plus rares ou
» n'apparaissent pas du tout au commencement de
» l'intestin grêle. Les plexus glandulaires qui résul-
» tent de la réunion de quarante, de cinquante ou
» d'une quantité innombrable de glandes, ont tantôt
» une forme olivaire ou ovalaire, tantôt décrivent
» des figures anguleuses et irrégulières. Leur base
» correspond à la tunique moyenne, leur sommet fait
» saillie entre les villosités de la couche qui tapisse
» la cavité intestinale. Leur consistance est molle et
» pulpeuse, de sorte que si l'on cherche à exprimer
» le suc muqueux qu'elles contiennent, on écrase
» leur propre substance. Elles ont la grosseur et l'as-
» pect d'une graine de navet. Elles sont peu appa-
» rentes sur le nouveau-né ; elles sont d'une blan-
» cheur qui se confond avec celle de la membrane
» interne. Elles reçoivent des artères et des veines,

» et l'on suppose qu'il s'y rend aussi des filets ner-
» veux. On ne les rencontre jamais au bord adhérent
» de l'intestin, mais toujours à son bord libre. Elles
» ne sont agglomérées que dans l'iléum, et se trou-
» vent éparses et disséminées dans les autres points du
» tube intestinal. On découvre à leur sommet leur
» orifice excréteur. Elles occupent de préférence l'in-
» testin iléum, puis le duodénum, puis enfin et plus
» rarement le jéjunum. Les plaques, ou plexus glan-
» dulaires, adhérent à la membrane cellulaire, et
» troublent la transparence de l'intestin dans le lieu
» qu'elles occupent. Les valvules conniventes, dé-
» crites par Théodore Kerkring, ne franchissent ja-
» mais les limites de ces plaques. Il existe une autre
» espèce de glandes dans le cœcum, le colon et le
» rectum ; elles sont très-nombreuses ; elles se ren-
» contrent indistinctement au bord adhérent et au
» bord libre de l'intestin. »

Et pour compléter ce sujet, ajoutons, que ces glandules ne sont pas toujours apparentes à la surface interne de l'intestin, que d'autres fois on peut les y distinguer ; et qu'enfin on les trouve parfois extrêmement saillantes, bien distinctes et sous les trois formes particulières qu'elles affectent, et pourtant l'on doit encore alors regarder le canal intestinal comme étant dans l'état sain le plus parfait.

Nous venons de dire qu'elles se présentent sous trois formes distinctes ; en effet nous adoptons la division de Billard.

1°. Glandes isolées, ou solitaires, *cryptes muci-pares.*

2°. *Glandules agminées mucipares*, c'est-à-dire, petits grouppes arrondis, offrant au premier aspect, l'apparence d'un seul follicule volumi-neux.

3°. Les *plaques gaufrées*, plaques de Peyer.

Les premières ne se présentent que sous la forme et avec le volume d'une lentille ou d'un grain de millet ; au centre on aperçoit un point noir, extrêmement étroit, à peine visible, c'est l'orifice excréteur. On les trouve dans la portion droite de l'estomac, le duodénum et dans le gros intestin ; c'est à celles qu'on rencontre dans l'estomac et dans le duodénum que le nom de *glandes de Brünner*, peut-être spécialement appliqué. Du reste les cryptes occupent les divers points de la circonférence de l'intestin, tant le bord adhérent que le bord libre, ainsi que les intervalles et le sommet des valvules conniventes.

Les secondes *glandules* forment seulement de petits grouppes arrondis mais n'offrent aucune différence sous les autres rapports, avec les précédentes.

Les troisièmes *agminées, grouppées*, forment les plaques ; la forme de celles-ci est très-variable, tantôt elles constituent une bandelette assez étroite et de plusieurs pouces de longueur, tantôt elles sont circulaires, plus souvent ovalaires ; d'autres fois elles sont irrégulières. Dans leurs intervalles il existe quelques follicules discrets, ou bien des grouppes très-petits que semblent fermer, au premier abord, un follicule unique. Les follicules discrets que Brünner disait n'exister que dans la partie supérieure des intestins et cesser dans le jéjunum, existent, se retrouvent dans tout l'intestin grêle et dans l'intervalle des plaques ; quelquefois, ces dernières, plus considérables à mesure qu'on approche du rectum présentent sur toute leur surface des vacuoles, des aréoles, qui leur ont mérité le nom sous lequel M. le professeur Cruveilhier les a décrites un des premiers. Chaque aréole est l'orifice agrandi de ces glandules ; des villosités s'élèvent entre les orifices. Les plaques gaufrées siégent particulièrement vers le bord non adhérent de l'intestin, excepté près de la valvule iléo-cécale, où elles occupent tous les points de la fin de l'iléon ; elles vont diminuant de nombre et d'étendue en remontant du côté de l'estomac. Il est assez rare qu'on en trouve dans le jéjunum et encore plus dans le duodénum ; mais on en rencontre jusque dans le gros intestin. Ces plaques peuvent se présenter sous divers degrés différens, bien décrits par Billard.

Dans un premier degré, elles sont fort peu développées et à peine visibles à l'œil nu, encore a-t-il fallu débarrasser l'intestin des mucosités qu'il renferme et qui cachent les plaques dont la surface est recouverte par la muqueuse froncée et que circonscrit une ligne très-peu saillante ; vue par transparence, la membrane muqueuse est plus épaisse à ce point.

Dans le second degré, on voit s'élever sur ces plaques quelques granulations blanches, en nombre variable et en rapport avec l'étendue de la plaque ; sur chacune dont la grosseur égale celle d'un grain de millet, on voit un point qui en indique l'orifice. Entre chaque grain on aperçoit un petit repli muqueux.

Dans le troisième degré, toute leur surface est couverte de granulations glandulaires dont le point noir donne lieu à une coloration grisâtre et quelquefois comme ardoisée.

Membrane fibreuse. Cette couche dont nous reconnaissons l'existence distincte et la nature fibreuse, en raison de la nature des fibres qui la constituent, nous offre, dans l'estomac, ce caractère que ses fibres sont entrelacées dans toutes les directions ; d'où résulte une résistance remarquable dans tous les sens, ce qui est important à cause de la forme de l'organe et de l'excentricité de la distension à laquelle il peut être soumis. On la retrouve également dans les intestins,

mais elle y offre une épaisseur et une résistance beaucoup moins grandes ; il faut même avouer qu'on peut
douter de son existence dans certains points.

Membrane musculeuse. Dans toute la longueur du
canal intestinal, règne une première couche composée de fibres longitudinales faisant suite aux fibres longitudinales de l'œsophage ; parvenues sur l'estomac,
ces fibres s'écartent, se répandent sur les deux faces de
l'organe et forment le long de chaque bord une bande
forte et bien distincte, dont celle qui suit la petite
courbure et qui concourt à la maintenir, a reçu le nom
particulier de *cravatte de Suisse.* Ces fibres longitudinales sont assez rares sur la grosse tubérosité et sur
la partie moyenne des deux faces ; elles se rapprochent
en se portant vers le pylore, et viennent se fixer sur
l'anneau musculeux qui l'entoure ; quelques unes se
prolongent sur le duodénum et font partie de la couche des fibres longitudinales qu'on aperçoit sur toute
l'étendue de l'intestin grêle ; là elles forment un plan
uniforme jusqu'au cœcum, où elles se disposent en trois
rubans ou bandes longitudinales, dont la disposition
a été indiquée à l'occasion de la forme générale du gros
intestin ; parvenues à la fin de l'S iliaque, elles se répandent plus également sur toute sa surface, et forment dans le rectum un plan uniforme comme nous
l'avons vu dans l'œsophage.

La seconde couche est composée de fibres circulaires ; il n'existe point d'anneau ou de sphincter œsophagien. Ces fibres circulaires écartées et rares sur la
grosse tubérosité, se rapprochent à mesure qu'on se
porte vers le pylore, et là elles constituent un véritable sphincter dans l'épaisseur de la circonférence adhérente de la valvulve pylorique.

Dans tout le reste des intestins on trouve des fibres
circulaires : dans les gros intestins elles existent égale-

ment mais sont moins distinctes, enfin dans le rectum elles redeviennent très-nombreuses et très-fortes comme dans l'œsophage, à tel point qu'on a long-temps appelé du nom de sphincter interne le dernier anneau qu'elles forment ; récemment encore M. Nélaton a indiqué à trois pouces environ au dessus de l'anus, un nouveau resserrement formé encore par des anneaux musculaires. Que les fibres longitudinales parcourent sans interruption toute la longueur du tube digestif, ou qu'elles soient interrompues de distance en distance, ce que nous admettons, et qu'elles s'engrènent en quelque sorte là où les unes finissent et où les autres commencent, cela importe peu ; il en est de même de la discussion de savoir si les fibres circulaires forment des anneaux complets et fermés, ou s'ils ne font point le tour de l'intestin ; elles s'agencent, dans tous les cas, les unes avec les autres, de manière à en entourer toute la circonférence.

Les fibres de l'estomac que l'on a long-temps appelées fibresobliques, sont beaucoup mieux nommées *fibres à anse;* en effet, jetées en sautoir sur le côté gauche du cardia, et sur la grosse tubérosité, elles forment des anses qui viennent, les unes, se rendre à la petite courbure où elles se perdent comme d'autres vont se perdresur la grande, tandis que les moyennes se répandant sur les deux faces du ventricule, s'implantent en quelque sorte sur les fibres circulaires, où elles prennent leur point d'appui pour effacer ou déprimer la grosse tubérosité; ces fibres forment un plan qui m'a toujours paru entrelacé avec la couche des fibres circulaires, au moins en partie.

Vient enfin la *tunique séreuse*, elle se trouvera décrite avec le péritoine. Nous nous bornerons à signaler ici ses divers degrés d'adhérence avec la musculeuse dans les différens points du canal digestif et à signaler ceux de ces points qu'elle ne revêt pas. Ainsi, sur toute la surface du canal, l'adhérence va croissant et devient intime vers le milieu des deux faces de l'estomac, sur le bord convexe des intestins grêles et sur le milieu de chacune des saillies longitudinales et bosselées des gros intestins, elle est beaucoup moins forte sur la partie supérieure du rectum : c'est-à-dire qu'elle devient de plus en plus grande à mesure que l'on s'éloigne des points le long desquels elle forme des replis séreux, lesquels points, comme nous allons voir, sont dépourvus de péritoine : tels sont les deux bords de l'estomac, le bord concave de l'intestin grêle, le tiers ou le quart postérieur environ du gros intestin, sauf le cul de sac du cœcum qui souvent en est complétement enveloppé.

Ajoutons enfin que le rectum est totalement dépourvu d'enveloppe séreuse dans son tiers inférieur.

Dans les points où le péritoine adhère faiblement au canal intestinal, on trouve un tissu cellulaire plus ou moins lâche, tissu cellulaire sous-séreux qui sur la petite courbure de l'estomac forme ou renferme une bande fibreuse propre, qui paraît essentielle à l'existence de cette courbure.

———

L'épaisseur générale des parois intestinales mérite d'être indiquée. Le rectum tient le premier rang sous ce rapport, vient ensuite l'estomac dont l'épaisseur est bien moins grande à la grosse tubérosité que dans la portion pylorique où elle augmente notablement, puis vient le colon, ensuite le duodénum, et le reste de l'intestin grêle ; le jéjunum a souvent moins d'épaisseur que le colon, en raison de l'absence ou de la rareté de la couche glanduleuse.

ORGANES ANNEXES DES VOIES DIGESTIVES.

(A). GLANDES SALIVAIRES.

Trois paires de ces glandes sont situées à la tête ou mieux au cou, dans des régions auxquelles elles ont donné leur nom, ce sont les *parotides*, les *sous-maxillaires* et les *sous-linguales*. Elles viennent toutes verser le produit de leur sécrétion dans la cavité buccale.

Une autre glande analogue, existe dans l'abdomen, elle a mérité le nom de glande salivaire abdominale, c'est le *pancréas*, dont le canal excréteur s'ouvre, ainsi que nous l'avons déjà indiqué, dans le duodénum.

1° *Glandes parotides :* situées dans l'espace triangulaire, connu sous le nom d'*excavation parotidienne*; sa forme est celle d'un prisme triangulaire, dont la face antérieure répondant au bord postérieur de la mâchoire et au muscle ptérygoïdien interne, est creusée d'une gouttière pour loger le bord postérieur de la branche de la mâchoire et celui du masséter, sur la face externe duquel elle se prolonge. La face postérieure répond au conduit auditif externe à l'apophyse mastoïde, au muscle sterno-mastoïdien et au ventre postérieur du digastrique qui sépare de l'apophyse transverse de l'atlas. La face, externe, la plus large des trois, est tournée directement en dehors, elle est superficielle et recouverte, dans une petite partie de son étendue, en bas et en avant, par quelques fibres du peaucier. Une aponévrose, dont l'épaisseur est d'autant plus grande qu'on l'examine plus inférieurement, l'enveloppe de toutes parts. Des trois bords de la parotide, le postérieur est le plus épais; ses rapports sont les mêmes que ceux de la face postérieure. L'antérieur est le plus mince, il est irrégulier, et présente un prolongement remarquable au dessous de l'os de la pommette : ce prolongement accompagne le conduit de Sténon jusque près du bord antérieur du muscle masséter. Le bord interne répond à l'apophyse styloïde et aux muscles styliens. La parotide s'élève jusqu'à l'arcade zygomatique qui la limite en ce sens. Inférieurement elle descend jusqu'au niveau de l'angle de la mâchoire, et là elle répond à la glande sous-maxillaire, mais en étant toujours complétement séparée par une lame fibreuse commune aux sacs propres à chacune d'elles.

L'artère carotide externe est toujours logée dans l'épaisseur de son bord profond, soit qu'elle y parcoure seulement une gouttière, soit qu'elle traverse un canal complet pratiqués, l'un ou l'autre, dans son épaisseur ; l'artère temporale, l'auriculaire antérieure, la faciale transverse, la veine temporale, et celle qui fait communiquer la jugulaire externe avec l'interne, occupent divers points de sa surface, et sont parfois logées dans son épaisseur. Enfin, le nerf facial la traverse d'arrière en avant, et reçoit dans son épaisseur un filet d'anastomose du plexus cervical superficiel. Il importe de noter, à l'occasion de cette glande, la présence de ganglions lymphatiques dans son épaisseur au milieu des lobules qui la constituent. La parotide est enveloppée d'un sac, fibreux sur la face externe (*aponévrose parotidienne*), celluleux sur la face postérieure et le bord interne, et séreux du côté de la mâchoire, dont la grande mobilité a nécessité ou déterminé la présence d'une membrane de glissement. Sur l'extrémité inférieure, toutes ces lames viennent se réunir en acquérant une épaisseur considérable et isolent complètement la parotide de la glande sous-maxillaire, comme nous l'avons déjà dit. Cette enveloppe envoie dans l'épaisseur de l'organe, des prolongemens qui séparent les lobes et les lobules les uns des autres. Les lobules fournissent chacun un petit canal excréteur; ces canaux se réunissant, forment bientôt le canal commun d'un lobe : ceux-ci viennent enfin constituer le canal parotidien. Placé assez haut sous la face antérieure de la parotide, à quelques lignes au dessous de l'arcade zygomatique, ce canal rampe sur la face externe du masséter, recouvert en dehors par le prolongement du bord antérieur de la glande; parvenu au bord antérieur du muscle, il se courbe vers le buccinateur embrassant dans sa courbure une petite masse graisseuse arrondie et isolée de la graisse voisine; il traverse ce muscle presque perpendiculairement, et, après un court trajet sous la muqueuse, il vient s'ouvrir vis à vis de la couronne de la première grosse molaire. Ce canal est accompagné dans son trajet superficiel par une branche du nerf facial, et par quelques rameaux de la faciale transverse.

2° *Glande sous-maxillaire.* Bien moins volumineuse que la parotide. Elle est renfermée dans l'espace à peu près ovoïde que forment, en dehors le corps de la mâchoire, qu'elle dépasse souvent un peu; en dedans, le mylo-hyoïdien et l'hyoglosse; en bas, le muscle digastrique et le stylo-hyoïdien; supérieurement, cet espace est limité par l'insertion du muscle mylo-hyoïdien à la mâchoire.

L'artère faciale, avant de parvenir à la base de la mâchoire, parcourt une gouttière creusée sur le côté postérieur en même temps que sur la face externe de cette glande, sans jamais être complétement enveloppée par elle. Le nerf grand hypoglosse vient la contourner inférieurement au niveau du tendon du digastrique. Le nerf lingual est en rapport avec elle à sa face profonde, en arrière du bord postérieur du mylo-hyoïdien et de l'hyo-glosse. Le canal excréteur de cette glande est connu sous le nom de *canal de Warthon*. Formé comme tous les canaux excréteurs, il se glisse sous le bord postérieur du mylo-hyoïdien, entre lui et l'hyo-glosse. Il parvient ensuite entre la glande sublinguale et le muscle génio-glosse, se recourbe aussitôt en haut et en avant pour s'ouvrir sur les côtés du frein de la langue. Là, une sorte de papille assez volumineuse forme sa terminaison, et nous présente son orifice. Les canaux excréteurs des deux glandes sous-maxillaires se rapprochent de plus en plus l'un de l'autre à mesure qu'ils arrivent plus près de leur ouverture buccale. Les parois de ce canal sont excessivement minces, en même temps qu'elles se trouvent très-faiblement soutenues par les parties environnantes.

3° *Glande sous-linguale.* D'un volume encore moins considérable que la sous-maxillaire, elle est placée immédiatement au dessous de la muqueuse de la paroi inférieure de la bouche, à travers laquelle le liquide qu'elle sécrète est versé. Elle est en rapport, en dedans, avec le muscle génio-glosse, par son côté externe inférieur avec le mylo-hyoïdien, et plus haut, avec l'os maxillaire. Le nerf lingual contourne son extrémité postérieure. Le plus souvent chaque lobule particulier s'ouvre dans la bouche, à travers la muqueuse, par un petit canal distinct. Quelques anatomistes admettent que quelques granulations s'ouvrent directement dans le conduit de Warthon, dans le point où ce conduit lui est accolé. Il arrive quelquefois que plusieurs des canaux propres de chaque lobule se réunissent pour former un petit canal commun appelé *canal de Bartholin.*

4° *Pancréas (glande salivaire abdominale).* Son

volume est très-considérable ; il s'étend transversalement depuis la portion verticale du duodénum jusqu'à la rate. Il est situé au devant de la colonne vertébrale dont le séparent les piliers du diaphragme,
l'aorte, la veine cave et les veines splénique, mésa-
raïque supérieure et porte. Il est situé immédiatement
au dessous du tronc cœliaque et se trouve couché sur
le commencement de l'artère mésentérique supérieure
qui rampe derrière lui pour se dégager au dessous de
son bord inférieur et concourir à former la racine du
mésentère. Le duodénum l'entoure et le limite à son
extrémité droite, où son volume plus considérable
lui a mérité le nom de tête du pancréas. On voit souvent au dessous de celle-ci une partie recourbée en
crochet, et d'autres fois séparée, formant en quelque
sorte une seconde tête ; cette portion a reçu le nom
de petit pancréas. Cet organe est comprise avec la
dernière portion du duodénum dans l'écartement du
bord adhérent du mésocolon transverse. Son bord
supérieur est creusée d'une gouttière et parfois d'un
canal complet dans lequel marche de droite à gauche
l'artère splénique. L'extrémité droite de ce bord est
en rapport éloigné avec le petit lobe du foie. Il est
placé derrière la grande courbure de l'estomac et le
colon transverse.

Le canal excréteur du pancréas, *canal de Wirsung*,
est plongé dans l'épaisseur de l'organe, mais plus près
de sa surface postérieure et de son bord inférieur ; il
offre cette disposition très-remarquable ; qu'il existe
dans toute la longueur de la glande, qu'il est droit et
reçoit dans son trajet, et sous des angles légèrement
aigus et rentrans à gauche, les canaux particuliers et
isolés de chaque lobule. Lorsqu'il est arrivé tout près
du duodénum, il se recourbe en bas et se rapproche
de la direction du canal cholédoque. Nous avons dit

comment il s'ouvre dans l'intestin. Quelquefois du petit pancréas ou portion réfléchie, comme quelques uns l'appellent lorsqu'elle n'est pas entièrement isolée du reste de l'organe, on voit naître un petit canal excréteur distinct, qui tantôt se jette dans le canal principal, et tantôt s'ouvre en particulier et isolément dans le duodénum; la muqueuse offre pour lui dans ce cas une ouverture spéciale, distincte de celle qui est commune au grand canal pancréatique et au canal cholédoque.

(B). DE LA RATE.

Cet organe, dont les usages sont peu connus, est regardé par quelques physiologistes comme un réservoir du sang destiné à subvenir aux frais de la grande activité que prend la circulation stomacale pendant la digestion. Nous croyons plutôt qu'elle est chargée d'effectuer une élaboration quelconque d'une partie du sang qui doit bientôt, sans aucun doute, fournir les matériaux de la sécrétion biliaire.

D'un volume variable dans une foule de circonstances différentes, elle a généralement de sept à huit pouces de longueur sur quatre à cinq pouces de largeur; son épaisseur n'est guère que de deux environ vers sa partie moyenne, car vers ses bords elle va en diminuant. Sa forme générale est ovalaire; elle est aplatie transversalement; sa grosse extrémité est tournée en haut et la petite en bas. Elle est concave à sa face interne, qui regarde en même temps en avant, et d'autant plus que l'estomac est plus distendu, car elle suit tous les grands mouvemens de ce viscère, auquel elle est unie par l'épiploon gastro-splénique, par les vaisseaux courts et par l'artère gastro-épiploïque gauche. Sur cette face, plus près du bord postérieur que de l'antérieur, est la *scissure* ou *hile de la rate*, présentant plusieurs ouvertures larges pour l'entrée des artères et la sortie des veines spléniques : au devant du hile, la substance de l'organe forme une saillie mousse, longitudinale, qui divise l'oagrne en deux moitiés à peu près égales et lui donne souvent une forme prismatique triangulaire. La face externe est convexe et s'accommode à la forme du diaphragme, qui la sépare en ce point des quatre dernières fausses côtes. Sur son bord antérieur on remarque souvent des scissures plus ou moins profondes, qui vont parfois jusqu'au point d'en détacher complétement un lobule et de constituer alors ce qu'on a regardé comme des rates surnuméraires.

L'extrémité supérieure répond au diaphragme, et souvent le lobe gauche du foie arrive jusqu'à elle; dans quelques cas même celui-ci se prolonge jusque sur sa face externe, et passe d'autres fois sous sa face concave.

Du reste, il y a opposition complète entre la direction qu'affectent et la face concave de la rate et la face concave du foie : celui-ci regarde en bas, à gauche et en arrière; la rate regarde au contraire à droite et en avant : l'estomac est compris entre ces deux organes, de manière à recouvrir antérieurement ce dernier par sa grosse tubérosité et à être recouvert par le foie, dans sa portion pylorique.

Structure de la rate.

La membrane séreuse qui revêt la rate n'offre aucune disposition particulière, si ce n'est une adhérence très-intime avec la fibreuse. Nous verrons l'épiploon gastro-splénique quand nous étudierons le péritoine.

La membrane fibreuse, après avoir enveloppé la

totalité de l'organe, parvient à la scissure et pénètre dans son épaisseur, en formant aux vaisseaux une gaîne semblable à la capsule de Glisson pour les vaisseaux du foie : nous appellerons la première portion membrane capsulaire, et la deuxième gaine vasculaire. Ces deux portions envoient dans l'épaisseur de l'organe des lames et des filamens qui s'entrecroisent dans toutes les directions, et forment ainsi de larges mailles et de vastes cellules, que M. Cruveilhier regarde avec raison comme la charpente de l'organe. Quelques unes des cloisons sont complètes, et isolent entièrement une portion de la rate du reste de l'organe ; aussi une injection dans la masse de la substance, faite en piquant avec le tube à injection, dans un point quelconque, n'en distend qu'une portion et ne se répand pas dans tout l'organe : ainsi se trouve expliquée la possibilité de l'isolement complet de quelques lobules.

La veine splénique, ou mieux ses divisions, bientôt après s'être enfoncées dans la scissure de la rate, se dépouillent de leur tunique externe et se réduisent à leur membrane propre, qui, soutenue par les prolongemens de la gaîne fibreuse, peuvent assez bien être comparées aux sinus de la dure-mère ; leurs parois sont criblées de trous d'autant plus nombreux qu'on les examine plus profondément ; à tel point qu'enfin les canaux veineux semblent ne plus exister et être remplacés par des cellules nombreuses communiquant librement entre elles, et que remplit la boue splénique. Mais ces cellules ne sont, à vrai, dire que des prolongemens des canaux veineux, anastomosés largement les uns avec les autres. Je donnerai le nom de cellulosités vasculaires à cette espèce de tissu, qui, sans aucun doute, offre la plus grande analogie avec le tissu érectile ; mais je ne puis admettre l'identité entre les deux.

L'artère splénique se ramifie successivement à mesure qu'elle gagne la profondeur de l'organe et se termine en formant des pinceaux vasculaires dont chaque rameau reste indépendant l'un de l'autre, et ne communique jamais avec eux par la moindre anastomose. Ils viennent tous se perdre dans l'épaisseur des parois des cellulosités vasculaires, c'est-à-dire dans l'épaisseur de la membrane propre des divisions de la veine splénique.

Meckel, avec beaucoup d'autres anatomistes, admet dans la rate des corpuscules blancs, arrondis, creux, ou tout au moins d'un tissu fort mou et dont le volume est très-variable; il les regarde comme une partie essentielle de la rate et comme jouant un grand rôle dans la modification préparatoire à la sécrétion biliaire qu'éprouve le sang en traversant cet organe; il admet encore, avec Home et d'autres, que ces corpuscules se gonflent beaucoup quand les animaux viennent de boire. Rien de tout cela, ni le fait anatomique, ni le fait physiologique, n'ont pu être constatés chez l'homme; aussi nous bornerons-nous à cette simple indication.

La rate n'en est pas moins chargée, à nos yeux, de faire subir au sang une modification importante qui le prépare à devenir apte à fournir les matériaux de la sécrétion biliaire : c'est pour cela que nous plaçons l'étude de cet organe avant celle du foie.

DU FOIE.

Organe sécréteur de la bile, il occupe l'hypochondre droit, s'étend jusque dans l'épigastre et arrive assez souvent jusqu'à la rate. Sa forme est fort irrégulière; on peut néanmoins la dire ellipsoïde dans le sens transversal ; il répond au diaphragme par sa face supérieure, dont la forme est convexe pour s'accommoder à la voussure de la paroi inférieure de la poitrine. Cette face est divisée en deux parties inégales par le ligament suspenseur du foie, partie supérieure de la faux du péritoine. La portion droite, plus considérable, est très-fortement bombée ; la portion gauche est presque plate. Cette face répond antérieurement au bord inférieur du thorax et au muscle transverse de l'abdomen.

La face inférieure, concave dans toute son étendue, est fort inégale, et présente, en allant de droite à gauche ; 1° une concavité légère appartenant au lobe moyen de l'organe, et reposant sur la portion droite et supérieure de l'estomac. Cette partie est séparée du reste de la même face, par une gouttière profonde *sillon antéro-postérieur* ou *sillon de la veine ombilicale*. Ce sillon, étroit et profond dans sa moitié antérieure, est plus large et plus superficiel dans le reste de son étendue : la veine ombilicale occupe la première portion, sous laquelle est assez souvent jeté une sorte de pont formé par la substance même de l'organe ; dans la moitié postérieure existe le canal veineux qui n'est libre que chez le fœtus, et qui établit la communication de la veine ombilicale avec la veine cave inférieure : une branche de la veine porte est venue s'y jeter, à la réunion des deux portions du sillon, en formant ce qu'on a désigné sous le nom de *sinus de la veine porte*. C'est dans ce même point qu'un autre sillon, appelé *sillon transversal*, vient tomber perpendiculairement sur l'antéro-postérieur ; il est large et assez profond, mais il est peu etendu dans le sens de sa longueur, et n'existe que dans le tiers gauche environ du lobe droit. La veine porte en arrière, l'artère hépatique au milieu et les canaux biliaires en avant, occupent ce sillon, qui se trouve borné ,antérieurement par l'éminence *porte antérieure*, laquelle est ainsi comprise entre lui et la portion antérieure du sillon de la veine ombilicale; en arrière du sillon transversal, entre lui et la portion postérieure de l'antéro-postérieur, s'élève le *lobule de Spigel* ou *petit lobe du foie* : on le nomme encore *éminence porte postérieure,* par opposition à la précédente. La forme de ce lobule est souvent pyramidale; son sommet se dirige en avant, et sa base est presque entièrement circonscrite par un anneau veineux, formé à gauche par le canal veineux, postérieurement, par la veine cave ascendante; à droite, par le tronc de la veine porte, et, en avant, par la branche gauche de cette veine. A droite de l'éminence porte antérieure est une fossette large est superficielle, où se trouve logée en partie la vésicule biliaire. A droite de l'éminence porte postérieure et du tronc de la veine porte, existe une dépression légère qui répond aux reins et à la capsule surrénale : au devant d'elle, on voit souvent encore une dépression légère à laquelle répond l'extrémité droite du colon transverse.

La circonférence du foie se divise en bord antérieur, bord postérieur et deux extrémités. Celles-ci sont fixées au diaphragme par une lame fibreuse triangulaire revêtue d'un double feuillet péritonéal et insérée, la gauche sur l'aponévrose centrale du diaphragme, et la droite, sur les insertions fibreuses de la circonférence de ce muscle aux dernières fausses côtes; leur forme leur a fait donner le nom de *ligamens triangulaires.* Le bord postérieur est épais, surtout à sa partie moyenne et droite; dans ce point, il adhère fortement au diaphragme, au niveau des insertions postérieures de ce muscle, aux fausses côtes droites, et cela au moyen d'un tissu cellulaire fibreux très-serré, auquel on a donné le nom de *ligament coronaire*. Le péritoine s'arrête au dessus et au dessous de cette adhérence, pour se réfléchir sur les deux faces de l'organe. Ce bord nous offre en arrière du lobule de Spigel, une large échancrure, se prolongeant plus particulièrement du côté de la face inférieure; c'est l'échancrure de la veine cave ascendante : là, les veines sus-hépatiques viennent mêler le sang du système de la veine-porte avec celui du système veineux général. Le bord antérieur est mince, plus étendu que le précédent, et nous offre deux échancrures; l'une est l'entrée du sillon antéro-postérieur, la veine ombilicale y passe; l'autre, à droite de celle-ci, est plus large et moins profonde; elle répond au fond de la vésicule biliaire, qui la dépasse toujours plus ou moins. Ce bord suit la direction du contour inférieur de la poitrine, au niveau duquel il s'arrête généralement.

Structure du foie.

Le foie offre dans sa structure des enveloppes, des veines et des artères, des vaisseaux lymphatiques, des nerfs, un tissu propre ou granulations.

Les enveloppes du foie sont au nombre de deux :

1° La tunique péritonéale recouvre toute la surface du foie, à l'exception du bord postérieur de cet organe, du sillon transverse, de la gouttière de la veine cave et de la fossette de la vésicule biliaire. Cette membrane adhère intimement à la membrane propre.

2° La tunique propre fibreuse, facile à démontrer dans les points qui ne sont point recouverts par le péritoine, est véritablement la charpente du foie :

a. Elle fournit à cet organe une enveloppe générale ;

b. Elle envoie un prolongement autour de la veine porte, de l'artère hépatique et des canaux biliaires ; ce sont ces gaînes qui constituent le *capsule de Glison* ;

c. Elle forme à chaque granulation du tissu propre de l'organe, une enveloppe fibreuse ou celluleuse.

La surface externe des gaînes qu'elle constitue autour des conduits, ne leur est unie que par un tissu cellulaire lâche et séreux, tandis qu'elle est adhérente au tissu propre par une foule de prolongemens fibreux qui forment aux granulations profondes, des enveloppes semblables à celles qui partent de la membrane propre qui tapisse la surface du foie ; il en résulte que les vaisseaux qui sont enveloppés par la capsule de Glisson paraissent moins béans dans une coupe du foie que les veines hépatiques, qui en sont dépourvues, et qui adhèrent immédiatement au canal qu'elles parcourent.

Les cellules fibreuses des granulations sont, dans certaines maladies, faciles à démontrer ; car leur tissu acquiert quelquefois une épaisseur considérable. Elles sont plus évidentes encore, dans certains cas de ramollissement de la substance hépatique, où l'on peut, en râclant, faire sortir les granulations de leurs loges.

Telle est la description que M. Cruveilhier et la plupart des anatomistes modernes donnent de la membrane propre du foie ; mais un anatomiste anglais, M. Kiernan, dont M. Littré a analysé le travail (*Gazette médicale*, année 1834, pag. 801), a présenté sur la disposition de cette capsule et de ses prolongemens, des idées neuves et qui paraissent plus précises et plus exactes. D'après lui, la capsule de Glisson n'est pas simplement du tissu cellulo-fibreux : on peut la comparer à la pie-mère cérébrale ; c'est une membrane cellulo-vasculaire dans laquelle les vaisseaux se divisent et se subdivisent jusqu'à un degré extrême de finesse. Cette capsule fournit des gaînes à la veine porte, à l'artère hépatique et au conduit hépatique.

M. Kiernan donne le nom de *vaginale*, à cette partie de la tunique qui tapisse les canaux et s'étend jusqu'aux fissures inter-lobulaires exclusivement.

Dans ces mêmes canaux, la veine porte, l'artère et le conduit hépatique donnent naissance à des branches que l'anatomiste anglais appelle aussi vaginales ; ce sont ces branches qui, ramifiées dans la capsule, en forment la partie véritablement essentielle. Du plexus formé sur la gaîne, partent les rameaux inter-lobulaires. Ainsi donc, l'artère et le conduit hépatique d'une part et la veine porte de l'autre, forment des plexus qui les mettent en rapport avec chacun des espaces inter-lobulaires.

La gaîne cellulo-vasculaire, dans les grands canaux, enveloppe complétement les trois vaisseaux ; mais il n'en est plus de même dans les petits canaux : là on ne trouve la capsule, dont la partie essentielle est le plexus, que du côté où marchent l'artère et le conduit hépatique ; sur l'autre côté la veine porte est en contact immédiat avec les parois du canal, et elle donne, sans l'intermédiaire des branches *vaginales*, naissance aux rameaux inter-lobulaires. La raison de cette disposition se trouve dans ce fait, que l'artère et le conduit hépatiques ne donnent jamais directément de branches inter-lobulaires ; ils forment toujours un plexus, de sorte qu'il existe toujours, au moins de ce côté, une portion de gaîne, puisqu'elle est constituée par le plexus lui-même. Mais la capsule de Glisson n'est pas bornée aux canaux vasculaires qu'elle accompagne ; elle pénètre avec eux dans les espaces et les fissures inter-lobulaires, et elle forme la *capsule des lobules*. Nous verrons comment la veine porte, l'artère et la veine hépatiques se comportent à l'égard des lobules.

Parmi les vaisseaux du foie il en est qui n'appartiennent pas en propre à cet organe, mais sont seulement logés dans une gouttière ou canal superficiel. Tels sont la veine cave inférieure et le canal veineux; telle est encore la veine ombilicale. La veine porte, au niveau du sillon transverse se divise en deux branches comme il a été dit, et s'anastomose avec la veine ombilicale. Chacune de ces branches, accompagnée d'une des divisions de l'artère et du conduit hépatique, se ramifie en branches transversales, au moins le plus généralement; branches qui se distinguent ainsi par leur direction, des ramifications de la veine hépatique qui sont dirigées d'avant en arrière, de la circonférence du foie vers le sillon de la veine cave inférieure; mais elles s'en distinguent aussi à la coupe, parce que leur ouverture s'affaisse sur elle-même, ce qui n'a pas lieu pour les branches de la veine hépatique. Ce dernier caractère cesse d'exister pour les ramuscules de la veine porte; nous avons vu en effet que la capsule de Glisson n'existe là que du côté de l'artère et du conduit hépatiques. Les ramifications de la veine porte, arrivées par un décroissement graduel de calibre à un certain degré de tenuité, donnent naissance, dans les canaux où la gaîne est complète, à des branches que M. Kiernan désigne sous le nom de *vaginales;* celles-ci forment un plexus qui constitue la partie la plus essentielle de la gaîne, et de ce plexus naissent d'autres branches qu'il appelle *interlobu-laires;* celles-ci naissent directement des ramifications de la veine porte lorsque la gaîne n'existe pas. Dans les espaces interlobulaires, ces veines interlobulaires s'a-nastomosent entre elles, couvrent de leur réseau, la surface externe des lobules, à l'exception de la base de ces petits corps de ainsi que l'extrémité périphérique des lobules superficiels qui apparaissent à la surface du foie. Les veines interlobulaires établissent une communication entre les veines d'un lobule et celles des lobules contigus. Ce sont ces veines qui, injectées, forment le cercle autour des lobules et les séparent les uns des sutres. Les ramifications formant le plexus qui entoure le lobule, convergent vers la veine hépatique qui occupe le centre du lobule, et que, pour cette raison, l'anatomiste anglais appelle veine *intrà-lobulaire*, et s'y abouchent ; ces branches du plexus lobulaire, communiquent entre elle par des rameaux transverses entre lesquels on aperçoit de petits espaces ovoïdes qui sont occupés, comme nous le verrons en parlant de la structure du lobule, par le plexus biliaire. Les injections prouvent que les communications sont très-libres entre les radicules des veines hépatiques et celles de la veine porte, plus libres qu'entre la veine porte et l'artère hépatique.

L'artère hépatique, dans le sillon transverse du foie, se ramifie en un certain nombre de branches qui se divisent et se subdivisent en accompagnant les ramifications de la veine porte et du canal hépatique ; M. Kiernan nomme *vaginales* les radicules qu'elles donnent dans la gaîne formée par la capsule de Glisson, et qui accompagnent les branches vaginales des canaux hépatiques ; elles sont plus tortueuses, s'anastomosent fréquemment entre elles, forment un plexus et se terminent par des branches qui se jettent dans les espaces interlobulaires et sont désignées sous le nom d'artères *interlobulaires ;* les injections les plus heureures ne peuvent montrer d'anastomose entre les artères interlobulaires.

Les ramuscules de l'artère se ramifient dans les tuniques de l'artère elle-même, de la veine porte et du conduit hépatique ; le sang ainsi apporté revient par les ramifications de la veine porte, qui se sont répandues sur la veine porte elle-même, sur l'artère et sur le conduit hépatiques. Les parois des veines hépatiques reçoivent aussi leurs *vasa vasorum*, de l'artère hépatique et renvoient le sang qu'elles ont reçu pour leur nutrition par les *vasa vasorum* veineux qui se rendent dans la veine porte ; de sorte que ces radicules veineux nés des tuniques des vaisseaux et rentrant dans la veine porte, forment l'origine hépatique de cette dernière veine. Les parois des conduits hépatiques sont tellement vasculaires, que, lorsque l'injection de l'artère a bien réussi, elles sont remplies par l'injection, et qu'on pourrait les prendre pour l'artère elle-même. Les lobules ne sont que pauvrement fournis de sang artériel sur l'adulte. Après les injections les plus heureuses, quand les artères de la capsule cellulaire, des conduits excréteurs de la vésicule du fiel et des *vasa vasorum* sont injectées, on ne peut découvrir qu'un petit nombre de ramuscules artériels qui soient remplis et qui entrent dans le lobule : M. Kiernan en conclut que la portion sécrétoire du foie ne reçoit de sang artériel que pour la nutrition seulement, et comme on ne peut pas injecter les artères par les veines hépatiques, et qu'au contraire la communication est libre entre les artères et la veine porte, il est probable que les derniers ramuscules artériels se terminent dans les plexus lobulaires formés par cette veine.

Comme les conduits hépatiques et les veines hépatiques partent des granulations ou lobules, et entrent pour beaucoup dans leur composition, leur description ne peut être faite que collectivement avec celles de ces derniers. La substance du lobule ou granulation est disposée autour des veines hépatiques de la même manière que le parenchyme d'une feuille est disposé autour des nervures. M. Kiernan donne le nom de veine *intralobulaire* au ramuscule de la veine hépatique qui occupe le centre du lobule. Chaque veine intra-lobulaire est composée d'un vaisseau central, et de quatre, six ou huit plus petits vaisseaux qui se terminent dans le vaisseau central. Les lobules ont les trois dimensions et autant de portions qu'il y a de veinules retournant à la veine intralobulaire. Chaque veine intralobulaire s'unit à une veine plus grande que M. Kiernan nomme *sub-lobulaire* et les lobules sont rangés autour des veines sublobulaires. La surface externe de chaque lobule est recouverte par une expansion de la capsule de Glisson qui le réunit aux lobules contigus et l'en sépare. Les lobules paraissent plus grands quand on les coupe dans la direction des veines intra-lobulaires, et plus petits quand on les coupe transversalement.

Les lobules qui répondent aux surfaces concave et convexe du foie; ceux qui répondent aux canaux des ramifications de la veine porte; et ceux enfin qui répondent aux canaux des ramifications des veines hépatiques, tous pouvant être dits superficiels, diffèrent en un point, des lobules centraux. Ceux-ci enveloppent entièrement les veines intralobulaires; dans les lobules superficiels des deux premiers ordres, au contraire, les veines intralobulaires arrivent jusqu'à la partie du lobule qui correspond soit aux canaux indiqués, soit à la surface du foie.

Les lobules sont séparés les uns des autres par des fissures ou espaces qui résultent de leur forme, et de leur juxtaposition; on les appelle fissures interlobulaires; ceux-ci contiennent les branches interlobulaires de la veine porte, de l'artère hépatique, du conduit hépatique, lesquels se ramifient dans le tissu cellulaire continu avec la capsule de Glisson et qui constituent les capsules des lobules.

Les veines hépatiques intralobulaires dont nous avons étudié la naissance et l'anastomose avec la veine porte et l'artère hépatique (avec cette dernière par l'intermédiaire des plexus lobulaires), se jettent dans les veines sublobulaires. Celles-ci, par leur réunion donnent naissance à des veines plus volumineuses qui se réunissent entre elles et finissent par former deux ou [trois troncs volumineux qui vont se jeter dans la veine cave inférieure. Les veines hépatiques marchent seules dans leurs canaux et n'ont pas de capsule. Elles sont remarquables par l'aspect criblé qu'elles présentent à leur face interne, lorsqu'on vient à les ouvrir.

Si on examine avec attention la surface externe du foie , recouverte ou dépouillée de ses membranes, on y trouve la disposition granuleuse. Cette disposition est encore plus apparente sur une coupe ou lorsqu'on déchire la substance propre. L'aspect granitique à deux grains, a fait admettre à Ferrein deux espèces de granulations dans le foie, l'une rouge brun, l'autre jaune. Suivant Meckel, les deux substances alternent dans l'épaisseur du foie , la jaune formant la masse du foie , la brune remplissant tous les intervalles.

Cette double coloration, qui est loin d'être sensible chez tous les sujets, tient, suivant M. Cruveilhier, à ce que le centre de la granulation contient de la bile, tandis que la circonférence est occupée par du sang.

On étudie avec plus de facilité les granulations sur un foie de porc , parce que les grains sont plus développés.

Les granulations se présentent sous forme de petits corps ovoïdes , ellipsoïdes ou plutôt polyédriques , configurés de manière à se mouler sur les facettes des grains environnans sans laisser le moindre vide. Chacune d'elles peut être isolée, détachée de l'espèce d'alvéole dans laquelle elle est logée sans y adhérer, excepté dans le point par lequel elle émet et reçoit ses vaisseaux. Ces granulations, appelées lobules par M. Kiernan, sont indépendantes les unes des autres.

Tissu propre. Reprenant maintenant d'une manière plus complète la structure du lobule, nous y trouvons :

1° Un plexus veineux formé par des branches de la veine porte ;

2° Les ramifications dernières et rares de l'artère hépatique ;

3° La veine intra-lobulaire ;

4° Un plexus des conduits biliaires.

Les lobules constituent la portion sécrétante du foie. Ce qu'on appelle ordinairement conduits hépatiques, et leurs branches interlobulaires et vaginales constituent la partie excrétoire de l'appareil biliaire. Ce sont aussi des organes de sécrétion muqueuse; car ils sont garnis à l'intérieur de follicules muqueux.

Les ramuscules qui forment le plexus, vus au microspope ressemblent beaucoup à des cellules. C'est cette disposition bien représentée par Mascagni, qui lui a fait regarder le foie comme un assemblage de petites cavités, origine des conduits biliaires. La forme des lobules n'est pas due à cette disposition; mais ils se moulent sur la veine hépatique intralobulaire qui en occupe le centre, comme il a été indiqué plus haut.

La structure de tous les lobules est identique, et chaque lobule offre dans tous les points la même structure. Une partie du lobule n'est pas plus vasculaire que l'autre; il n'y a pas de distinction entre la substance rouge et la substance jaune du foie : la coloration rouge dépend de la congestion seulement.

Ainsi nous l'avons vu, le centre du lobule est formé par un plexus biliaire contenu dans le réseau des anastomoses transversales du plexus lobulaire de la veine porte et de la veine hépatique intra-lobulaire. On est forcé d'admettre ici l'anastomose entre les radicules du plexus hépatique et ceux du plexus de la veine porte, bien que l'auteur anglais ne s'explique pas sur ce sujet; mais il serait impossible de concevoir autrement le mécanisme par lequel la veine porte fournit à la sécrétion biliaire; les branches interlobulaires, nées du plexus biliaire intralobulaire, vont se rendre dans le plexus des canaux revêtus en totalité ou en partie par la capsule de Glisson; les conduits vaginaux biliaires naissent de ce plexus et se rendent dans les ramuscules biliaires d'un petit calibre, qui sont situés dans les canaux incomplétement revêtus par la capsule de Glisson; ceux ci, dans des canaux plus considérables qui finissent par former deux branches principales qui sortent du foie par le sillon transverse, et après un trajet d'un pouce à un pouce et demi s'unissent pour former le canal hépatique.

M. Cruveilhier, dans la description qu'il a donnée de la structure du foie, avait, avant M. Kiernan, présenté des idées un peu différentes, mais qui nous semblent avoir ouvert la voie aux travaux que nous venons d'exposer et où l'on retrouve évidemment l'idée mère. Suivant l'anatomiste français, la capsule de Glisson forme des gaines complètes qui entourent collectivement les ramifications de l'artère, des conduits hépatiques et de la veine porte. M. Kiernan, comme nous l'avons vu, n'admet qu'une enveloppe incomplète pour les ramifications secondaires de ces conduits.

Suivant M. Cruveilhier, il n'existe pas le moindre espace entre les granulations. M. Kiernan admet des fissures interlobulaires. L'anatomiste français admet dans le lobule une partie spongieuse, semblable à de la moelle de jonc et qui n'est point perméable aux vaisseaux. Il n'y a qu'une seule partie du lobule qui puisse offrir en apparence cette disposition, c'est celle que forme le plexus biliaire. M. Cruveilhier admet un conduit hépatique qui part du centre; nous avons vu que c'est, suivant M. Kiernan, une veine intralobulaire qu'on trouve dans ce point. M. Cruveilhier admet ensuite un premier réseau veineux appartenant aux veines hépatiques, un second réseau veineux enveloppant celui-ci appartenant à la veine porte, enfin un réseau artériel très-délié se répandant sur les parois de la veine porte et des canaux biliaires.

Vésicules et conduits biliaires.

Formé par la réunion des deux branches principales qui résultent de la réunion de toutes les ramifications vaginales, comme les appelle M. Kiernan, des canaux biliaires, leur tronc commun vient se placer derrière l'artère hépathique et devant la veine porte, dans l'épaisseur du bord antérieur de l'hiatus de Winslow, se dirigeant en bas en arrière et un peu à droite. Sa longueur est d'un pouce environ, quelquefois plus; il se confond ensuite avec le canal cystique et donne naissance par sa réunion avec lui au canal cholédoque, qui continue son trajet en se glissant derrière la portion verticale du duodénum où il vient s'ouvrir. La vésicule biliaire ou vésicule du fiel comme on la trouve souvent appelée, a la forme d'une de ces fruits de cucurbitacées dont la petite extrémité souvent recourbée fait suite à un pédoncule, que le canal cystique représente bien.

Le fond de ce réservoir que la nature a destiné à contenir pour un temps une partie de la bile, répond à la plus large et la plus superficielle des deux échancrures que le bord antérieur du foie nous a offertes, et la dépasse souvent.

Le corps de cet organe, logé en petite partie dans la fossette que nous avons vue à la face inférieure du foie, se dirige de bas en haut, d'avant en arrière et de droite à gauche et parvient jusqu'au dessous du sillon transverse ; là commence le col où l'on remarque assez souvent un renflement ampullaire qu'un rétrécissement peu marqué, séparé du corps, et qu'un autre rétrécissement plus prononcé séparé de l'origine du canal cystique. On observe parfois un ou deux rudimens de renflemens analogues, sur le col qui est toujours replié deux fois sur lui-même à la manière de deux anses intestinales voisines, ainsi, ∽, les points d'inflexion sont légèrement étranglés, ils offrent à l'intérieur un pli sous forme de valvule, cela parconséquent, du côté de la concavité. Le canal cystique fait suite au col de la vésicule biliaire, il se porte très-obliquement en bas et un peu à gauche pour aller se réunir à angle très-aigu avec le canal biliaire, dont la longueur n'est pas beaucoup plus grande que la sienne, mais dont le calibre est généralement double environ, du moins dans l'état normal.

La surface extérieure de la vésicule biliaire est enveloppée par le péritoine, excepté dans le point où elle adhère au foie, le col; ainsi que le canal cystique et le chodéloque, sont compris dans l'épaisseur du double feuillet du bord droit de l'épiploon-gastro-hépatique, lequel bord forme le côté antérieur de l'hiatus de Winslow.

Les rapports de la vésicule avec le duodénum et avec le pylore, et ceux qu'elle affecte parfois avec le colon transverse et même avec le rein droit, expliquent la coloration en jaune qu'offrent souvent ces organes, etc., etc.

La surface intérieure de ces cavités est tapissée par une muqueuse fortement teinte en jaune verdâtre, et offrant toujours des plis légers qui circonscrivent des espaces polygonaux, dont l'ensemble donne à cette surface l'aspect aréolaire ou alvéolaire, comme on le dit souvent. Vers le col et dans la cavité de la vésicule, on aperçoit quelques plis que forme la muqueuse, indépendamment des plicatures des parois du col que nous avons indiquées; dans le canal cystique, la muqueuse forme des espèces de valvules transversales, longitudinales, obliques, mais qui n'offrent jamais qu'une apparence fort imparfaite de la disposition intérieure de la vis d'Archimède; dans tous les cas, il faudrait n'avoir aucune idée de la manière dont peut agir cette admirable machine, pour vouloir expliquer l'ascension de la bile dans la vésicule au moyen de la présence et de la disposition de ces replis. La surface interne des canaux hépatique et cholédoque, offrent une différence notable avec celle que nous venons d'examiner; ici point de valvules, point d'aréoles, tandis que l'on y remarque des orifices de follicules mucipares, dont on ne peut reconnaître l'existence dans la vésicule et son conduit excréteur.

La muqueuse des voies biliaires forme un éperon saillant au point d'union des canaux hépatique et cystique.

Entre les deux tuniques, séreuse et muqueuse, on trouve la membrane propre des voies de l'excrétion biliaire; chez l'homme on la dit généralement fibreuse ou fibro-cellulaire; c'est là ce que semble montrer

22

l'inspection directe, mais quelques anatomistes sont portés à la regarder comme musculaire, ce que l'on démontre facilement exister chez un grand nombre d'animaux. M. Cruveilhier la considère comme dartoïde, sorte de tissu intermédiaire au tissu cellulo-fibreux élastique et au tissu musculaire. Je crois en effet à l'existence de cet état intermédiaire, sans qu'on puisse s'arrêter à l'existence d'un tissu spécial ayant une existence propre. Il faut ici faire remarquer le peu d'épaisseur de la portion de cette tunique qui entre dans la composition des canaux proprement dits, tant cystique et hépatique que cholédoque.

DES VOIES URINAIRES.

Des reins.

Les reins sont des organes glanduleux destinés à la sécrétion de l'urine, situés de chaque côté de la colonne vertébrale; ils occupent les régions lombaires qu'on a aussi pour cette raison désignées sous le nom de régions des reins. Ils sont maintenus dans leur position par les veines et artères rénales, et sont plongés dans une couche de tissu cellulaire graisseux trèsépaisse, à laquelle on a donné le nom de *membrane ou capsule adipeuse du rein*. Le péritoine ne les enveloppe pas et ne fait que passer au devant d'eux et de leurs vaisseaux.

Le rein a la forme d'un haricot dont le hile est tourné du côté de la colonne vertébrale. On étudie dans le rein une face antérieure, une postérieure, deux extrémités, et une circonférence.

La face antérieure recouverte, comme il vient d'être indiqué, par une couche graisseuse, est en rapport avec le colon lombaire, et quelquefois seulement avec le péritoine ; le côlon lombaire se trouvant plus rapproché de la ligne médiane. Elle est en outre en rapport à gauche avec la rate et la grosse tubérosité de l'estomac ; à droite avec le foie et la deuxième portion du duodénum. Quelquefois la vésicule biliaire, dans toute son étendue, est couchée au devant du rein droit ; ce qui explique la coloration fréquente du rein par la bile qui transsude à travers les parois de la vésicule. Ces rapports permettent de concevoir comment des malades ont pu rendre, par le rectum, du pus qui provenait de l'ouverture d'un abcès du rein dans le côlon lombaire ; comment aussi chez d'autres un abcès du rein s'est ouvert dans le duodénum ; enfin la difficulté d'explorer à travers la paroi antérieure de l'abdomen le rein, quand il n'a que le volume normal.

La face postérieure du rein est moins convexe que l'antérieure ; elle regarde en dedans et répond au carré des lombes, dont elle est séparée par le feuillet antérieur de l'aponévrose du transverse ; au diaphragme qui la sépare des deux ou trois dernières côtes, et au psoas, qui la sépare de la colonne vertébrale. Il en résulte qu'on peut explorer le rein en arrière. On conçoit comment les abcès du rein ont pu s'ouvrir dans la région lombaire, et la plaie donner issue à des calculs ; enfin comment on a pu pratiquer la néphrotomie par cette région.

L'extrémité supérieure du rein est ordinairement plus volumineuse que l'inférieure ; elle est coiffée par la capsule surrénale. Elle répond d'une manière médiate au foie.

L'extrémité inférieure déborde la dernière côte.

La circonférence présente en dehors un bord convexe dirigé en arrière ; en avant une échancrure profonde qu'on a désignée sous le nom de hile, dans laquelle on aperçoit successivement d'arrière en avant le bassinet, l'artère et la veine rénales.

Le hile présente deux lèvres, l'une antérieure, l'autre postérieure : Cette dernière est beaucoup plus échancrée que l'antérieure, en sorte qu'en regardant par la face postérieure, un rein dépouillé de ses vaisseaux, on aperçoit une bien plus grande étendue du bassinet qu'en le regardant par la face antérieure.

Il résulte de ce qui précède qu'on peut le plus souvent distinguer à quel côté appartient un rein séparé de ses vaisseaux : il suffit de placer la plus grosse extrémité en haut, le bord convexe en dehors et de tourner en arrière celle des deux faces du rein sur laquelle on voit une plus grande étendue de bassinet. La direction du bassinet et de l'urétère fournit encore un bon caractère.

Les reins sont au nombre de deux. Cependant on trouve assez fréquemment les deux reins réunis en un seul en forme de fer à cheval et situés au devant de la colonne vertébrale.

Dans ce cas on trouve ordinairement deux bassinets distincts, et on s'aperçoit, sur une coupe verticale, passant sur son plus grand diamètre, qu'il n'y a là véritablement qu'une simple soudure.

On cite des exemples d'individus qui avaient trois reins réunis en fer à cheval, avec trois bassinets (M. Rayer). D'autres fois deux étaient réunis ainsi et situés dans une des régions lombaires, le troisième se trouvait situé dans l'autre région lombaire.

Le rein peut présenter aussi d'autres vices de situation, que nous n'indiquerons pas ici.

Le rein présente ordinairement de trois pouces et demi à quatre pouces de long, deux de large et un d'épaisseur.

Son poids est de deux à quatre onces. Mais ce poids est susceptible d'augmenter beaucoup, ainsi que le volume dans certains cas pathologiques. C'est ce qui a lieu dans le diabète et certaines formes de la néphrite albumineuse. Dans une affection désignée sous le nom de distension du rein, il a présenté à M. Rayer le volume de la tête d'un adulte.

Par contre, le rein est susceptible d'atrophie et peut être réduit à un si petit volume qu'il ne pèse plus qu'un gros et demi à deux gros. Dans ce cas, la capsule adipeuse augmente d'épaisseur, en raison de l'atrophie du rein qu'elle enveloppe.

Les reins sont supplémentaires l'un de l'autre, c'est-à-dire que le plus souvent l'atrophie de l'un est accompagnée de l'hypertrophie de l'autre.

Le tissu du rein est dur, mais fragile ; on a observé sa déchirure, soit par des chocs directs, soit par la commotion produite dans une chute d'un lieu élevé, comme M. Rayer en a recueilli un cas dans le service de M. Velpeau, chez un maçon tombé d'un échafaudage.

Sa couleur, à la surface, varie suivant une foule de circonstances, parmi lesquelles on distingue surtout l'état plus ou moins avancé de putréfaction.

La structure du rein nous offre à étudier :

1° Des membranes ou capsules ;

2° Un tissu propre ;

3° Des vaisseaux sanguins et lymphatiques ;

4° Des nerfs.

Nous avons vu ce qu'on a désigné sous le nom de capsule adipeuse.

Au dessous de celle-ci se trouve une membrane de nature fibreuse assez forte, qu'on peut très-facilement, dans l'état sain, séparer de la surface externe du rein, quand on a incisé cette membrane sur le bord convexe de l'organe. Quand on détache ainsi cette membrane, on voit qu'elle adhère à la substance du rein par des prolongemens fibreux qui se rompent facilement ; les prolongemens de l'enveloppe fibreuse des reins forment des cloisons dans l'intérieur de la substance rénale.

D'un autre côté on voit cette membrane s'enfoncer dans le hile pour former des gaînes aux vaisseaux et à leurs ramifications, et se prolonger sur les calices.

Suivant M. Cruveilhier, la face externe de la membrane fibreuse adhère au tissu adipeux, à l'aide de lamelles fibreuses qui le traversent.

Au dessous de la membrane propre du rein, la substance rénale apparaît lisse et polie. M. Rayer pense que cet aspect est dû à l'existence d'un autre feuillet de la membrane fibreuse.

On conçoit, du reste, combien il est important dans une autopsie, si on veut s'assurer de l'état du rein, de le dépouiller de sa membrane propre ; sans cela, on serait exposé à laisser passer inaperçues un grand nombre de ses lésions.

La substance du rein qu'on aperçoit ainsi à l'extérieur, a reçu le nom de *substance corticale*; elle est divisée par des lignes de la couleur du sang veineux, qui forment des polygones, d'un nombre variable de côtés ; le plus souvent ce sont des hexaèdres. La substance rénale qu'ils circonscrivent est beaucoup moins foncée que ces lignes ; l'ensemble de ces polygones simule un réseau qui est formé par les veines du rein. Outre ce réseau, on aperçoit encore des vaisseaux veineux et artériels, en ramifications beaucoup plus grosses et plus nettes. Le réseau polygonal et les ramifications vasculaires que je viens d'indiquer, se prononcent bien davantage dans les inflammations ou la simple congestion de la substance corticale.

Si on incise le rein sur son bord convexe, on voit qu'il est composé de deux substances, l'une extérieure,

corticale ou glanduleuse, que nous avons déjà commencé à examiner à la surface du rein, l'autre médullaire ou tubuleuse.

Quelques anatomistes ont admis une troisième substance, la substance mamelonnée; mais les mamelons
ou papilles qui la constituent appartiennent à la substance tubuleuse.

La substance corticale est molle, poreuse; elle
se distingue par sa couleur plus foncée et sa densité
moindre.

La *substance tubuleuse* présente, à la coupe, des
stries divergentes, du mamelon vers la substance corticale; elle est plus compacte et moins colorée que la
précédente; entre les espèces de gerbes formées par
les stries de cette substance, on trouve des prolongemens de substance corticale.

Ainsi la substance corticale entoure la médullaire
dans la plus grande partie de son étendue et dans tous
les sens. Non seulement elle forme la face externe du
rein, mais encore elle s'étend jusqu'à la face interne
de cet organe, par plusieurs prolongemens arqués,
entre lesquels la substance tubuleuse est déposée. Elle
constitue, par conséquent, une collection de cavités
unies par une base commune et dont les culs-de-sac
sont tournés en dedans.

A la coupe on aperçoit des arcades vasculaires in-
térielles et veineuses, qui circonscrivent les petits
mamelons de substance tubuleuse.

L'épaisseur de la couche corticale est de deux
lignes environ. Dans certaines formes de [illegible]
[illegible], la substance corticale [illegible]
[illegible] parfois une épaisseur double; elle est aussi
[illegible]
[illegible] on cherche à isoler la substance tubuleuse, on voit
qu'elle constitue des cônes ou pyramides, dont le nom-

bre varie de sept à vingt, d'apparence fibreuse ou striée (pyramides de Malpighi) dont les bases adhèrent à la substance corticale, et dont les sommets sont dirigés du côté de la scissure rénale, où ils se présentent sous la forme de mamelons. Quelquefois ces cônes, qui sont tout-à-fait distincts à leur base, se réunissent et se confondent ensemble à leur sommet. Les stries ont reçu le nom de tubes de Bellini, du nom de cet auteur, qui les regardait comme autant de tubes urinifères. Ferrein, ayant examiné au microscope les tubes de Bellini, a avancé que chacun d'eux est constitué par une centaine de conduits, et que la réunion de ces derniers conduits forme des espèces de pyramides, d'où le nom de pyramides de Ferrein.

Une coupe faite perpendiculairement à l'axe des tubes démontre l'existence d'une foule d'ouvertures dont chacune répond à un tube, la pression fait suinter l'urine par tous les points de la surface de la section. M. Cruveilhier a injecté directement ces conduits à l'aide d'un tube à injection lymphatique rempli de mercure, qu'il a plongé au hasard dans l'épaisseur de la substance tubuleuse. Cette injection, qui pénètre dans les tubes, quel que soit le sens suivant lequel on dirige l'instrument, prouve, selon lui, que les tubes de la substance tubuleuse ne constituent pas des conduits accolés et distincts dans toute leur étendue, mais bien un tissu spongieux à travers lequel l'urine est exprimée comme à travers un filtre : nous ne partageons pas cette opinion. Du reste, ces tubes se réunissent peu à peu à mesure qu'ils approchent du sommet des mamelons, en sorte qu'ils y sont beaucoup moins nombreux qu'à la base des cônes et ils s'ouvrent, soit à la surface de ces mamelons, soit dans une petite dépression que ceux-ci présentent quelquefois à leur sommet.

Bien que la distinction entre les deux substances soit tranchée, il est facile de voir qu'un certain nombre de fibres ou stries de la substance tubuleuse pénètrent dans la substance corticale, en décrivant de légères flexuosités, et arrivent jusqu'à la superficie de l'organe; Ferrein les a considérés comme les conduits excréteurs des granulations du rein. On appelle conduits de Ferrein, ou conduits corticaux, cette portion flexueuse et corticale des tubes, lesquels deviennent droits aussitôt qu'ils atteignent la substance médullaire, et se réunissent pour constituer les pyramides de Ferrein formées par les rameaux de Bellini. Les tubes flexueux de la substance corticale formeraient, suivant Ferrein, par leurs nombreuses anastomoses, un réseau dans les mailles duquel seraient contenues des glandules.

« En examinant au microscepe simple, une tranche mince de rein non injecté, on voit, dit M. Cruveilhier, une foule de granulations ovoïdes, sphéroïdes (grains glanduleux de Malpighi), que la macération isole les uns des autres, et à côté de ces granulations intactes, les granulations qui ont été entamées, présentent cet aspect spongieux, moëlle de jonc, qui paraît appartenir à toutes les glandes. Lorsque la coupe est verticale, on voit les grains glanduleux appendus aux tubes de Ferrein, comme des grains de raisin sur la tige qui les supporte. »

Il nous reste à étudier la distribution des vaisseaux.

L'artère rénale est remarquable par la grosseur de son calibre, par sa brièveté et sa naissance à angle droit, de l'aorte. Elle est quelquefois double et même triple. Elle se divise en plusieurs branches dans la scissure; ses ramifications vont se rendre au hile et sont entourées de graisse; mais il n'est pas rare de voir une branche isolée se rendre directement à l'extrémité supérieure ou à l'inférieure.

Cette artère ainsi ramifiée dans le hile, pénètre entre les calices, puis entre les cônes de la substance tubuleuse; elle parvient jusqu'à leurs bases sans fournir aucune branche; mais là, elle forme, par ses divisions et ses subdivisions, un réseau vasculaire dont les mailles les plus considérables embrassent la base tout entière des pyramides; et dont les moins considérables traversent en divers sens l'épaisseur de cette base. De la convexité de ce réseau vasculaire partent des vaisseaux qui traversent la substance corticale, se contournent à la manière de vrilles, et semblent se terminer par de petites masses rouges (si l'artère a été injectée avec cette couleur); ces masses sont régulièrement disposées le long des conduits de Ferrein. Elles sont formées par la matière à injection qui a pénétré dans l'intérieur de la granulation. Si la veine a été injectée en même temps, l'injection veineuse est circonscrite à l'injection artérielle. Les vaisseaux sont destinés, presque en totalité, à la substance corticale; la substance tubuleuse reçoit à peine quelques rameaux; les vaisseaux de chaque lobule ne communiquent pas avec ceux des lobules voisins; en sorte que le rein est divisé en départemens comme la rate. Nous avons vu quelques rameaux artériels très-déliés, se ramifier à la surface du rein.

Quant à la veine née du plexus veineux qui entoure les granulations, elle se forme successivement par la réunion des branches qui accompagnent chaque subdivision artérielle.

Les branches veineuses appartenant à chaque département, se réunissent en deux ou trois troncs veineux dans le hile, et ceux-ci forment, en définitive, la veine rénale ou émulgente, d'un volume considérable, qui se jette dans la veine cave. Tout ce qui a été dit sur la distribution de l'artère, s'applique exactement à celle de la veine. Nous avons vu que la veine, outre les branches correspondantes à celles de l'artère, forme un réseau veineux considérable à la surface du rein.

Les vaisseaux lymphatiques du rein sont peu connus; ses nerfs sont très-nombreux, et viennent du plexus solaire.

Les mamelons sont embrassés par des canaux membraneux, appelés *calices*. Leur nombre est variable comme celui des mamelons, et même plus variable encore, puisque souvent deux ou trois mamelons voisins s'ouvrent dans le même calice; les calices se réunissent en trois troncs; un supérieur, un moyen, un inférieur.

Ces trois troncs constituent par leur réunion le *bassinet*, réservoir membraneux, infundibuliforme, dont la partie rétrécie se continue avec l'uretère. Nous avons vu qu'il sort du hile, en arrière des vaisseaux. Aplati d'avant en arrière, et d'une petite capacité, le bassinet peut, dans certains cas, acquérir un volume considérable par l'effet de la rétention de l'urine causée par un obstacle à son cours.

Les *uretères* font suite au bassinet, avec lequel ils se continuent, au moyen de leur dilatation supérieure en forme d'entonnoir et désigné sous le nom d'*infundibulum*. Au sommet de l'entonnoir existe un rétrécissement toujours distinct, plus ou moins marqué, qui indique d'une manière précise le point où commence l'uretère proprement dit. Ce long canal membraneux se dirige obliquement de haut en bas et de dehors en dedans; croise très-obliquement la face intérieure du muscle psoas, et se trouve croisé très-obliquement à son tour, par les vaisseaux spermatiques

qui passent devant lui pour se rendre au canal inguinal chez l'homme, et à l'ovaire chez la femme. Parvenu
au détroit supérieur du bassin, il passe en dedans de
l'artère et de la veine iliaques correspondantes, se dirige
en dedans pour gagner le bas-fond de la vessie. Le canal déférent a passé entre lui et la vessie, pour se porter plus en dedans et venir cotoyer le côté interne de
la vésicule séminale correspondante; cette cavité a
donc son fond compris entre l'urétère qui est en dehors et le canal déférent qui est en dedans. Il se glisse
ensuite dans l'épaisseur des parois de la vessie, y rampe
dans l'étendue d'un demi-pouce environ, s'y rétrécit
notablement, et vient enfin s'ouvrir à l'un des angles
postérieurs du trigone vésical. La longueur totale de
l'urétère, à partir des reins jusque dans la vessie, est
de 11 à 12 pouces. Il est composé de deux couches
membraneuses, l'une extérieure, cellulo-fibreuse, très-
résistante; M. Cruvelhier la regarde comme de nature
dartoïde; elle me paraît être la continuation fibreuse
des fibres charnues de la vessie qui s'étendent évidemment sur l'extrémité pelvienne de l'urétère. L'autre membrane, intérieure, est muqueuse, de couleur
blanchâtre, offre à sa partie supérieure des plis longitudinaux qui s'effacent par la distension, et ne nous
présente de pli valvulaire dans aucun point de son
étendue. La dilatation extraordinaire que peut subir l'urétère démontre l'extensibilité de sa membrane
extérieure. Le calibre de ce canal, qui dans l'état na-
turel est d'environ deux lignes, peut être dilaté au
point d'égaler le volume de l'intestin grêle, et cela par
suite d'obstacles au cours de l'urine.

De la vessie.

La vessie est un réservoir musculo-membraneux où

l'urine versée par les urétères reste en dépôt pour être ensuite chassée par la contraction de cette poche.

Elle est située dans le petit bassin, derrière le pubis, fixée par le péritoine qui ne l'enveloppe qu'en partie, et par l'ouraque qui l'assujétit à l'ombilic. En arrière, chez l'homme, elle est en rapport avec le rectum, chez la femme avec l'utérus.

La vessie est le plus vaste réservoir de sécrétion. Son volume, du reste, varie suivant l'âge ; elle est plus ample chez le vieillard que chez l'enfant. Suivant le sexe : les femmes ont en général la vessie plus spacieuse, sans doute à cause de leur contrainte habituelle. Suivant les habitudes : les hommes de cabinet, ceux qui par décorum retardent la satisfaction de leurs besoins, ont la vessie dilatée. Selon les maladies : énormément agrandie chez les vieillards dans la paralysie de vessie, elle peut contenir alors plusieurs litres d'urine. Chez ceux qui portent des calculs volumineux et muraux, elle s'épaissit, se racornit, se resserre de manière à s'appliquer étroitement sur le calcul, et dans ce cas, admet à peine quelques cuillerées d'urine. Ces variations de volume amènent des changemens importans dans ses rapports.

L'axe de la vessie est oblique du haut en bas et d'avant en arrière. Quand le tronc est penché en avant, son col en est la partie la plus déclive. Quand la vessie remplie par l'urine a franchi le détroit supérieur, cette obliquité se prononce encore plus, son axe se confond avec celui de ce détroit, et se dirige de l'ombilic au sommet du sacrum.

La *face antérieure* de la vessie n'est pas recouverte par le péritoine. Cette membrane, après avoir tapissé les muscles droits, s'en éloigne pour se réfléchir sur le sommet et la partie postérieure du réservoir, de sorte qu'une portion plus ou moins étendue du devant de cette poche, se trouve à nu derrière l'extrémité inférieure des muscles droits, dont elle n'est séparée que par la couche cellulo-graisseuse dont j'ai parlé plus haut; mais la vessie chez l'adulte ne remonte ainsi derrière la paroi hypogastrique que quand elle est distendue par l'urine. Vide, elle est constamment au dessous du bord du pubis. De là l'indication de la remplir d'eau, ou de laisser l'urine s'accumuler, avant de pratiquer la taille suspubienne, comme l'ont conseillé Rousset et Douglas, Cheselden, Probi, Morand; ou de la soulever, comme faisait frère Côme, Sharp depuis, avec le bout d'une sonde qu'on glisse sur la paroi antérieure de sa cavité. M. Velpeau fait remarquer que, chez beaucoup de sujets, on ne peut soulever le réservoir de l'urine assez haut au dessus du pubis, pour l'ouvrir suffisamment sans intéresser le péritoine. Chez le vieillard calculeux elle se racornit, s'épaissit, diminue de volume, s'enfonce dans le bassin, et pend l'habitude de se laisser dilater. La vessie, suivant Celse, est placée à gauche; M. Cruveilhier dit n'avoir pas observé cette inclinaison. Assez ordinairement, assure M. Velpeau, elle se dirige obliquement de haut en bas et un peu de droite à gauche, ce qui doit déterminer à choisir le côté gauche du périnée, quand on pratique la taille latéralisée. Nous n'avons point observé ces particularités.

La vessie chez l'homme a généralement la forme d'un ovoïde dont la grosse extrémité serait en bas, et la pointe en haut et un peu en avant regardant l'ombilic. Chez la femme elle est arrondie, raccourcie dans le sens vertical, plus large transversalement, et souvent elle affecte la forme d'un barillet couché en travers; chez l'enfant elle est naturellement plus allongée; elle semble attirée vers l'ombilic, plonge moins dans le bassin et s'élève davantage dans l'hypogastre ; elle se continue plus évidemment avec l'ouraque et se recourbe un peu moins pour passer sous la symphyse, son bas-fond existe à peine ; quand elle est distendue, elle fait promptement saillir l'hypogastre, de sorte que chez les enfans, la taille sus-pubienne serait d'une exécution plus facile que chez l'adulte. La surface extérieure de la vessie, dépourvue de péritoine, répond à la symphyse, au corps des pubis et aux muscles obturateurs internes ; elle est unie à ces parties par un tissu cellulaire séreux très-lâche, dans lequel s'amasse quelquefois de la graisse chez les sujets chargés d'embonpoint. Deux trousseaux fibreux, traversés par des veines nombreuses, se détachent de la partie inférieure de cette région à sa jonction avec le col, et se fixent d'autre part à la symphyse des pubis et derrière elle ; ce sont les ligamens antérieurs de la vessie, qui appartiennent à l'aponévrose périnéale supérieure.

L'absence du péritoine au devant de la vessie a encore suggéré l'idée de la ponction hypogastrique, dans le cas où un rétrécissement insurmontable pour le moment ne permet point de pénétrer dans la vessie par l'urètre.

Les rapports de cette poche avec l'hypogastre, expliquent comment un choc brusque sur cette partie peut crever la vessie, quand elle se trouve surprise à l'état de distension.

Chez la femme, il résulte de l'absence de la prostate, que la région antérieure de la vessie dépasse en bas la symphyse des pubis ; elle répond ainsi au vestibule, disposition qui a été mise à profit par M. Lisfranc dans la taille vestibulaire.

La face postérieure, recouverte par le péritoine dans toute son étendue, répond chez l'homme au rectum, chez la femme à l'utérus. Presque toujours des circonvolutions intestinales s'interposent entre la vessie et ces organes. Chez l'homme, le cul-de-sac péritonéal intermédiaire au rectum et à la vessie descend quelquefois assez bas sous le bas-fond, ce qui constitue un des dangers de la taille recto-vésicale ; on risque d'ouvrir la séreuse en prolongeant l'incision de ce côté.

Régions latérales, recouvertes par le péritoine. Les sont cotoyées par les artères ombilicales ou par les ligamens qui les remplacent après la naissance, et chez l'homme par les canaux déférens.

Bas-fond de la vessie. On désigne ainsi toute la portion de cette poche qui s'étend depuis le point où le péritoine l'abandonne jusqu'à son entrée dans la prostate. Sur les côtés, le bas-fond de la vessie est limité par les vésicules séminales et les canaux déférens : dans cet espace triangulaire, il est en rapport avec le rectum.

Suivant M. Cruveilhier, quand la vessie est fortement revenue sur elle-même, le péritoine revêt toute la portion de la base de cet organe intermédiaire aux vésicules séminales et aux canaux déférens, en sorte qu'à proprement parler la vessie n'a aucun rapport direct avec le rectum ; quand la vessie se remplit, le péritoine remonte, et le bas-fond s'applique alors sur le rectum. M. Cruveilhier pense que les variétés dans la profondeur du cul-de-sac de réflexion, indiquées par les chirurgiens modernes, dépendent en général de la capacité plus ou moins grande de la vessie de ces sujets. A cela près, la disposition du péritoine lui a paru la même chez tous les individus.

En avant et sur les côtés, le bas-fond de la vessie est enveloppé par une sorte de plexus veineux très-développé chez ceux qui depuis long-temps sont affectés de maladies de vessie, et sujets à une constipation habituelle ou affectés d'hémorrhoïdes. Ce plexus veineux se prolonge en devant autour de la prostate.

En arrière, le bas-fond est en rapport avec le rectum, dont le sépare une simple couche celluleuse, en général assez dense sur la ligne médiane et beaucoup plus lâche sur les côtés. Au milieu, cette couche ne renferme presque jamais de graisse, en sorte qu'au premier abord les deux parois, intestinale et vésicale, sont confondues et forment ainsi la cloison recto-vésicale.

De là plusieurs conséquences pratiques. Chez l'homme on peut explorer la vessie par le rectum, apprécier quelquefois ainsi la forme et le volume d'un calcul ; comme il n'y pas là de vaisseaux volumineux, on peut faire la ponction par le rectum dans les rétentions d'urine, suivant la méthode de Flurant, de Lyon, ou pratiquer la taille recto-vésicale (1er procédé de M. Sanson). Dans ces deux opérations, il est de règle de ne pas porter l'instrument à plus d'un pouce ou un pouce et demi au dessus de la prostate, attendu que le péritoine descend ordinairement jusqu'à cette distance avant de se replier du rectum sur la vessie.

La contiguïté du rectum avec la vessie explique pourquoi le tamponnement du rectum à la suite d'hémorrhagie, ou après l'opération de la fistule à l'anus gêne ou empêche même entièrement l'émission des urines.

Il résulte des rapports de la vessie avec le vagin que la vessie, chez la femme peut faire saillie dans le vagin, et cette paroi commune peut venir se présenter à l'ouverture de la vulve. Ces rapports expliquent aussi la fréquence des fistules vésico-vaginales, consécutives à des accouchement laborieux et aux eschares, par la compression que l'enfant exerce au passage ; que la taille peut être pratiquée par le vagin ; que l'émission des urines peut être gênée par un pessaire ou un polype engagés dans le vagin.

Comme la cavité de la vessie est plus abaissée dans son fond que le commencement du canal de l'urètre, les personnes âgées doivent en urinant tenir le tronc penché en avant, afin que le bas-fond de la vessie se relève, forme un plan incliné ; elles évitent ainsi de laisser stagner le reste des urines.

Cette position enfoncée du bas fond, explique comment on peut méconnaître l'existence des calculs ; aussi faut-il élever assez fortement le pavillon de l'algalie, l'incliner à droite, à gauche et dans tous les sens pour reconnaître une pierre.

De la situation déclive du bas-fond en arrière et en bas, il résulte que le lithotome caché ne blesse pas aussi souvent les parois de la vessie qu'on pourrait le craindre, quoique cet accident, selon M. Velpeau, ne soit pas très-rare, surtout dans le jeune âge. Aussi conseille-t-il de préférer sur les enfans l'emploi du gorgeret ou du bistouri. Chez les enfans, cette excavation est peu prononcée ou n'existe pas ; l'accumulation des fecès la fait aussi disparaître ; aussi ne doit-on jamais omettre de vider l'intestin, quelques heures avant de pratiquer la taille au périné. Sans cette précaution la vessie se présenterait à l'instrument.

Sommet de la vessie. Il est dirigé en avant et en haut ; revêtu par le péritoine, de ce sommet part l'ouraque, espèce de cordon d'apparence musculeuse, qui s'étend directement de la vessie à l'ombilic dans lequel il semble s'engager. Ce cordon adhère assez fortement au péritoine, qui lui forme un repli falciforme. L'ouraque est le vestige d'un canal qui existe chez le fœtus des quadrupèdes et que plusieurs auteurs admettent chez le fœtus humain. Il est toujours plein chez l'adulte, et même chez le fœtus, selon M. Cruveilhier. Quelquefois après deux ou trois pouces de trajet, il se rétrécit et va se confondre avec une des artères ombilicales oblitérées ; d'autres fois il s'éparpille dans le tissu cellulaire, et les filamens qui résultent de sa division, vont les uns à l'ombilic, les autres aux cordons qui représentent les artères ombilicales.

Dans l'attitude verticale, les intestins pèsent sur le sommet de la vessie, qu'ils refoulent en bas. Aussi dans la lithothritie, fait-on prendre au malade l'attitude horizontale et même lui place-t-on le bassin plus haut que les épaules.

Surface interne de la vessie. La membrane muqueuse de la vessie est remarquable par son épaisseur et par le peu de follicules qu'on y trouve, quoiqu'elle secrète à l'état morbide une grande quantité de mucosités huileuses, comme on le voit dans le catarrhe vésical chronique. Everard-Home, sans administrer de preuves suffisantes, regardait cette sécrétion comme fournie par le prostate malade. Les follicules de cette membrane assez difficiles à découvrir se rencontrent au voisinage du col de la vessie et sur le trigone vésical.

Souvent la membrane interne muqueuse devient fongueuse, se couvre de bourgeons, d'inégalités, chez les personnes qui portent depuis long-temps une ou plusieurs pierres dans la vessie. Elle présente aussi des rides qui s'effacent par la distension, et des saillies réticulées, quelquefois très-considérables, formées par les faisceaux charnus sous jacens de la tunique musculaire. Le bec de l'algalie frappant contre ces saillies ou ces rides pourrait quelquefois faire croire à la présence d'un calcul.

Vue à l'intérieur, la vessie présente à sa base trois ouvertures.

1° En arrière, les orifices des deux urétères.

2° En avant, celui du canal de l'urètre.

Ces trois ouvertures occupent les angles d'un triangle équilatéral, à surface lisse, blanche, toujours dépourvue de rides ou de colonnes, *trigone vésical*, *trigone de Lieutaud*. Le bord postérieur du trigone est formé par une ligne étendue de l'embouchure d'un urétère à l'autre, et plus ou moins saillant, selon les sujets. Cette saillie est prolongée en dehors et en haut par la portion de l'urétère qui rampe obliquement dans l'épaisseur des parois de la vessie.

Le trigone est plus saillant chez l'homme, à cause du soulèvement déterminé par la prostate; il existe cependant chez la femme. De l'insertion oblique des urétères dans la vessie, et de l'éperon que la muqueuse forme à leur embouchure, il résulte que le fluide sécrété par les reins suinte facilement dans ce réservoir, tandis qu'une fois entré dans la vessie, loin de pouvoir refluer dans les urétères, il ferme au contraire leur orifice par la pression excentrique qu'il exerce.

On appelle communément bas-fond de la vessie, toute la partie de la base de cette cavité qui est postérieure au trigone. M. Cruveilhier a vu ce cul-de-sac tellement profond qu'il s'insinuait entre le trigone et le rectum.

Membrane musculaire. La tunique musculaire est formée de fibres charnues entrecroisées en différens sens. Son épaisseur varie suivant la capacité de l'organe, car le volume de la vessie ne s'accroît que par l'amincissement de ses parois. Dans les vessies petites ou raccornies, dans certaines hypertrophies, cette épaisseur peut acquérir 8 à 10 lignes : On peut alors déterminer assez facilement la direction des fibres charnues qui paraissent former une multitude de plans. La couche la plus extérieure présente des fibres longitudinales qui semblent toutes partir du col de la vessie, et qui s'épanouissent sous forme d'anses sur toute la surface de l'organe. La couche sousjacente est formée de fibres circulaires : les unes régulières, qui semblent faire suite aux fibres en anneau du col de l'organe et se remarquent principalement sur le bas-fond ; les autres irrégulières, qui appartiennent surtout à la paroi postérieure. Les fibres annulaires avaient fait admettre l'existence d'un muscle particulier, nommé *detrusor urinæ*. Enfin il est des fibres obliques qui s'entrecroisent avec les deux plans décrits. Ces fibres semblent partir de la fin des urétères ; elles sont plus nombreuses sur les parties latérales et inférieures de l'organe, et se prolongent dans l'épaisseur de la prostate où elles forment plusieurs plans ; on en peut voir quelques unes reparaître au sommet de cette glande et se prolonger sur la portion membraneuse.

Quelquefois ces différentes fibres se groupent en faisceaux, en colonnes charnues qui font relief au dedans de la vessie, laissant entre elles des intervalles où la muqueuse est immédiatement en contact avec la tunique péritonéale ; quelquefois la membrane interne fait hernie par ces interstices ; il en résulte des culs-de-sac, des kystes ou diverticules, dans lesquels se déposent quelquefois des pierres dites enkystées ou enchatonnées, que leur situation peut rendre inaccessibles à la sonde. Ces poches, constituées seulement par la muqueuse et le péritoine, restent étrangères à la contraction de la vessie, ce qui permet aux calculs d'y séjourner et d'y grossir. Ainsi les vessies à colonne sont aussi des vessies à cellules.

Le tissu cellulaire qui unit la membrane muqueuse

à la musculaire est lâche, séreux et très-délié ; la
laxité de cette adhérence permet dans quelques cas à la
membrane muqueuse de se déplacer pour s'appliquer
sur un calcul, de se replier autour de lui, et de lui
former une sorte de kyste, sans que la tunique charnue
ait laissé érailler ses fibres, ni qu'il y ait hernie comme
dans le cas précédent. (Ex. : les obs. d'Houstet, Sa-
rengeot, Lafaye, Desault.)

Au niveau du trigone, la couche musculeuse est
composée de fibres transversales, juxtaposées, parallèles, formant un plan parfaitement régulier. De l'embouchure d'un uretère à l'embouchure de l'uretère
opposé s'étend un petit faisceau que Ch. Bell considère comme leur muscle propre, pouvant dilater leur
orifice.

On a appelé sphincter de la vessie un anneau musculeux qui fait suite aux fibres circulaires du corps de
l'organe, et qui occupe l'orifice vésical. Cette disposition anatomique n'est pas très-évidente, et les descrip-
tions des auteurs présentent ici du vague. Winslow
avait décrit comme sphincter vésical des fibres venues
du pubis et qui embrassent latéralement l'orifice de
la vessie. M. Cruveilhier affirme du reste qu'on distingue au col de la vessie une couche extérieure, mince,
formée par les fibres musculaires longitudinales de la
vessie, et une couche profonde, très-épaisse, formée
des fibres circulaires. Ces deux plans semblent se
continuer dans la portion prostatique du canal de
l'urètre.

De l'urètre.

L'urètre est un canal musculo-membraneux destiné
à l'émission de l'urine et du sperme. Il s'étend du col
de la vessie à l'extrémité de la verge. Dans l'état de

flaccidité du membre viril; il décrit une double courbure en *S* italique couchée, de la l'idée de la sonde en S adoptée par J.-L. Petit, la postérieure ou périnéale est à peu près fixe, sa concavité répond à la symphyse, l'antérieure, qui rampe sur la face inférieure de la verge, s'efface quand l'organe se redresse dans l'érection ou par traction, et même alors l'urètre se cambre un peu en haut et en arrière avec le corps de la verge. En tirant convenablement sur le pénis, non-seulement on efface entièrement sa courbure antérieure, mais encore en grande partie la courbure sous-pubienne. Lieutaud (médecine pratique), Montaigu (thèse de 1810), Gruithuisen (1815, Gazette de Saltzbourg), ont avancé que les sondes droites pénétraient facilement dans la vessie, et ont pressenti l'utilité de cette disposition pour l'introduction d'instrumens lithontripteurs. MM. Amussat, Leroy d'Étiolles en 1818, Civiale, ont confirmé ce fait par la pratique de la cautérisation et de la lithotritie. Cependant on ne peut prétendre que l'urètre soit droit dans la région sous-pubienne. Le contraire est démontré par la courbure que prennent les bougies placées à demeure dans l'urètre, par celle que présente le moule obtenu en injectant dans la vessie et dans l'urètre une substance susceptible de se solidifier.

La longueur de l'urètre est de 8 à 9 pouces, quelquefois au dessous. Sur quarante-huit sujets mesurés par Wältely, le maximum était de 9 pouces 6 lignes, le minimum de 7 pouces 6 lignes. Lisfranc et Velpeau l'ont vu plusieurs fois atteindre 11 pouces.

On divise l'urètre en trois portions distinctes par leur structure et par leurs rapports : ce sont la portion prostatique, la portion membraneuse et la portion spongieuse.

Portion prostatique. Elle fait suite à la vessie, elle

commence le canal de l'urètre et est creusée dans l'épaisseur de la glande prostate, qui tantôt lui forme un anneau complet et plus souvent une simple gouttière au dessus de laquelle rampe l'urètre.

Je crois devoir intercaler ici la description de la prostate, avant de poursuivre la description de l'urètre, en raison des rapports importans de cette glande avec cette portion du conduit urinaire.

La *prostate* a la forme d'un cône dont la base est en arrière, dont le sommet tronqué regarde en avant. Très-petite chez les enfans, elle grossit avec l'âge, et chez l'adulte de dix-huit à vingt-cinq ans elle a deux lignes de moins en largeur que chez l'homme de quarante ans. Chez le vieillard, et surtout chez les sujets affectés de maladies de vessie, son volume est encore beaucoup accru et devient quelquefois triple et quadruple de celui qu'elle présente à l'état normal. Cette augmentation peut porter tantôt sur la totalité de la glande, tantôt sur l'une des moitiés, quelquefois seulement sur la partie moyenne. Ses dimensions, étudiées avec soin par M. Senn (thèse, Paris, 1825), par Scarpa (mémoire sur la taille latérale, trad. d'Ollivier (1826), sont importantes à connaître pour l'opération de la taille. D'arrière en avant, c'est-à-dire de la base au sommet, son plus grand diamètre est de 15 lignes ; mais cette longueur varie à différentes hauteurs ; tout-à-fait en haut elle n'a plus que 4 ou 5 lignes. Si on la coupe en travers et perpendiculairement, près de sa base, par une tranche qui partage en même temps l'urètre, on voit sur cette coupe que le pourtour de cette glande n'est pas tout-à-fait circulaire, et que l'urètre ne la traverse pas exactement par son centre, de sorte que les rayons menés de l'urètre aux principaux points de la circonférence de la glande, comme l'a fait M. Senn, présentent une longueur inégale.

Le rayon inférieur a rarement plus de huit lignes, le rayon transverse, neuf lignes. Le rayon oblique suivant lequel l'instrument doit être dirigé dans la taille latéralisée présente dix à onze lignes, d'où il suit que dans la taille bilatérale, qui n'est qu'une double taille latéralisée, l'incision de la prostate seule donne une plaie de 22 lignes. C'est en incisant suivant ces deux rayons obliques qu'on obtient la plus grande ouverture possible sans dépasser les limites de la prostate.

La face inférieure de la prostate regarde un peu en arrière; elle est aplatie, repose sur le rectum à deux pouces et demi ou trois pouces au dessus de l'anus, elle adhère à l'intestin par une couche de tissu cellulaire, assez dense, où jamais il ne s'amasse ni graisse ni sérosité, d'où il suit qu'on peut explorer la prostate à travers les parois du rectum. Quand cet intestin est rempli, il la déborde des deux côtés; vide, il en est débordé. Cette face inférieure est divisée d'arrière en avant en deux moitiés par un sillon médian, plus ou moins marqué, qui la partage quelquefois en deux lobes distincts.

La face supérieure ou pubienne de la prostate est toujours éloignée de six à huit lignes de la symphyse. Elle est en rapport avec l'aponévrose pelvienne supérieure, ou plutôt avec les deux trousseaux cellulo-fibreux, très-forts, qui s'étendent du pubis à la vessie. A l'aide du cathéter introduit dans la vessie, on peut refouler la prostate sous le pubis et la faire proéminer à travers le périnée.

Les parties latérales de la prostate sont séparées des branches ischio-pubiennes par un écartement de six à huit lignes, suivant qu'on l'examine plus haut ou plus bas, de telle sorte qu'elle est d'autant plus près de l'artère honteuse interne qu'on la considère plus haut,

Lorsque la prostate est refoulée en bas par le cathéter, ses côtés sont embrassés par le pourtour de l'arcade du pubis, et se rapprochent beaucoup du tronc de la honteuse. La prostate est enveloppée d'une couche de fibres charnues plus ou moins distinctes, qui se confondent avec son tissu propre, sont dirigées longitudinalement, et que M. Velpeau a suivies souvent jusqu'à la vessie ; aussi les considère-t-il comme une dépendance de sa tunique charnue ; quelquefois ces fibres recouvrent immédiatement l'urètre, dans tous les cas où la prostate, au lieu de former un anneau complet, représente une rigole dont l'ouverture regarde en haut.

La base de la prostate reçoit le col de la vessie, qui en est comme coiffé. Elle reçoit aussi les canaux déférens qui se touchent sur la ligne médiane en s'y plongeant et les vésicules séminales accolées en dehors de ceux-ci, d'où il résulte qu'en pratiquant la lithotomie suivant le premier procédé de M. Sanson, qui consiste à diviser à la fois le bas fond de la vessie et la base de la prostate ; on divise presque toujours un des deux conduits déférens et l'une des vésicules séminales ; cette lésion peut amener l'oblitération du canal déférent, et l'atrophie du testicule ; d'après Scarpa, et d'après un fait cité par Laperronie, peut-être suivant M. Velpeau, l'inflammation du testicule transmise par continuité peut en être la conséquence.

Le sommet se termine derrière la portion membraneuse de l'urètre.

La prostate est traversée :

1° Par le canal de l'urètre ;

2° Par les canaux éjaculateurs ;

3° Par ses propres conduits excréteurs.

Rapports de l'urètre avec la prostate. Nous avons vu précédemment que les rapports de l'urètre avec la prostate, variaient selon que cette glande formait une simple rigole sur laquelle glissait l'urètre, ou bien qu'elle constituait un cylindre creux complet; dans ce dernier cas, la moitié inférieure de l'anneau est presque toujours la plus épaisse; quelquefois, cependant, par une anomalie rare, la partie supérieure a plus d'épaisseur et l'urètre se trouve ainsi rapproché du rectum dont il n'est plus séparé que par une couche très-mince de tissu celluleux; cette disposition expose à blesser le rectum dans la taille au périnée.

Chez quelques sujets, le bord postérieur de la prostate est comme formé de trois lobes. De sa partie moyenne s'élève un tubercule, qui proémine dans l'urètre; M. Cruveilhier considère cette disposition comme anormale. Lieutaud donne à cette saillie le nom de *luette vésicale*. Everard Home, qui lui a donné son nom, la regarde comme une des causes les plus fréquentes de la rétention d'urine, non dépendante d'une maladie de l'urètre, chez les vieillards : M. Velpeau pense qu'il a beaucoup exagéré l'importance de ce lobe.

La portion de l'urètre renfermée dans la prostate est d'abord évasée en entonnoir, à son point d'union avec la vessie. Une ligne ou deux plus en avant, elle se rétrécit un peu, puis elle s'élargit de nouveau pour se rétrécir encore à la naissance de la portion membraneuse.

Les anciens anatomistes avaient donné au col de la vessie une grande importance, le considérant comme un sphincter. M. Amussat a fait revivre cette opinion : il insiste sur les conjectures de cette disposition relativement au cathétérisme. Il décrit en ce point une véritable valvule qu'il nomme pylorique, formée de fibres charnues transversales, et contre laquelle s'arrête le bec de la sonde. M. Velpeau nie que cette valvule existe dans la plupart des cas, et pense que l'origine de l'urètre est ici relevée par le bord postérieur de la prostate, et que toutes les membranes non encore décomposées, forment une épaisseur plus grande en ce point qu'ailleurs.

La portion prostatique présente sur sa face inférieure une crête longitudinale, située sur la ligne médiane étendue du col de la vessie à l'origine de la portion membraneuse de l'urètre. C'est le véru-montanum. Des deux côtés de cette crête règnent deux enfoncemens sur lesquels la sonde glisse avant de pénétrer dans la vessie; M. Lisfranc a vu ces fossettes présenter trois et quatre lignes de profondeur. Cette disposition et la minceur de la membrane muqueuse au niveau de ces enfoncemens, prédispose aux fausses routes. Aussi, doit-on en soudant, faire glisser le bec de l'algalie contre la paroi supérieure de l'urètre. A dix lignes en avant du col de la vessie, la crête urétrale se termine par une sorte de tubercule, plus ou moins renflé, le *véru montanum*, sur lequel viennent s'ouvrir les canaux éjaculateurs, sur ses côtés se remarquent les orifices excréteurs de la prostate, disposés sous la forme d'un *V* dont la pointe regarde en avant.

Le tubercule antérieur du *véru montanum* est quelquefois déprimé dans son centre, ce qui a fait croire que les instrumens pouvaient quelquefois s'y engager, comme dit l'avoir vu plusieurs fois M. Lisfranc. Cette lésion, suivant M. Velpeau, intéresserait, non sans danger, les conduits de la semence.

L'irritation de la crête urétrale par les bougies et surtout par les caustiques, dans la cure des rétrécissemens, se transmet très-facilement aux testicules.

De l'extrémité postérieure de la crête urétrale, se détachent quelquefois deux replis latéraux à concavité antérieure, qui se prolongent en arrière jusqu'à la luette. Ils forment des valvules fort minces ; M. Velpeau croit qu'elles peuvent, dans les cas de développement anormal, opposer des difficultés au cathétérisme. De l'extrémité antérieure partent aussi deux replis analogues, à concavité antérieure, dessinés par Langenbeck (mém. sur la Lithotomie, 1802), et vus aussi par M. Velpeau.

La portion membraneuse est intermédiaire aux portions prostatique et spongieuse ; elle est placée dans l'excavation pubienne, au dessous de l'arcade des pubis, à un demi-pouce environ. Supérieurement, et sur les côtés, l'espace qui la sépare des branches de celui-ci est rempli par du tissu cellulaire ; il est traversé par les veines dorsales de la verge, qui rentrent ainsi dans le bassin pour se jeter dans l'hypogastrique. On y trouve aussi les artères correspondantes, au moment où elles abandonnent la branche ischio-pubienne, pour se placer sur le dos du pénis.

Inférieurement, la portion membraneuse répond au rectum, dont elle est séparée par un espace triangulaire, dont la base est tournée en avant et en bas, le sommet en haut et en arrière ; c'est dans cet espace que l'urètre est divisé dans la plupart des procédés pour la taille périnéale.

La portion membraneuse ne présente pas la même longueur, suivant qu'on la mesure en haut ou en bas. Supérieurement, elle est d'un pouce ; inférieurement plus courte, elle n'a que quatre à six lignes, ce qui dépend de ce que la pointe de la prostate et le bulbe semblent aller au-devant l'un de l'autre, quoique séparés par le ligament de Carcassonne, et de ce que le bulbe se prolonge obliquement en arrière, au dessous de l'extrémité antérieure de cette portion du canal.

La portion membraneuse est embrassée par le

muscle de Wilson ; entre ce muscle et le canal se glisse un prolongement de l'expansion musculaire qui, émanée du trigone vésical, s'est épanoui à la surface et dans l'épaisseur de la prostate, d'où elle s'étend sur la portion membraneuse. Les fibres de ce dernier plan marchent suivant la longueur du canal, tandis que celles du muscle de Wilson, plus extérieures, croisent la direction de l'urètre.

C'est principalement à la contraction du plan charnu profond que M. Velpeau attribue le resserrement spasmodique de la portion membraneuse, si fréquent et si fort quelquefois. En se relâchant, elle rend praticable le cathétérisme, qui était impossible quelques instans auparavant. Le muscle de Wilson ne nous paraît pas rester étranger à ce genre de rétrécissement.

Extérieurement à sa tunique charnue, la portion membraneuse est doublée par un plan fibreux, qui n'est qu'un prolongement de la gaîne fibreuse de la prostate. Cette expansion lui donne beaucoup plus de force et de résistance qu'on ne serait tenté de le croire d'abord.

A l'intérieur, la portion membraneuse est moins large que la portion prostatique qui la précède, et que la portion bulbeuse qui la suit ; d'où il résulte qu'elle s'efface à son origine et à sa terminaison. Il suit de là que les corps étrangers chassés par la vessie, sont souvent arrêtés dans cet endroit, et que c'est ordinairement entre les portions spongieuse et membraneuse que se rencontrent les fausses routes dans le cathétérisme forcé.

La portion membraneuse n'est pas également résistante dans toute sa longueur. Sa plus grande force est à la partie moyenne, cette partie étant à la fois fortifiée par le ligament périnéal qu'elle traverse, et par le muscle de Wilson ; aussi la sonde ne s'égare-t-elle qu'aux extrémités : 1° A l'entrée, du moment où finit la portion bulbeuse, à cause de la difficulté que l'on éprouve à enfiler la lumière du canal ; 2° à la fin, là où la portion membraneuse devient plus faible en dédoublant ses lames, dont les extérieures s'écartent pour envelopper la prostate. M. Velpeau fait remarquer du reste qu'une fausse route faite au voisinage du bulbe est moins grave en général, parce que l'instrument peut continuer de glisser *sous l'aponévrose moyenne*, jusqu'à la région anale, tandis que, pratiquée plus avant au dessus de l'aponévrose, le trajet accidentel va se perdre au voisinage du col ou de la prostate. On prévient d'avance une infiltration urineuse dans ces deux cas différens.

La *portion spongieuse* de l'urètre occupe toute l'étendue de la gouttière que le corps de la verge présente à sa face inférieure; elle commence en avant du ligament de Carcassonne. Cette portion se renfle considérablement à ses deux extrémités ; la postérieure constitue le bulbe, l'antérieure donne naissance au gland. Ces deux renflemens occupent, par rapport au canal de cette portion de l'urètre commune aux organes urinaires et aux organes génitaux, une situation inverse; le bulbe se développe particulièrement au dessous du canal; le gland se développe principalement en dessus.

La direction générale de la portion spongieuse ou caverneuse de l'urètre est différente suivant que la verge est dans l'état de repos, qu'elle est en demi-érection, ou qu'elle est tout-à-fait redressée. Cette direction est absolument déterminée par ces différens états.

Le bulbe qui se détache en dessous du point d'origine de la portion extra-pelvienne du canal de l'urètre, se trouve appliqué sur la face antérieure du ligament de Carcassonne, auquel il adhère assez fortement ; il est très-obliquement dirigé d'avant en arrière et de haut en bas.

Le *gland* a une forme conoïde ; sa base, coupée très-obliquement de haut en bas et d'arrière en avant, donne à son côté supérieur une étendue beaucoup plus considérable que celle de son côté inférieur. Cette base fait un relief circulaire très-prononcé, au dessus du niveau du corps caverneux, c'est ce qu'on appelle la couronne du gland ; la rainure qui en résulte est plus profonde en haut, elle diminue en descendant sur les côtés, en dessous elle est nulle ; ceci est en rapport avec la saillie différente de la couronne dans ces différens points.

Le gland est creusé d'une cavité qui reçoit l'extrémité antérieure et prolongée en pointe des corps caverneux ; aussi la substance de ce renflement de l'urètre forme-t-elle une masse moins considérable qu'il ne le paraît au premier abord. De la ligne médiane inférieure part le frein du gland.

La surface de cette partie est parfaitement lisse dans l'état de turgescence ; elle est légèrement ridée dans l'état de flaccidité de l'urètre; nous ne disons pas de la verge, car il peut arriver que la turgescence s'établisse dans l'urètre, sans que le corps caverneux y participe, et réciproquement.

Sur le sommet du gland, mais gagnant un peu la partie déclive, on aperçoit le méat urinaire, sous forme de fente verticale. Cette forme se prononce d'autant plus que l'âge est plus avancé, car chez l'enfant elle s'éloigne moins de la forme arrondie.

A l'intérieur, la portion spongieuse de l'urètre présente des plis longitudinaux formés par la muqueuse, et qui s'effacent par la dilatation du canal ; dans ce dernier état on remarque encore quelques lignes longitudinales saillantes, elles appartiennent à la couche musculeuse de cette partie. A un pouce et demi du véru-montanum, on peut distinguer sur les côtés de la ligne médiane inférieure, le pertuis de l'orifice du canal excréteur des glandes de Cowper; d'autres petites ouvertures aussi dirigées obliquement, en avant, se font remarquer sur toute cette surface interne, principalement à la partie inférieure; ce sont les *lacunes de Morgagni*, qu'il est toujours facile de distinguer des orifices des glandes de Cowper, à leur plus grande dimension et à leur forme en bec de flûte.

Dans la *structure* de la portion spongieuse de l'urètre, nous trouvons, la muqueuse dont nous venons d'indiquer la configuration membraneuse. En dehors de la muqueuse existe bien évidemment pour nous, une couche de fibres musculaires, faisant suite à celles de la portion membraneuse. A l'extérieur, on trouve la membrane cellulo-fibreuse, déjà indiquée à l'occasion de la portion précédente.

Enfin une couche de tissu spongieux vient s'y ajouter. En dedans de la membrane extérieure existe une couche de tissu érectile; cette couche, fort mince dans toute la longueur de cette partie du canal excréteur commun de l'urine et du sperme, prend un grand développement à ses deux extrémités, et forme deux renflemens, le bulbe et le gland. Ce tissu nous paraît se rapprocher davantage de celui de la rate que de celui du corps caverneux, c'est évident pour le bulbe; dans le gland, il est plus serré, à mailles plus petites, et les prolongemens fibreux qui le soutiennent sont plus prononcées.

M. Al. Lauth parle d'une seconde couche de tissu spongieux, distincte et indépendante de celle que nous venons d'indiquer et qu'on peut désigner sous le nom de *corps spongieux interne*. Je n'ai jamais pu apercevoir cette seconde couche. Il n'existe aucune communication entre ce tissu caverneux et celui de la verge.

Le corps spongieux de l'urètre est alimenté par l'artère bulbeuse ; ses veines remontent sur le corps caverneux, en l'entourant, et viennent se jeter dans les dorsales de la verge. Sur une préparation que j'ai déposée à la Faculté, j'ai trouvé des veines urétrales se dirigeant vers la cuisse et venant s'ouvrir dans la saphène avec les veines honteuses externes.

Sur le gland sont répandus un grand nombre de lymphatiques qui forment une couche argentine complète sur toute sa surface, quand on les a injectés avec du mercure ; ils gagnent ensuite le dos de la verge et ses faces latérales, pour se rendre les uns aux ganglions inguinaux, et les autres à ceux du bassin.

Enfin, complétons l'étude de l'urètre de l'homme par celle des glandes de Cowper.

Glandes de Cowper.

Dans l'épaisseur même du ligament de Carcassone, près de son bord inférieur, au dessous de l'ouverture qui donne passage à l'urètre, existent ces petites glandes ayant l'apparence de la glande lacrymale. En contact l'une avec l'autre, sur la ligne médiane, elles représentent, dans leur ensemble, un petit corps du volume d'une grosse noisette, dont la forme est parfois semblable à celle de la prostate, comme ces glandes font saillie sur la face postérieure du ligament de Carcassonne, et se trouvent situées à quelques lignes au dessous de la prostate, Littre les a désignées sous le nom d'anti-prostate, de second-prostate, de petits prostate.

Leur canal excréteur naît sur leur face antérieure, près du bord médian; il est extrêmement grêle, traverse le ligament de Carcassonne, rampe entre la couche spongieuse et la membrane muqueuse doublée par les fibres charnues, parcourt ainsi un trajet de près de deux pouces et vient s'ouvrir dans l'urètre comme nous l'avons indiqué. Dans leur trajet, ces petits canaux s'éloignent d'abord un peu l'un de l'autre, puis ils se rapprochent beaucoup en circonscrivant ainsi une ellipse longue et étroite. Quand on connaît bien leur position, on peut les apercevoir, même à l'œil nu et sans aucune préparation, à travers la membrane muqueuse.

ORGANES GÉNITAUX DE L'HOMME.

Si l'on examine l'appareil génital de l'homme, on voit qu'il est pair et présente dans son ensemble une répartition de parties essentielles et de parties accessoires. Les parties essentielles sont, suivant le sens de la circulation spermatique et de chaque côté, l'organe formateur de la semence ou sperme (*testicule*), le conduit vecteur (*canal déférent*); un réservoir (*vésicule séminale*); enfin le conduit excréteur (*éjaculateur*). Les parties accessoires sont le corps caverneux et le gland qui est une dépendance de l'urètre (V. ce mot), ces organes réunis forment la verge, organe de copulation et d'excitation.

1° *Testicules*. Glandes spermatogènes, au nombre de deux; elles sont situées dans les bourses, et on appelle bourses ces replis de la paroi abdominale qui pendent au dessous de la verge et enveloppent les testicules et leurs cordons; il en sera parlé plus tard. On a remarqué que les testicules n'étaient pas au même niveau, que le gauche était plus bas placé ; de là, grande admiration sur ce simple moyen employé par la nature pour que des organes d'une sensibilité si délicate puissent s'éviter dans les pressions des cuisses l'une contre l'autre.

Leur volume, terme moyen, est de un pouce et demi en longueur, un pouce en hauteur, dix lignes en épaisseur ; leur poids est estimé à une once ; leur consistance rappelle celle de l'œil ; leur figure est celle d'un ovoïde comprimé latéralement et à surface lisse, arrondie ; la direction de leur plus grand diamètre est oblique en bas, en arrière et un peu en dehors. On leur distingue deux faces, externe et interne ; un bord inférieur, convexe et libre, un bord supérieur par lequel ils tiennent à leur pédicule vasculaire, et deux extrémités, antérieure et postérieure, la première plus élevée que la seconde ; ils sont tapissés entièrement par la portion viscérale de la tunique vaginale, excepté cependant en un point, leur bord supérieur.

Leur structure se compose : 1° d'une coque fibreuse, *tunique albuginée*, enveloppe propre des testicules ; elle offre tous les caractères du tissu fibreux, blancheur, fermeté, etc. On signale particulièrement un renflement ou épaississement notable de cette tunique du côté du bord supérieur de l'organe ; ce renflement paraît être perforé pour le passage d'une multitude de conduits muqueux dont nous parlerons tout à l'heure : cet épaississement porte le nom de *corps d'Hygmor*. Si l'on ouvre cette tunique albuginée, on voit de sa face profonde s'échapper un grand nombre de prolongemens fibreux ou vasculaires, traversant son intérieur et séparant des groupes de conduits muqueux. Ce sont ces groupes de conduits muqueux, appelés *conduits séminifères*, qui composent la substance propre des testicules, remplissent la cavité de la tunique albuginée et tendent à se hernier dès l'ouverture de celle-ci. Ils sont pelotonnés bien des fois sur eux-mêmes et paraissent avoir une prodigieuse longueur et des parois granuleuses. Vingt à trente troncs traversent le corps d'Hygmore et s'accolent en un faisceau tortueux pour composer le commencement du conduit vecteur ou tête de l'épididyme.

Canal déférent.

Le canal déférent ou conduit vecteur de la semence s'étend depuis le testicule jusqu'à son réservoir ou *vésicule séminale*, son trajet a quelque chose d'étrange, chez l'adulte surtout, puisque ce conduit a été forcé de suivre le testicule émigrant pour venir se loger dans les couches sous-tégumentaires de la région inguinale ; aussi l'a-t-on divisé en plusieurs portions successives, pour étudier facilement les rapports de chacune d'elles. Ainsi, hors de l'abdomen, le canal déférent qui procède de l'extrémité antérieure de l'organe testiculaire, est placé tout le long de son bord supérieur, *epididyme*. De l'extrémité postérieure du testicule, il s'élève, en se recourbant, vers l'anneau inguinal , *portion funiculaire*, il fait alors partie de ce qu'on appelle le cordon spermatique chez l'homme, il parcourt ensuite la direction de tout le canal inguinal avec les autres élémens du même cordon ; c'est la troisième portion, en quelque sorte *intrapariétale*. Au-delà , en dedans de l'abdomen, le cordon se dissocie et le canal déférent gagne le détroit supérieur du bassin, plonge dans l'excavation pelvienne, s'accole à la vessie et parvient au bas fond de la vessie en se rapprochant de son congénère au voisinage de la prostate ; c'est la quatrième portion dite *vésicule*. Reprenons l'examen de chaque portion.

1° L'*épididyme*, origine du canal déférent, surmonte le testicule à la manière d'un cimier de casque. On lui reconnaît une tête, un corps et une queue: la tête se continue avec la substance du testicule; la queue ne fait qu'adhérer à la tunique albuginée par du tissu cellulaire serré; le corps est libre de toute adhérence. L'épididyme n'est visible que du côté de la face externe du testicule, placé qu'il est, en dehors des vaisseaux de cet organe. La séreuse vaginale n'embrasse entièrement que la partie épididymaire-moyenne, et cela à la manière d'un intestin. Sa structure est difficilement appréciable, on pense que le premier quart ou tiers de l'épididyme, est formé par la réunion de plusieurs conduits séminifères qui ont outre-passé le corps d'Hygmore, tandis que dans le reste de sa longueur, il est devenu canal unique, mais très-flexueux, ce qui le fait paraître plus volumineux.

2° *Portion funiculaire.* Celle-ci se place en arrière et en dedans des vaisseaux ou pour mieux dire du cordon dont elle fait partie et n'est visible que de ce côté. Le toucher l'y fait distinguer; avant d'être tout-à-fait verticale, elle est repliée sur l'épididyme et constitue la portion testiculaire des auteurs.

3° *Portion inguinale.* Toutes les parois du canal inguinal sont autant de rapports pour elle.

4° *Portion vésicale.* Elle devient sous-péritonéale, passe dès sa sortie du canal inguinal, au dessus de l'artère fémorale et de l'orifice supérieur du canal crural, oppose sa concavité à celle de l'artère épigastrique qui s'infléchit en dedans d'elle et suit une direction diamétralement opposée, ascendante qu'est celle-ci vers l'ombilic, tandis que le canal déférent descend

dans le bassin ; plus loin , il croise l'artère ombilicale ;
enfin, appliqué à la vessie, il fait relief entre la couche
musculeuse de celle-ci et la séreuse, contourne sa
paroi postérieure et inférieure, s'avance en dedans des
vésicules séminales , et se met en rapport vers sa fin,
avec le rectum , sans intermédiaire de séreuse. L'intervalle triangulaire qu'il circonscrit avec celui du côté
opposé est attaqué dans la taille recto-vésicale.

Le canal déférent se présente sous la forme d'une
petite corde dure ; et dans tout son trajet il offre la
même structure : couche fibreuse, dure, albuginée en
dehors , et une couche muqueuse en dedans.

Son calibre augmente en se rapprochant de la vésicule séminale. Sa grosseur est aussi très-notable vers
ce point ; elle est en rapport avec l'accroissement de
la cavité.

Vésicules séminales. Au nombre de deux, comme
les canaux déférens, dont elles semblent n'être qu'un
diverticulum latéral, à la manière de la vésicule biliaire
par rapport au conduit du même nom ; comparaison
qui a été faite bien souvent ; les vésicules séminales
sont les poches de dépôt de la semence. Conoïdes, un
peu aplaties d'avant en arrière, de couleur blanchâtre et
à surface bosselée. On les trouve en suivant le trajet
des canaux déférens. Appliquées au bas-fond de la
vessie, du volume du doigt, d'un pouce et demi à
deux et plus de longueur, parallèles aux canaux déférens qui sont en dedans d'elles, elles sont plus rapprochées de la ligne médiane et par conséquent l'une
de l'autre en bas et plus écartées en haut. On leur
considère un fond, un corps, et un col qui est tourné
inférieurement. Les rapports sont les suivans ; enveloppées d'un tissu dartoïde, elles répondent aux
organes voisins ; la vessie est au dessus , le rectum
au dessous , les canaux déférens en dedans, les muscles

releveurs de l'anus en dehors ; leur col est entre la prostate qui est devant, et l'entrée des urétères qui est derrière. Leur cavité est très-anfractueuse comme pouvaient le faire deviner les circonvolutions extérieures. Mais ce sont là des apparences ; car ces vésicules une fois déplissées constituent des poches uniformes sans bosselures, ni arrière-cavités. Leur structure est semblable à celle des canaux déférens, leur col assez exigu est dépourvu de valvule.

Canaux éjaculateurs.]

Ils font suite à la réunion des canaux déférens avec le col de la vésicule séminale correspondante ; ils n'en sont pas plus gros pour cela. Cette paire de petits tubes qui se cotoient sur le trajet de la ligne médiane, traversent l'épaisseur de la prostate, se rétrécissent, divergent un peu en dehors et viennent aboutir en avant du véru-montanum, dans l'intérieur de l'urètre, par deux orifices sous forme de petites fentes. — Le sperme une fois arrivé dans l'urètre est, pour ainsi dire, hors des voies génitales. Son cours ultérieur ne les regarde plus.

Verge.

Un organe excitateur et copulateur a été annexé à à l'appareil génital de l'homme, c'est la *verge ;* corps érectile avant tout. Elle est située au devant de la symphyse du pubis. La verge doit être examinée dans deux temps différens : celui de l'érection, celui du repos. En effet, dans ces circonstances, le volume, la forme, la direction, la longueur, la consistance, changent. Voyons de suite sa composition. Sa partie fondamentale est le corps caverneux, l'urètre s'y adjoint et concourt à ses fonctions par son gland ; le tout, avec muscles, vaisseaux et nerfs, est enveloppé de la peau. Toutes ces parties réunies composent la région pénienne; mais ici nous n'allons nous arrêter que sur les élémens principaux de la verge, moins l'urètre, moins sa myologie, qui se retrouveront dans l'étude des organes urinaires et du périnée de l'homme.

Corps caverneux. Il forme la plus grande partie de la verge, à laquelle il donne principalement son volume, sa forme, sa longueur; il est bifurqué à sa naissance, ce sont ses racines. Simple dans tout le reste de son étendue, on lui considère une *face supérieure* un peu déprimée longitudinalement; avec un sillon sur la ligne médiane où se trouvent les vaisseaux et nerfs dorsaux de la verge; une *face inférieure* concave qui loge le canal de l'urétère; deux *faces latérales* arrondies; une *extrémité libre*, ou sommet, conoïde, reçu dans la concavité de la base du gland; une extrémité adhérente, bifurquée; l'une et l'autre racine prennent naissance en dedans et au dessus de la tubérosité sciatique, et après un pouce de trajet elles se réunissent au devant de la symphyse pubienne, pour ne plus former qu'une seule colonne cylindroïde. La dissection du corps caverneux démontre la structure suivante : 1° un cylindre fibreux; cette enveloppe externe est presque aussi forte que la tunique albuginée du testicule; elle circonscrit une cavité unique; cependant sur toute la longueur de la ligne médiane on voit s'étendre, de la face inférieure à la face supérieure, des fibrilles qui forment une cloison verticale incomplète antérieurement et complète en arrière, de telle sorte que le corps caverneux semble composé de deux compartimens latéraux; enfin le cylindre fibreux est fixé au pubis par un ligament dit suspenseur, placé de champ comme la cloison intérieure; 2° tissu érectile, aréolaire, gorgé de sang, à cellules dont les parois sont un prolongement de la membrane interne.

Tissu érectile du corps caverneux. M. Cruveilhier regarde ce tissu comme entièrement analogue à celui de la rate ; cette analogie, sans doute, est remarquable, mais elle ne m'a point paru aussi complète qu'on l'a dit : ce sont d'abord des veines, dit M. Cruveilhier, qui communiquent entre elles latéralement et comme par des espèces de perforations, puis les communications deviennent de plus en plus multipliées, et enfin dans le corps caverneux lui-même, toute trace de vaisseaux distincts s'efface, et on ne voit qu'un amas de cellules qui semblent le résultat des communications ou anastomoses veineuses. Plus loin, il ajoute : des lames fibreuses, paraissant émaner principalement de la paroi inférieure du corps caverneux sur le trajet de la gouttière qui loge l'urètre, circonscrivent les cellules. Or, ce dernier fait est de la plus grande exactitude, mais c'est là le point essentiel ; en effet, toute la trame aréolaire du corps caverneux est essentiellement fibreuse et elle est complète, c'est-à-dire que, si l'on suppose les veines entièrement extraites, l'apparence du tissu n'aura changé dans aucun point ; ce qui revient à dire que les veines, ou seulement leur membrane interne ne font que tapisser exactement les cellulosités constituées essentiellement et complétement, par les lames et les filamens fibreux. Dans la rate, la trame fibreuse manque dans beaucoup de points, ou mieux, on trouve des groupes de cellules veineuses contenues dans une seule et même aréole ou cellule fibreuse. De cette différence, résulte la différence qu'offre la disposition des artères. Dans la rate, une branche artérielle paraît se prolonger à quelque profondeur et parcourir des espaces plus ou moins longs, avant de se ramifier sur les cellules veineuses qu'elle doit alimenter; dans le corps caverneux, elle se ramifie dès qu'elle y pénètre et s'élève sur les lames, filamens ou colonnes fibreuses, qu'elle rencontre partout, et semble entourer ces dernières de ses ramifications en manière de spirale, car partout elle leur est accolée, car elle ne peut se répandre sur les parois veineuses, sans être en rapport toujours immédiat avec les prolongemens fibreux; c'est ce mode de distribution qui a fait croire à Müller que les artères offraient ici une disposition toute spéciale et qui les lui a fait désigner sous le nom d'*artères hélicinées.*

La peau de la verge est fine, mince, mobile, extensible, brune; elle cesse d'être pilifère à deux travers de doigt en avant de la racine du pénis. Près de de la couronne du gland elle affecte une disposition particulière : elle se prolonge au-delà de son sommet sans lui adhérer, se réfléchit en dedans d'elle-même, comme pour se doubler, revient à la couronne du gland pour se réfléchir de nouveau sur lui, le tapisser ensuite et s'unir, au méat urinaire, avec la muqueuse urétrale. Sa partie réfléchie est devenue muqueuse; ce repli tégumentaire qui environne ainsi le gland se nomme prépuce, composé donc de deux lames, l'extérieure cutanée, l'interne muqueuse; leur réunion au niveau du sommet du gland circonscrit un orifice dit prépucial; il est plus ou moins long et étroit. La portion muqueuse ou réfléchie, forme aussi de son côté un petit repli inséré sous la commissure inférieure du méat urinaire : c'est le filet ou frein du prépuce.

Un tissu cellulaire lamelleux, très-extensible, unit la peau de la verge au corps de l'organe et la portion cutanée à la portion muqueuse ou réfléchie du prépuce. Ce tissu forme une couche membraneuse bien distincte, que l'on peut regarder comme analogue aux dartos,

Des bourses.

Le sac membraneux qui est destiné à envelopper et à soutenir les testicules sortis de l'abdomen, n'existe point, à proprement parler, avant la descente des organes qui doivent sécréter la semence ; on trouve seulement, dans l'endroit qu'il doit occuper, un repli épais composé de la peau, des rudimens du dartos et du fascia superficiel ; mais ce repli n'est point creusé d'une cavité ; il représente bien les grandes lèvres de la femme.

Le testicule en descendant pousse devant lui le double repli du péritoine qui l'enveloppe ; arrivé à la paroi abdominale, il s'engage dans le canal inguinal en poussant aussi le fascia transversalis et en traversant l'anneau inguinal superficiel, il entraîne quelques fibres charnus des bords inférieurs du transverse et du petit oblique, et attire à sa suite celles du crémaster proprement dit ; pousse en avant le fascia superficialis et se creuse une cavité dans l'épaisseur du repli celluleux et cutané, qui se dédouble pour le recevoir et l'envelopper.

Nous venons d'indiquer les élémens qui composent les bourses en allant des couches profondes aux couches superficielles, nous allons maintenant les étudier dans un ordre inverse ce sont : 1° la peau ; 2° le dartos ; 3° la tunique fibreuse superficielle ou commune ; 4° la tunique érythroïde ; 5° la tunique fibreuse profonde ou propre du cordon ; 6° enfin, la tunique vaginale.

Scrotum. La peau des bourses a reçu le nom particulier de *scrotum.* Elle est remarquable par sa couleur brune, et par son peu d'épaisseur, sa surface est couverte de plis très-prononcés lorsque l'action du froid et de plusieurs autres causes, fait revenir les bourses sur elles-mêmes au point d'appliquer quelquefois douloureusement les testicules contre les anneaux, et de s'effacer lorsque la chaleur ou la faiblesse, les relâche.

Quand on étend un morceau de la peau du scrotum on voit toute sa surface parsemée d'élevures formées par les follicules pilifères qui y sont répandus clair-semées. Ils sont couchés obliquement de haut en bas, de la surface profonde vers l'épiderme, et donnent naissance à des poils longs et dirigés dans le même sens.

Un raphé médian, saillant, divise le scrotum sur la ligne médiane: ce raphé se prolonge au dessous de la verge et se continue avec celui du périnée.

Le scrotum forme aux testicules un sac commun qui enveloppe également dans sa cavité unique, les autres parties constituantes et paires des bourses.

Dartos. Il y a un dartos pour chaque testicule; plusieurs anatomistes pensent que la cloison qui est interposée à leurs cavités est simple, et qu'il n'existait qu'un dartos; mes dissections m'ont démontré la possibilité de séparer complétement les dartos l'un de l'autre et que leur cloison est composé de deux lames distinctes. Les sacs membraneux sont donc simplement accolés.

La couleur du dartos est très-légèrement rougeâtre; sa nature nous paraît devoir être rapprochée de la nature musculaire; elle forme le degré le plus avancé du passage du tissu cellulaire à la fibre musculaire. C'est là le type du tissu dartoïde de M. Cruveilhier.

Une large échancrure dont le bord inférieur très-concave, conserve toute l'épaisseur de la membrane, se fait remarquer à la partie supérieure du dartos, qui cesse d'exister en ce point : une couche de tissu cellulaire graisseux la remplit. Le dartos doit être considéré comme développé dans l'épaisseur de la couche cellulaire sous-tégumentaire, comme la gaîne celluleuse propre de la verge.

La *tunique fibreuse commune*, est mince, mais peut être assez facilement isolée des autres couches entre lesquelles elle est placée. Le sac qu'elle forme s'étend jusqu'à la partie inférieure, existe partout, hors à la partie supérieure et interne où l'on rencontre une ouverture large, regardant en dedans et un peu en arrière ; cette ouverture se trouve dans une position entièrement opposée à celle du dartos ; l'on peut dire que chacune de ces membranes sert à fermer l'ouverture que l'autre présente. La tunique fibreuse commune semble naître du pourtour de l'anneau inguinal.

La *tunique érytroïde* se compose de fibres musculaires bien distinctes, formant une couche aréolaire à mailles larges, où l'on peut reconnaître deux ordres de fibres bien différens, l'un plus superficiel se compose de fibres courbes à convexité inférieure, à courbure plus ou moins allongée et d'autant plus qu'elles sont plus inférieures; mais ces fibres n'occupent guères que la partie supérieure et antérieure externe, elles sont évidemment une dépendance du bord inférieur des muscles petit oblique et transverse. L'autre plan, qui est sous-jacent est formé par des fibres longitudinales qui tirent directement leur origine de l'épine iliaque antérieure et supérieure et du point correspondant du ligament de Fallope ; elles descendent dans le canal inguinal, et sortent par l'anneau du grand oblique, elles s'épanouissent, occupent le côté externe et antérieur du sac séro-fibreux qui renferme les testicules et descendent jusque sur la surface de cet organe sécréteur et là se terminent,

partie sur la tunique vaginale, partie sur le bord supérieur de l'organe avec la gaîne fibreuse du cordon.
Ces fibres sont les seules qui constituent un muscle à
part, c'est à proprement parler le *crémaster*, auquel
on ne devrait pas rapporter les fibres à anses.

La *tunique fibreuse propre* ou gaine propre du
cordon, est constituée par les fascia transversalis et
fascia propria intimement unis ; quoique la séreuse sous - jacente leur adhère assez fortement, on
peut les séparer complétement en y mettant du soin ;
c'est ce que j'ai fait à l'occasion d'un concours, dans
une préparation qui existe au muséum de la faculté.
La tunique fibreuse propre se termine au niveau du
bord supérieur du testicule et manque par conséquent,
ainsi que le crémaster, au dessous de cet organe.

Enfin, la *tunique vaginale*, de nature séreuse
qui n'est qu'un prolongement du péritoine, s'en
trouve entièrement isolée par le progrès de l'âge,
s'éloigne de l'anneau qu'elle abandonne en quelque
sorte, et manque tout-à-fait alors sur la partie là
plus élevée de la portion funiculaire du cordon spermatique. Voici son trajet : Du point le plus élevé, un
feuillet superficiel descend directement sans former
aucun repli et passe au dessous du testicule, s'élève
jusqu'au dessus du niveau de l'épididyme, se jette sur
le bord supérienr du premier, descend sur la face interne et postérieure, remonte sur l'autre face, enveloppe le corps de l'épididyme comme un intestin,
forme entre lui et le testicule un repli analogue au
mésentère, puis remonte sur le cordon et vient se terminer au point d'où nous l'avons fait partir.

Cordon testiculaire.

La tunique vaginale enveloppe immédiatement le cordon auquel le testicule est suspendu. Il est bon que nous indiquions ses parties constituantes, spécialement sous le point de vue de leurs rapports : 1° le canal déférent occupe la partie postérieure ; 2° l'artère spermatique située en avant et au côté externe de celui-ci ; 3° enfin, les veines spermatiques, au nombre de quatre ou cinq et plus, remarquables par leurs flexuosités, leur volume considérable et l'absence de valvules ; elles sont encore placées plus antérieurement et sur les côtés. Les nerfs du cordon sont : le génito-crural, qui marche derrière l'artère spermatique et au côté externe du canal déférent ; le plexus spermatique que le grand sympathique fournit autour de cette artère ; l'ilio-scrotal est étranger au cordon, il va se répandre dans le crémaster et dans les bourses. Dans la portion inguinale du cordon, le canal déférent et l'artère sont en bas et en arrière, les veines sont en bas et en avant ; le nerf génito-crural et le rameau de l'artère épigastrique enveloppés dans une sorte de gaîne celluleuse, sont tout-à-fait en arrière et en quelque sorte en dedans ; tandis que le nerf ilio-scrotal, placé en avant, se glisse entre le crémaster et la tunique fibreuse propre.

Dans l'abdomen, les parties constituantes du cordon ne sont pas encore réunis, chacune suit sa direction particulière.

DU PÉRINÉE CHEZ L'HOMME.

L'étude des organes génito-urinaires ne saurait être complète sans celle du périnée ; c'est pourquoi nous allons l'entreprendre ; mais ici nous ne ferons qu'exposer les parties qui la composent ; laissant à l'anatomie des régions à donner les détails circonstanciés que cette étude réclame.

Les anatomistes et les chirurgiens n'ont pas tous compris le même espace et les mêmes parties sous le nom de périnée ; les premiers ont généralement entendu sous cette dénomination, tout ce qui occupe le détroit inférieur du bassin ; les autres l'ont restreinte à la portion de cet espace qui se trouve au devant d'une ligne transversale qui s'étendrait d'une tubérosité de l'ischion à l'autre, au devant de l'orifice anal ; c'est-à-dire cette région triangulaire à travers laquelle on parvient jusqu'à la vessie dans les différens procédés de la taille périnéale.

Nous adoptons la première acception, parce qu'il est impossible, dans une description anatomique, d'interrompre la continuité des parties, comme nous serions obligés de le faire.

1re *couche*. La peau du périnée est la continuation de celle des bourses dont elle conserve, en avant, la plupart des caractères, qu'elle perd à mesure qu'on se porte davantage vers le coccyx et sur les côtés. Sa couleur est brune ; ses follicules sont plus nombreux et moins saillans ; des poils s'y remarquent, ils sont fins et souples.

2me *Couche*. Au dessus de la peau se trouve le muscle *sphincter externe*, qui entoure l'orifice inférieure du rectum ; cet orifice est de forme ovalaire, un peu allongé d'arrière en avant et froncé. Au fond de ces plis existent des rangées de follicules sébacés, disposés d'une façon analogue à celle qu'offrent les follicules de Méibomius. L'ouverture centrale est plus ou moins enfoncée dans l'intervalle des fesses.

Le muscle sphincter est aplati de haut en bas et ne répond au rectum que par son ouverture centrale ; sa face supérieure est en contact avec la couche graisseuse qui le sépare des muscles *bulbo-rectal* et *de Santorini* : Sa face inférieure est en contact avec le feuillet superficiel de l'aponévrose superficielle du périnée, et se prolonge antérieurement dans son épaisseur, par une pointe extrêmement aiguë et qui s'étend toujours fort loin ; postérieurement le sphincter atteint le coccyx, et va prendre également insertion sur les grands ligamens sacro-sciatiques. A. Thomson pense que le faisceau droit et le faisceau du côté gauche s'entrecroisent derrière l'anus et vont ainsi au ligament sciatique du côté opposé.

L'*aponévrose superficielle* du périnée n'est bien distincte, que dans l'arcade pubienne, sur les bords de laquelle elle prend son insertion, à leur lèvre externe. Elle est évidemment composée de deux feuillets qui ne sont bien distincts que dans la portion que nous venons d'indiquer et sur les parties latérales ; entre ces deux lames rampent les artères périnéales superficielles. A partir de l'angle antérieur des tubérosités ischiatiques, la lame superficielle qui, seule, se prolonge en arrière et se réduit à un simple réseau fibreux à mailles de plus en plus larges et dont les filamens disparaissent derrière l'anus dans l'épaisseur du tissu cellulaire graisseux abondant de l'excavation ischio-rectale, la lame profonde s'unit immédiatement avec le bord postérieur de l'aponévrose moyenne, mais sur les côtés seulement.

3ᵐᵉ *Couche.* L'*aponévrose moyenne* ou *ligament de Carcassone* forme l'arcade pubienne dans toute son étendue ; elle commence au ligament sous-pubien et descend jusqu'à une ligne transversale qui de l'angle antérieur de la tubérosité de l'ischion, irait à celle du côté opposé. Elle s'attache par ses bords latéraux à la lèvre interne des branches du pubis et de l'ischion. Son épaisseur et sa résistance sont considérables, mais différentes ches les divers sujets. Elle est percée au milieu de sa hauteur, cependant un peu plus près du bord inférieur que de la symphyse pubienne.

Un muscle qui n'avait point été indiqué que je sache, et que je crois pouvoir nommer *muscle bulbo-rectal*, est étendu du bulbe de l'urètre à l'extrémité inférieure du rectum, qu'il entoure comme le sphincter ; son extrémité antérieure vient se continuer avec le point le plus déclive du bulbe de l'urètre, et se prolonge sur lui, en se confondant avec la lame cellulo-fibreuse d'enveloppe ; le bulbo-rectal pour atteindre le bulbe passe au dessous du bord inférieur du ligament de Carcassonne et semble lui adhérer, c'est pourquoi nous la plaçons dans la même couche ; postérieurement, il se jette sur les côtés du rectum et se prolonge plus ou moins loin ; je l'ai vu quelquefois entourer complétement cet intestin, et aller s'insérer comme le sphincter au coccyx et aux ligamens sciatiques. A. Thomson supposait qu'il y avait ici, également pour lui, entrecroisement.

Le *muscle de Santorini*, probablement sphincter interne des anciens, est situé au dessus du précédent ; il est bien plus considérable que lui et que le sphincter : il se compose de deux faisceaux qui entourent le rectum et qui s'entrecroisent évidemment en avant et en arrière de lui, pour aller dans le premier sens se jeter sur la moitié opposée au côté qu'ils occupent relativement à l'intestin, du bord postérieur du ligament de Carcassonne ; pour aller dans le second, prendre attache au coccyx et aux ligamens sciatiques, comme les deux muscles précédens. Deux C qui se couperaient en deux points, de cette façon ⅀, donnent une idée exacte de la figure du muscle de Santorini. L'aponévrose de Carcassonne pourrait en être considérée comme la continuation, d'autant mieux que cette lame est souvent charnue évidemment ; dans une partie de sa largeur, surtout à son bord postérieur. Elle devient de plus en plus aponévrotique, à mesure qu'elle se porte davantage vers le pubis.

Une disposition remarquable doit être signalée en ce moment ; quelques unes des fibres longitudinales du rectum, viennent se glisser entre les différens anneaux que forment celles du muscle de Santorini et du sphincter, pour se jeter ensuite en dehors et aller se fixer au détroit inférieur du bassin, de façon qu'elles doivent certainement dilater l'anus, pendant les efforts de la défécation.

4e couche. Le *muscle de Wilson* s'est présenté à moi, dans mes dissections du périnée, de la manière suivante :

Il naît de la face postérieure de la symphyse pubienne, se jette sur les côtés de la portion membraneuse de l'urètre, s'entrecroise au devant du rectum, avec celui du côté opposé, puis descend au dessous du releveur de l'anus, dont il n'est point une dépendance, se prolonge jusque sur les côtés du rectum où il se perd bientôt. Je n'ai jamais pu le suivre en arrière de cet intestin, quoique l'on soit en droit de supposer qu'il peut aller s'insérer aux mêmes parties que les trois précédens. J'ai vu parfois un faisceau de ce petit muscle qui se jetait en dehors pour aller s'insérer à la face interne de la tubérosité ischiatique.

Enfin, le *releveur de l'anus* forme le plancher musculeux ou la paroi inférieure charnue de l'abdomen. On peut le considérer comme impair, ou comme formé de deux moitiés qui se portent vers la ligne médiane : pour 1° se réunir en arrière du rectum ; 2° se jeter sur le bas-fond de la vessie ; 3° se porter sur les côtés de la prostate. Le bord supérieur se fixe d'avant en arrière, sur les parties latérales de la face postérieure du corps du pubis ; à une bandelette fibreuse étendue horizontalement sur la face interne du muscle obturateur interne, à quelques lignes au dessous du contour supérieur du trou sous-pubien, décrite avec soin par M. Velpeau, et qui nous semble pouvoir être regardée comme le prolongement du tendon du muscle ischiococcygien, ainsi que le voulait A. Thomson. Les insertions de ce bord vont jusqu'à l'épine ischiatique. De là, les fibres du releveur de l'anus se dirigent d'avant en arrière, et cela d'autant plus qu'elles sont plus antérieures ; ces dernières laissent entre elles et celles du côté opposé une large échancrure, qui reçoit la prostate et le bas-fond de la vessie, sous lesquels il me paraît que les fibres de ces muscles, devenues aponévrotiques, se prolongent de manière à compléter ici le plancher qu'elles forment. Pour la prostate, elle remplit la plus grande partie de l'échancrure et la dépasse antérieurement par son sommet, au devant duquel vient passer le muscle de Wilson.

Celles de ces fibres qui atteignent le rectum, se jettent toutes derrière lui de manière à l'embrasser postérieurement en demi-anneau. Enfin les plus postérieures vont se rendre sur le sommet du coccyx.

Le muscle *ischio-coccygien*, de forme triangulaire, s'étend des bords du coccyx et du sommet du sacrum à la lèvre interne de l'épine ischiatique et semble se prolonger beaucoup plus loin sous forme de bandelette aponévrotique, *bandelette aponévrotique* de M. Velpeau ; ce petit muscle ferme l'espace triangulaire que laissent entre eux le bord postérieur du releveur d'une part, et les ligamens sciatiques de l'autre.

La face supérieure et concave du releveur de l'anus est tapissée par une lame fibreuse qui s'insère sur le pourtour du détroit supérieur du bassin ; c'est l'*apo-*

névrose pelvienne, que quelques uns ont nommée *aponévrose supérieure du périnée*. C'est elle qui forme, à vrai dire, le plancher de la cavité abdominale, ou pelvienne si l'on veut; elle offre une large ouverture pour le bas-fond de la vessie avec la prostate et le rectum : en passant du réservoir de l'urine sur les côtés de la fin du gros intestin, elle borne latéralement l'excavation recto-vésicale du péritoine qui enveloppe en ce point ses bords concaves pour descendre au dessous de leur niveau et plus ou moins bas vers la base de la prostate, comme nous l'avons indiquée. (*Voy. Vessie.*)

En avant de la vessie et au dessus de la prostate, cette aponévrose forme deux colonnes très-fortes, dirigées d'arrière en avant, de la vessie à la face postérieure du pubis sur les côtés de la symphyse; nous les avons déjà indiquées sous le nom de ligamens antérieurs de la vessie (*voy. Vessie*); ils interceptent une ouverture ovalaire, allongée d'avant en arrière, dans laquelle on trouve quelques paquets de tissu cellulaire adipeux, et que traversent quelques veinules. En dehors de chacune de ces colonnes existent également de petites ouvertures analogues à celle que nous venons d'indiquer.

Dans l'intervalle que laissent entre elles l'aponévrose ou ligament de Carcassonne et l'aponévrose périnéale superficielle sont contenus : le bulbe et le commencement de la portion bulbeuse de l'urètre; avec les muscles *ischio-caverneux*, *bulbo-caverneux* et *transverse du périnée*.

Ce dernier s'étend d'une tubérosité ischiatique à l'autre en passant au devant de l'anus; il est situé nécessairement au dessus du sphincter externe, quelques unes de ses fibres s'arrêtent sur la ligne médiane, au raphé des bulbo-caverneux, ce qui fait que l'on a généralement décrit deux transverses du périnée. M. Cruveilhier a fait voir qu'il n'en était point ainsi d'une manière absolue.

Les *bulbo-caverneux* occupent la ligne médiane, ils partent en quelque sorte du transverse et se prolongent par quelques unes de leurs fibres sur le sphincter externe, se confondant avec le raphé de la partie antérieure de cet anneau musculeux. Toutes leurs fibres naissent d'un raphé médian commun, dont l'étendue est de près de deux pouces ; de là elles se portent obliquement en dehors, en avant et en haut. Toutes, hors le faisceau le plus antérieur, dont la largeur est peu considérable, enveloppent complétement le bulbe et l'urètre en se glissant entre lui et le corps caverneux ; arrivées entre la gouttière de la face inférieure de ce corps et le canal excréteur de l'urine, elles paraissent se réunir, s'entrecroiser au dire de A. Thomson, et se perdre dans l'enveloppe fibreuse de la verge. Le même auteur soutenait qu'elles allaient donner naissance à la cloison de cette dernière.

Les faisceaux antérieurs n'enveloppent plus l'urètre seul, mais bien tout ensemble l'urètre et le corps caverneux, au dessus duquel, réunis, ils viennent former le ligament suspenseur de la verge.

Enfin l'*ischio-caverneux* tire son origine de la lèvre interne de l'angle antérieur de la tubérosité sciatique, enveloppe inférieurement la racine du corps caverneux, se prolonge sur les côtés et se perd dans son enveloppe fibreuse. Presque toujours en arrière de son point de terminaison est un petit paquet de fibres charnues, qui semblent prendre sur cette lame fibreuse leur point d'origine et y trouver un point de terminaison. Est-ce là le *muscle de Houston ?* je n'en sais rien ; car, je n'ai jamais compris ce qu'on a voulu désigner sous ce nom.

Pour tous les autres détails, il faut voir le périnée dans l'anatomie des régions.

ORGANES GÉNITAUX DE LA FEMME.

L'appareil génital de la femme renferme une série de parties essentielles correspondant à celles de l'appareil génital de l'homme; les unes sont internes ou profondes, les autres sont extérieures. Parmi les premières on distingue

1° *Les Ovaires.* Dans l'ordre organique et dans l'ordre fonctionnel, les ovaires représentent les testicules masculins. Ils sont au nombre de deux, situés de chaque côté de la matrice, dans l'aileron postérieur des ligamens larges (replis du péritoine pelvien) au voisinage de la trompe utérine (ou oviductus.) Ils ont la forme d'un ovoïde de la grosseur du doigt hors leur temps de turgescence qui arrive pendant la grossesse, ou l'état pathologique de l'utérus. Leur figure permet de leur considérer des faces, des bords et des extrémités; aussi est-il facile d'examiner leurs rapports. Ils sont revêtus par la séreuse péritonéale du côté de leur bord supérieur et de leurs faces antérieure et postérieure; mais ils reçoivent leurs vaisseaux par leur bord inférieur; leur extrémité externe regarde le pavillon de la trompe : ce dernier rapport est surtout important; car, alors que l'ovaire est éloigné de l'oviductus, attiré qu'il est dans un autre sens par des adhérences, il y a grande probabilité de stérilité chez les femmes où ces organes se trouvent accidentellement si mal disposés. Leur extrémité interne est liée au bord latéral voisin de l'utérus par un cordon ligamenteux que l'on a cru faussement, pendant long-temps, canaliculé, et qui vient se terminer un peu au dessous de l'angle supérieur de la matrice.

La structure des ovaires est curieuse pour tout observateur. Elle est *sui generis* ; et, comme le fait remarquer M. Gelez, si certains auteurs, entraînés par l'analogie, ont regardé les ovaires comme étant des glandes, c'est qu'ils ne se sont pas expliqué à eux-mêmes ce qu'ils devaient entendre par glandes, et comment ils devaient les caractériser; si, examinant bien les ovaires, clos de toutes parts et enveloppés encore presque en tous sens par la séreuse péritonéale et surtout par le côté qui répond à la trompe utérine, ils eussent pris en considération leur état d'isolement complet de la muqueuse génitale dans tous les organismes supérieurs, certes ils eussent aperçu la différence peut-être la plus forte qu'on puisse établir entre les ovaires et les testicules. Pour que les ovaires devinssent des glandes, il faudrait qu'ils communiquassent avec la matrice ; or il n'en est rien. Et qui osera faire passer les ovaires pour des organes de sécrétion glandulaire, puisqu'il n'y a de sécrétion glandulaire que celle qui vient des cryptes spécialisées de l'enveloppe corporelle générale et qui est répandue par des conduits muqueux, à la surface du tégument? les ovules paraissent être plutôt de formation kysteuse : ainsi ne disons pas les ovaires sont des glandes, mais tout simplement des viscères contenant des ovules. D'ailleurs, ce point de discussion sur les glandes et les organes seulement glandiformes se représentera plus tard.

La composition des ovaires comprend, de dehors en dedans ; 1° une membrane séreuse, portion du péritoine viscéral ; 2° une coque fibreuse sous-jacente, épanouissement du ligament utéro-ovarique, dans laquelle on voit des filamens intérieurs; 3° un tissu propre, blanc-rougeâtre, dense, comme fibreux ; 4° des vésicules au nombre de quinze à vingt, transparentes, remplies d'un liquide clair, quelquefois rougeâtre ou jaunâtre , et où flotte un petit corps qu'on croit être le germe proprement dit ; *œufs de Graaf* ; elles sont du volume d'un grain de millet ou d'un grain de che-nevis ; ces petites vésicules sont autant de germes des-tinés par suite à être fécondés ; elles sont en général disposées vers la surface, leurs parois ressemblent à une séreuse dont la face externe tient au tissu propre de l'organe. Quand une de ces vésicules s'est rompue , il reste une cicatrice ou adhérence des parois du petit kyste ; cette cicatrice, qui apparaît sous la forme d'un tubercule induré et brun-jaunâtre , se nomme *corpus luteum* ou corps jaune de Haller; ces cicatricules don-nent un aspect fendillé , crevassé, rugueux à la sur-face de l'ovaire.

Les artères , les veines et nerfs ovariques , sont la répétition des vaisseaux et nerfs testiculaires.

2° *Trompes utérines.* Les trompes utérines sont les canaux déférens de la femme ; interrompues du côté de l'ovaire et ouvertes même dans le ventre où le péritoine, elles sont continues par leur extrémité op-posée au tissu de la matrice qui semble en être une dilatation.

Ces trompes, de la grosseur d'une plume, de la lon-gueur de plusieurs pouces, sont situées dans l'aileron moyen des ligamens larges ; leur extrémité libre est un peu évasée et présente des laciniures, des franges ou languettes dans toute sa circonférence; c'est le *pa-villon* de la trompe ; une de ces franges, plus longue que les autres, se dirige vers l'ovaire et s'y insère même. L'autre extrémité vient s'aboucher aux angles supérieurs ou cornes de l'utérus. Leur calibre inté-rieur est étroit , surtout en bas. Leur structure est simple : un tissu dartoïde ou demi-musculaire en de-hors, en dedans une muqueuse qui , chose exception-nelle et unique, se continue avec une séreuse, le péritoine. Cette séreuse forme encore , à la rigueur , une tunique de plus à l'extérieur des trompes. Leurs usages se résument dans ce seul mot, *oviductus.*

3° *Utérus.* L'utérus forme la troisième partie essentielle du système génital de la femme. Précédé comme nous l'avons vu , par l'organe producteur des germes ou ovaires, par le conduit de transmission de l'ovule ou trompes utérines , l'utérus ou matrice est la poche de dépôt où doit se développer l'ovule fécondé, et cette poche est suivie à son tour par le vagin , canal éjaculateur du produit de la conception ; il répond aux vésicules séminales de l'homme.

L'utérus dans l'état de vacuité est situé dans le bassin , sur la ligne médiane , entre la vessie et le rectum, au dessous des circonvolutions intestinales , au dessus du vagin qui lui fait suite, maintenu de chaque côté par les ligamens larges. Les dimensions de son volume sont estimées à 2 pouces 2 pouces 1/2 pour la longueur ou hauteur; puis, pour largeur 16 à 18 lignes au fond, 6 lig. vers le sommet ; enfin 6 lig. pour l'épaisseur ; 3 pour chaque paroi, moins de 3 pour celles du col en particulier. Sa consistance est celle d'un tissu ferme. Sa direction est conforme à celle de l'axe du détroit supérieur.

Considéré à l'extérieur, l'utérus est pyriforme ou conoïde, aplati un peu d'avant en arrière, à base en haut et sommet en bas. De là deux faces , antérieure et postérieure, triangulaires; deux bords latéraux, un bord supérieur ou base, un sommet. On lui reconnaît même trois angles. Sa portion la plus volumineuse s'appelle *corps,* sa portion la plus étroite, *col.* Examinons les rapports de la matrice par ses divers côtés.

1° Face antérieure. Revêtue de la séreuse péritonéale dans ses trois quarts supérieurs, elle répond immédiatement à la face postérieure de la vessie ; dans son quart inférieur ; elle est en contact immédiat avec le bas-fond de la vessie sans séreuse intermédiaire ; du tissu cellulaire sert d'union entre les deux organes.

2° La face postérieure, tapissée tout entière par la séreuse, répond au rectum ; les anses intestinales s'insinuent entre le rectum et l'utérus, comme entre l'utérus et la vessie.

3° Le bord supérieur, ou base, est également enveloppé par la séreuse.

4° Bords latéraux. De ces bords se détachent les *ligamens larges*, étendus de là aux parois correspondantes du bassin, dont la cavité se trouve ainsi partagée en deux parties, antérieure et postérieure, la première contenant le réservoir urinaire, la seconde la fin du tube digestif. Ces replis péritonéaux sont subdivisés en trois autres replis secondaires renfermant : l'antérieur, le ligament rond de la matrice ; le moyen, la trompe utérine ; le postérieur, l'ovaire et son ligament propre déjà décrit. Ici doit être indiqué le ligament rond dont il n'a pas encore été parlé. De substance fibro-cellulaire, vasculaire et quelquefois musculaire, les *ligamens ronds*, dits suspenseurs de la matrice, nés au dessus et en avant des trompes, contenus dans l'aileron antérieur des ligamens larges, parviennent jusqu'au canal inguinal qu'ils parcourent pour se terminer dans le mont de Vénus et les grandes lèvres de la vulve ; dans le canal inguinal, ils sont quelquefois accompagnés d'un prolongement péritonéal (*canal de Nuck*).

5° Le sommet est ouvert et saillant dans l'intérieur du vagin, il regarde en bas et un peu en arrière ; c'est *le museau de tanche;* la fente qu'il présente est transversale, et sépare deux saillies appelées *lèvres*, antérieure et postérieure ; la première plus épaisse, l'autre un peu plus allongée ; autour de ce sommet utérin saillant, existe une rigole plus profonde en arrière qu'en avant, formée par la réflexion de la muqueuse du vagin sur le col de la matrice. Bien des variétés de volumes de consistance , de couleur du côté des lèvres , bien des variétés de forme, de degré d'ouverture du côté de la fente, importent au chirurgien et à l'accoucheur; mais nous n'avons pas à les indiquer ici.

Cavité utérine. 1° Pour le corps : elle est petite, comme triangulaire , à parties contiguës , présentant à chacun de ses trois angles une ouverture de communication , entre elle et la cavité de son col, entre elle et les deux trompes utérines ; les orifices béans des sinus utérins n'existent qu'immédiatement après l'accouchement. 2° Pour le col : étroite , cylindroïde ; ce qu'elle présente de singulier, ce sont des reliefs ou colonnes penniformes quant à la disposition (*arbre de vie*); puis quelquefois des vésicules transparentes (prétendus *œufs de Naboth*), qui ne sont que des follicules, ou cryptes, oblitérés au goulot. La couleur des parois est plus rosée dans le corps que dans le col, surtout à l'époque des règles.

Structure de la matrice.

La dissection de la matrice montre de dehors en dedans, savoir, par ordre de superposition : une portion de péritoine qui l'enveloppe presque entièrement, ainsi qu'on a pu en juger plus haut : le quart inférieur de sa face antérieure, ses bords latéraux, et la partie vaginale de son col sont seuls privés de séreuse. Au dessous d'elle est le tissu propre de la matrice. Celui-ci est grisâtre, dense , résistant, criant sous le scapel, surtout au col, d'apparence fibrillaire ; comme fibreux hors la grosesse , et musculaire pendant la grosesse. Cette muscularité de la matrice est évidente chez certaines femelles d'animaux, c'est donc chez de nouvelles accouchées qu'il faut examiner le tissu propre de l'utérus; c'est alors qu'on peut y distinguer même la direction des fibres musculaires. On reconnaît: 1° dans le corps, une couche superficielle composée d'un faisceau vertical prolongé sur les deux faces, puis de fibres obliques descendantes ou ascendantes dirigées vers les annexes de l'utérus; une couche profonde plus marquée résultant de la réunion de fibres circulaires appartenant pour ainsi dire à deux tourbillons, les plus grandes sont les plus rapprochées de la ligne médiane, les plus petites répondent aux trompes utérines; leur superposition forme un cône qui est prolongé par ces mêmes trompes; 2° au col, les fibres sont presque entièrement circulaires. Les sinus utérins sont seulement apparens pendant la grossesse et immédiatement après l'accouchement; ce sont des sinus veineux, des veines ouvertes et comme abouchées avec le placenta. Enfin, à l'intérieur il existe une muqueuse : l'analogie, l'anatomie comparée, la pathologie l'attestent, malgré l'opinion de quelques contradicteurs, et quoiqu'elle ne soit pas *dissécable* comme dans tout autre organe.

La matrice reçoit : 1° des artères utérines venant de l'hypogastrique et des ovariques. Elle fournit des veines qui, développées dans la grossesse, apparaissent à la coupe comme les veines sus-hépatiques aux coupes transversales du foie, c'est-à-dire presque réduites à la tunique propre et adhérentes au tissu propre de l'organe. Les vaisseaux lymphatiques abondent surtout à la surface, vont aux ganglions pelviens et lombaires, et communiquent avec ceux des annexes. Les nerfs viennent de la queue de cheval et du grand sympathique.

Du vagin.

Ce canal est membraneux dans toute son étendue; et commence à la base du col de la matrice, l'entoure et forme autour du museau de tanche une rainure circulaire dont la profondeur est en raison de la saillie que fait le col utérin. Cette rainure est plus profonde en arrière qu'en avant, parce que l'insertion du vagin se fait un peu plus haut dans le premier sens et que la lèvre postérieure du museau de tanche descend un peu plus que l'antérieure. Le vagin, à cette extrémité supérieure, offre son plus grand diamètre, ce qui est surtout très-remarquable chez les femmes qui ont eu des enfans. Malgré le faible volume du col utérin on comprendra cette plus grande capacité du vagin dans ce point, si l'on fait attention qu'en cet endroit, le canal vulvo-utérin s'infléchit subitement vers la matrice en constituant ainsi le fond de la gouttière circulaire que nous venons d'indiquer tout à l'heure. De là, le vagin descend vers la vulve, ayant en arrière de lui le rectum dont le sépare le cul-de-sac du péritoine, cela dans son quart supérieur seulement; tandis que dans les trois quarts inférieurs les rapports avec le rectum sont presque immédiats, une couche de tissu cellulaire lamelleux, que M. Cruveilhier dit dartoïde les unit. En avant et un peu au dessus se trouve la vessie, qui lui est unie par du tissu cellulaire filamenteux serré; cette adhérence est intime; aussi dans la formation des fistules vésico-vaginales n'observe-t-on jamais d'infiltrations urineuses entre les parois correspondantes de ces deux cavités. L'étendue des parois antérieure et postérieure du vagin est fort différente, la première n'est que les deux tiers de la seconde. La direction générale de ce canal est la même que celle de l'axe du détroit inférieur, et mieux elle suit la courbure de cette ligne que nous avons vue représenter l'ensemble de l'axe général de l'excavation pelvienne et des détroits inférieur et supérieur.

L'extrémité vulvaire du vagin est sensiblement rétrécie, sa direction est oblique en arrière et en bas, elle suit à peu près la direction du plan des branches du pubis et de l'ischion. Cette ouverture est garnie généralement d'un repli muqueux, tantôt peu saillant, d'autres fois large au point de l'oblitérer presque complétement : la forme de ce repli est le plus généralement semilunaire, ou en forme de croissant, occupant la partie inférieure et postérieure; elle est souvent annulaire, et forme une sorte de diaphragme dont l'ouverture est toujours placée plus haut et plus en avant que le centre : sa résistance est très-différente chez les différentes femmes : quelquefois molle, souple, extensible, elle peut permettre le coït sans se déchirer; dans d'autres circonstances elle est dure, résistante, coriace, et offre certaines difficultés à l'introduction de la verge. Il est, sans contredit, des vierges où elle offre de si faibles dimensions qu'elle semble ne pas exister du tout, et par contre on l'a vue, pleine et sans ouverture centrale, obturer complétement l'entrée du vagin et s'opposer à l'écoulement au dehors du flux menstruel. On a prétendu que de ses débris, à la suite de la défloration, résultaient des espèces de tubercules auxquels on a donné le nom de *caroncules myrti-formes*; mais je partage entièrement, et cela pour l'avoir vu, l'opinion d'A. Lauth, que ces caroncules myrtiformes ne sont point le résultat de la déchirure de l'hymen, mais des plis muqueux existant constamment derrière cette membrane, dont les débris flottans, lorsqu'elle a été déchirée, se trouvent en avant des caroncules myrtiformes.

A l'extérieur le vagin donne insertion par ses parties latérales , aux ligamens larges , mais dans la partie supérieure seulement. La surface interne ne présente pas de forme bien déterminée dans l'état ordinaire ; car ce canal est affaissé sur lui-même de façon que la paroi antérieure vient se mettre en contact avec la paroi postérieure , hors à l'extrémité supérieure où le col de l'utérus les sépare.

Vers l'orifice inférieur, cette paroi antérieure s'abaisse de manière à venir se présenter à l'entrée, derrière la vulve ; et cela par l'effet du refoulement en bas et par suite en avant que lui font éprouver le poids de la vessie et surtout celui de la masse intestinale. Un raphé médian s'observe sur chacune des parois, mais celui de l'antérieure est beaucoup plus prononcé, on leur a donné le nom de *colonnes du vagin.* De chaque côté du raphé de la paroi antérieure, partent des rides ou des stries transversales que M. Cruveilhier compare avec justesse , à celles de la voûte palatine ; elles sont surtout prononcées et nombreuses en bas près de la vulve.

La muqueuse qui tapisse l'intérieur du vagin est rougeâtre , ou seulement rosée et se trouve tapissée par un épithélium bien distinct qui s'arrête brusquement sur les lèvres du col de l'utérus , ainsi qu'il a déjà été dit à l'occasion des muqueuses en général.

De la vulve.

Ce nom a été donné aux parties tout-à-fait extérieures des organes de la génération chez les femmes. Dans leur ensemble , elles forment une fente presque horizontale, comprise entre les cuisses et dirigée d'avant en arrière , cependant un peu oblique de haut en bas. La vulve est surmontée antérieurement par le mont de Vénus ou pénil, composé d'une couche de peau ombragée de poils nombreux et qui repose sur un coussin graisseux plus ou moins épais sur les différens sujets. Du pénil partent deux replis tégumentaires, dans l'épaisseur desquels existe une couche assez épaisse de tissu cellulaire graisseux qui est d'autant plus pénétré de vaisseaux qu'on se rapproche davantage de la surface interne; ce sont les *grandes lèvres*. Plus épaisses, plus larges et plus saillantes antérieurement et à la partie moyenne, les grandes lèvres s'effilent en arrière, et là se réunissent par une commissure membraneuse en forme de croissant, que l'on appelle la *fourchette*; entre elle et l'hymen, il reste un petit intervalle concave, une petite fossette, c'est la *fosse naviculaire*. La commissure antérieure est tout-à-fait angulaire et se perd dans le mont de Vénus. La face externe des grandes lèvres est garnie de poils; on en rencontre quelquefois de très-fins sur leur face interne.

Entre les grandes lèvres, paraissent les *petites lèvres* ou *nymphes*, doubles replis muqueux, limitant sur les côtés une surface triangulaire, *le vestibule*, sur laquelle nous allons revenir. Plus larges dans leur partie moyenne antérieure, elles diminuent de largeur à leur partie postérieure, qui vient se perdre insensiblement sur la face interne des grandes lèvres et vers le milieu de l'étendue antéro-postérieure de l'orifice vaginal. En avant, chacune des petites lèvres se bifurque, la branche supérieure de bifurcation va se réunir à celle du côté opposé pour coiffer le clitoris et lui former une sorte de prépuce qui ne lui fournit qu'une gaine incomplète inférieurement; l'autre branche de bifurcation s'élève un peu moins en se rapprochant de celle de l'autre côté, vient se fixer sur le clitoris même à sa partie inférieure, lui formant ainsi un double frein. Dans l'épaisseur des petites lèvres existe un grand nombre de follicules sébacées, qui sécrétent abondamment une humeur épaisse, jaunâtre et odorante.

Le *vestibule* est cet espace triangulaire que limitent latéralement les petites lèvres et qui se trouve placé en avant et au dessus de l'orifice du vagin. Son angle supérieur ou antérieur nous présente le *clitoris* organe excitateur de la femme, analogue au corps caverneux de l'homme qu'il représente en petit, les dimensions seules font la différence. En effet, il naît, comme lui, des branches de l'ischion par deux racines qui se réunissent bientôt au devant de la partie inférieure de la symphyse à laquelle il est attaché par un petit ligament suspenseur ; ce petit corps se termine par une petite extrémité libre, à laquelle on a donné le nom de gland du clitoris quoiqu'elle ne soit pas renflée, et qu'au contraire elle soit un peu effilée. La base ou bord postérieur du vestibule offre à un pouce au dessous du clitoris, et sur la ligne médiane, un tubercule plus saillant en arrière qu'en avant et sur lequel existe l'ouverture extérieure du canal de l'*urètre* de la femme : ce canal est, en quelque sorte, creusé dans l'épaisseur de la paroi antérieure du vagin; il s'est réduit à la portion intra-pelvienne de l'urètre de l'homme, car à nos yeux il représente et la portion prostatique, et la portion membraneuse; l'absence de la prostate ne doit pas faire rejeter l'idée qu'elle comprend aussi la portion qui, chez l'homme, traverse cette glande. Ajoutons à cette occasion qu'on a nommé *prostate de Bartholin*, les follicules muqueux de la vulve, abondans aux environs du méat urinaire. A l'intérieur de l'urètre de la femme, on ne rencontre pas de crête urétrale ni de veru-montanum, par conséquent. En dehors de la muqueuse urétrale, existe une mince couche de tissu spongieux érectile qui est l'analogue de celui que A. Lauth admet dans la portion membraneuse de l'urètre de l'homme, et qu'il considère comme dépendant de la couche que l'on a désignée sous le nom de corps spongieux interne (voy. Port. spong. de l'urètre). La longueur de l'urètre de la femme est d'environ un pouce.

Du périnée chez la femme.

Pour bien comprendre cette région chez la femme, il suffit de considérer l'ouverture de la vulve comme résultant d'une incision, sur la ligne médiane, qui aurait divisé le bulbe de l'urètre et toute la portion de l'aponévrose de Carcassonne, située au dessous de la portion membraneuse de l'urètre, en deux parties égales, avec toutes les parties superficielles, muscles, aponévroses, etc., etc., jusques à quelques lignes en avant du rectum.

1° L'aponévrose périnéale superficielle n'existe donc pas, à proprement parler, ou du moins elle est divisée sur la ligne médiane et rejetée sur les côtés, au dessus du bord adhérent des lèvres de la vulve.

2° L'aponévrose moyenne ou ligament de Carcassonne est réduit presque à rien, il n'existe qu'en dessus de l'urètre, il forme avec les branches du pubis le squelette du vestibule.

3° Les muscles bulbo-caverneux sont séparés l'un de l'autre et forment le sphincter ou contricteur de l'orifice vulvaire du vagin.

4° L'ischio-caverneux est en tout semblable à celui de l'homme, et se jette comme lui sur la racine du corps caverneux.

5° Le muscle transverse est également en tout semblable à ce qu'il est chez l'homme.

6° Le bulbe rectal se confond avec l'extrémité

postérieure du bulbo-caverneux et avec le muscle de Santorini, dont les fibres se jettent en dehors, immédiatement en avant du rectum, pour le diriger vers les tubérosités sciatiques, au dessus du transverse.

7° Enfin, on peut, dans quelques cas, parvenir à distinguer un faisceau charnu, très-grêle, situé au dessus du bulbo-caverneux, qui entoure le vagin et qui vient supérieurement se fixer derrière la symphyse, et se jetant postérieurement sur les côtés du rectum, immédiatement au dessous du releveur de l'anus, n'est autre chose que le muscle de Wilson qui embrasse en même temps et le vagin et l'urètre compris dans l'épaisseur de la paroi antérieure du canal vulvo-utérin.

8° Le releveur de l'anus est largement ouvert pour laisser passer ensemble le vagin et le rectum; il m'a paru se prolonger, comme chez l'homme, par une lamelle fibreuse très-mince, au dessous de la vessie; ici cette lamelle passe entre elle et le vagin, dans l'épaisseur de la cloison vésico-vaginale, où elle se confond avec le tissu cellulaire qui unit ces deux organes.

Entre l'extrémité inférieure du vagin et celle du rectum qui se recourbe en arrière, lorsqu'il va former l'anus, est un espace triangulaire, à base tournée en bas et en avant recouverte par une peau mince qui va de la vulve à l'anus; au dessus d'elle sont les muscles du périnée qui s'entrecroisent au devant du rectum; le sommet s'élève en s'effilant beaucoup, jusqu'au cul-de-sac recto-vaginal du péritoine. Cet espace, qui n'a quelque étendue qu'au niveau et un peu au dessus de l'anus, est rempli par du tissu cellulaire : c'est à lui que l'on donne souvent exclusivement le nom de périnée, chez la femme. Nous appelons périnée, chez cette dernière comme chez l'homme, tout l'espace circonscrit par le détroit inférieur du bassin.

Toute la portion qui est en avant du rectum peut être appelée portion vulvaire, comme chez l'homme, on peut la nommer portion recto-urétrale.

ANNEXES DE L'APPAREIL GÉNITAL DE LA FEMME.

Glandes mammaires (sécrétion).

Le lait, premier aliment du nouveau-né, est sécrété par les glandes mammaires. Celles-ci existent chez tous les animaux vertébrés vivipares, qu'on a surnommés pour cette raison *mammifères*. L'allaitement étant la fonction qui suit immédiatement l'accouchement, les glandes mammaires devaient être placées tout naturellement à la suite des organes génitaux de la femme. L'homme ne les possède qu'à l'état rudimentaire; aussi n'en est-il point parlé chez lui.

Dans le sexe féminin donc, au nombre de deux, elles répondent aux 4me, 5me et 6me côtes sternales, en avant du thorax. Elles sont sous-cutanées et saillantes; leur tissu propre joint à beaucoup de tissu cellulaire graisseux, forme au dessous du tégument pré-thoracique, une sorte de pelote proéminente, hémisphérique, plus ou moins volumineuse, ferme et élastique, dont les contours arrondis, ornent le devant de la poitrine; une peau blanche et fine les recouvre vers leur centre où leur convexité est surmontée par une petite éminence plus ou moins marquée, appelée *mamelon*, elle change de coloration, devient rosée d'abord, puis brunâtre avec l'âge; tout autour du mamelon, elle prend le nom d'*auréole* du sein, qui partage les mêmes nuances de coloration; là aussi, elle présente de nombreux pertuis de follicules sébacés, ce qui lui donne presque un aspect aréolaire ou au moins inégal. Ainsi s'offrent à l'extérieur les glandes mammaires, qui, avec tous les autres élémens accessoires pour elles, peau, tissu adipeux, etc., composent la région mammaire.

L'anatomie analytique de cet organe nous montre la structure suivante : un tissu glandulaire, sous forme d'une masse blanchâtre, dure, comme marronnée avec anfractuosités (sillons interlobaires) perdue dans une couche cellulo-graisseuse, cependant circonscrite et appuyée sur le grand pectoral.

On y retrouve des granulations, lobules, lobes, séparés par un tissu cellulaire presque fibreux. Ces caractères anatomiques sont surtout prononcés sur les femmes mortes pendant l'allaitement. Les mamelles reçoivent plusieurs artères des thoraciques, des intercostales supérieures et mammaire interne. Les veines sont, les unes profondes, satellites des artères précédentes, les autres, superficielles. Leurs vaisseaux lymphatiques gagnent les ganglions de l'aisselle, quelques uns vont aux ganglions sous-sternaux et intercostaux. Parmi les nerfs de la région mammaire, il en est qui paraissent se distribuer spécialement à la glande, branches des thoraciques et intercostaux; d'autres à la peau, branches sus-claviculaires du plexus cervical superficiel.

Conduits galactophores ou lactifères (excrétion).

Ceux-ci, comme tous les conduits glandulaires, émanent des granulations et s'embranchent à la manière des veines; enfin, une quinzaine de troncs se réunissent vers le mamelon. A sa base et au dessous de l'auréole, ils présentent une dilatation assez remarquable, en forme de sinus ; puis ils reprennent leur calibre ordinaire et, serrés les uns contre les autres, se prolongent, composent le mamelon, et aboutissent à la surface de son tégument par autant d'orifices séparés, de telle sorte que le lait est éjaculé en plusieurs jets et sort du mamelon comme d'un arrosoir. Leur structure est cellulo-muqueuse; la couche celluleuse devient presque dartoïde au niveau du mamelon. Ainsi se trouve complété l'appareil de la sécrétion lactée.

DU PÉRITOINE.

La forme, la situation, les rapports des viscères abdominaux étant bien connus, nous pourrons aisément donner du péritoine une description simple et facile à comprendre. Imaginons d'abord que cette vaste séreuse forme un immense sac sans ouverture, que la nature l'a interposé à la paroi abdominale d'une part, et aux viscères de l'autre, répondant à ces diverses parties par sa surface extérieure et en rapport avec elle-même par sa surface interne toujours lubrifiée par la sérosité qu'elle exhale. A ce liquide, elle doit les glissemens et les déplacemens souvent fort étendus et presque incessans, nécessaires au libre exercice des fonctions des organes que la membrane revêt. La portion de péritoine qui tapisse la paroi abdominale, a reçu le nom de feuillet pariétal; il faut étendre cette dénomination à la portion qui s'étend à la face inférieure du diaphragme. Celle qui enveloppe les intestins porte le nom de feuillet visceral; ceux-ci, d'après ce que nous avons dit en débutant, ne sont jamais qu'enveloppés par lui et ne sauraient jamais être renfermés dans sa cavité, puisque, par la pensée, on peut concevoir la possibilité d'enlever cette immense ampoule séreuse, sans que ni les viscères ni cette membrane elle-même aient dû subir la moindre solution de continuité.

Le péritoine pariétal, d'une étendue infiniment moins considérable que le péritoine viscéral, tapisse

exactement dans toute son étendue et presque d'un seul
jet, la paroi abdominale et une portion du diaphragme,
sauf les points où elle forme des replis que nécessite la
présence des artères ombilicales et les restes de l'ouraque d'une part, et de la veine ombilicale de l'autre : en
effet, les artères qui rapportent au placenta le sang qui a
servi en partie à nourrir le fœtus, sont chacune, à cette
époque de l'existence, la principale branche de terminaison des artères hypogastriques ; nées auprès des
symphyses sacro-iliaques, elles passent sur les côtés
du fond de la vessie, pour atteindre la partie inférieure
de la paroi abdominale, derrière laquelle elles s'élèvent
jusques à l'ombilic, en se rapprochant de plus en plus
l'une de l'autre, et ne se mettant en contact avec les muscles droits qu'à peu de distance au dessous de cette
ouverture ; il en résulte qu'elles soulèvent le péritoine
de manière à former une sorte de crête; car elles sont
enveloppées par la séreuse, comme les intestins le sont
eux-mêmes : ces crêtes forment une saillie notable
inférieurement, vers le détroit supérieur du bassin,
diminuant de plus en plus, à mesure qu'on se porte
vers l'ombilic, où elles se réunissent et s'effacent pour
reparaître presque immédiatement au dessus, mais ne
formant plus ici qu'un repli unique nécessité par la
présence de la veine ombilicale ; ce repli, beaucoup
plus large que les précédens, est connu sous le nom
de *grande faux du péritoine*, ou *faux de la veine
ombilicale*. Comme cette veine s'éloigne de plus en
plus de la paroi de l'abdomen, à mesure qu'elle s'é-
lève davantage, et qu'elle en est le plus distante lorsqu'elle arrive au bord tranchant du foie, au niveau
duquel elle s'engage dans le sillon antéro-postérieur
de cet organe, c'est là que le repli formé par le péritoine a le plus de largeur ; là ce repli ne cesse point ;
il continue de s'élever entre le diaphragme et la con-

vexité du foie, mais il diminue de plus en plus de largeur, à mesure qu'on le suit plus haut et plus profondément entre ces deux organes ; il disparaît au point où
une adhérence presque immédiate s'établit entre eux.
Cette dernière portion de la grande faux du péritoine
porte le nom de *ligament suspenseur du foie* et forme
sur cet organe, la ligne de séparation entre son lobe
gauche et son lobe droit.

Nous devons ajouter qu'entre les deux petits replis du
péritoine, formés par les artères ombilicales, il en
existe un autre peu prononcé qui s'élève du sommet
de la vessie jusqu'à l'ombilic et qui résulte de la présence des restes de l'ouraque.

C'est encore ici le lieu de signaler le repli du péritoine si court et si peu prononcé, dû à la présence des
artères épigastriques et les deux fossettes inguinales,
l'une externe, l'autre interne qui en résultent ; et qui
ont une si grande importance dans l'histoire des her-
nies ; mais ceci rentre dans l'anatomie spéciale de la
région, il nous a suffi de l'indiquer ; ajoutons seulement que la saillie formée par l'artère épigastrique, et
que les deux fossettes inguinales, sont placées en-
dehors de la base du repli, que forme l'artère ombilicale.

Après avoir tapissé la portion antérieure de la concavité du diaphragme, le péritoine est arrêté par l'extrémité inférieure de l'œsophage, et cela à peu près
sur la ligne médiane un peu à gauche ; du côté droit,
il va un peu plus loin, mais se trouve bientôt arrêté
par l'adhérence du bord postérieur du foie au diaphragme, ou si l'on veut par le *ligament coronaire du
premier*, tandis que du côté gauche, il se porte plus
loin encore et n'abandonne le diaphragme qu'au niveau
de l'artère splénique, pour se jeter en même temps
sur elle et sur la rate qu'il enveloppe complétement en

se continuant avec la portion qui tapisse le grand cul-de-sac de l'estomac et qni fait suite à celle que l'œso-phage avait forcée de se réfléchir sur la face supérieure de cet organe; cette même portion, à droite, a formé le feuillet supérieur de l'épiploon gastro-hépatique étendu de la petite courbure du ventricule au sillon transversal du foie; ici, cette lame séreuse revient de droite à gauche tapisser immédiatement la face in-férieure du lobe moyen de ce dernier, se jette sur l'ex-trémité gauche de ce lobe, et comme celui-ci est déta-ché du diaphragme en ce point, la séreuse forme là un repli que l'on nomme le *ligament triangulaire gauche du foie*; enfin elle se continue avec le feuillet droit du ligament suspenseur et revient de là au dia-phragme. La portion droite du péritoine qui s'est trou-vée arrêtée par le ligament coronaire du foie, s'est réfléchie sur la face supérieure du grand lobe de cet organe, en se continuant avec le feuillet droit de son ligament suspenseur, elle est venue tapisser toute la por-tion libre de la vésicule du fiel, ainsi que la face con-cave du foie, en avant, à droite et en arrière de la scis-sure transversale; à l'extrémité droite, il forme un *ligament triangulaire*, comme il en a formé un à l'ex-trémi té gauche,

La portion qui arrive au devant du sillon trans-verse, se jette au devant des canaux biliaires, de l'ar-tère hépatique et de la veine porte, se continuant avec le feuillet superficiel de l'épiploon gastro-hépatique; c'est là que bientôt nous allons reprendre cet épiploon. La portion qui a passé derrière le sillon transverse se jette au devant de la veine cave formant le côté posté-rieur de l'hiatus de Winslow, se porte en même temps sur la deuxième portion du duodénum, limitant ainsi inférieurement cette ouverture d'entrée de l'arrière-cavité des épiploons, et se portant au devant du pancréas, de la troisième portion du duodénum et de l'artère mésentérique supérieure, pour former le feuillet antérieur du mésentère.

Epiploon gastro-colique. 1° Le péritoine qui a tapissé toute la face supérieure ou antérieure de l'estomac et qui faisait suite, par sa portion droite, au feuillet supérieur de l'épiploon gastro-hépatique, parvenu à la grande courbure, descend entre la paroi abdominale et la masse intestinale, dont elle est un peu distante, parvient jusqu'au détroit supérieur, se réfléchit de bas en haut immédiatement au devant des intestins, reste écartée du feuillet précédent, atteint le bord antérieur du colon transverse, tapisse la moitié inférieure de sa circonférence, se porte directement vers la colonne vertébrale au dessous du pancréas, se continue avec le feuillet qui a passé devant le duodénum et vient concourir avec lui à former le mésentère ; ainsi se trouve constitué le sac extérieur du grand épiploon. 2° Le feuillet superficiel de l'épiploon gastro-hépatique, parvenu à l'intervalle qui existe entre le sillon transverse du foie et la seconde portion du duodénum, s'enroule autour des canaux hépatique, cystique, et cholédoque, de l'artère hépatique et de la veine porte, pour se mettre en contact avec lui-même et former le feuillet profond de cet épiploon gastro-hépatique ; puis, en s'élargissant beaucoup, il tapisse toute la face postérieure de l'estomac, et, arrivé à la grande courbure, il s'accole au feuillet antérieur du premier sac du grand épiploon, feuillet qui descend de la face antérieure du ventricule, l'accompagne jusqu'à son point de réflexion, se réfléchit, remonte au devant du feuillet postérieur de ce premier sac, et se trouvant en rapport avec lui-même antérieurement, parvient jusqu'au bord antérieur du colon transverse, tapisse la moitié supérieure de la circonférence de cet

intestin, se dirige horizontalement vers la colonne vertébrale en se plaçant au dessus de la lame qui avait
passé au dessous de ce même intestin et, qui n'était
que la continuation du feuillet postérieur du sac externe du grand épiploon; ces deux lames séreuses maintiennent le colon dans sa position, on les connaît sous
le nom de *mésocolon transverse*; le feuillet supérieur
de celui-ci, abandonnant le feuillet inférieur que nous
avons vu aller concourir à former le mésentère, remonte devant le pancréas, tapisse les piliers du diaphragme; l'aorte, constituant ainsi la paroi postérieure
de l'arrière-cavité des épiploons, se jette à droite,
au devant de la veine cave et vient se continuer
avec la lame qui était descendue de la face inférieure
du foie.

Le grand épiploon se compose donc de quatre feuillets séreux ou d'un double sac, l'un intérieur, l'autre
extérieur : celui-ci forme le feuillet le plus antérieur
et le feuillet tout-à-fait postérieur de cet épiploon, le
premier vient de la face supérieure de l'estomac,
l'autre va se continuer avec le mésentère, en passant au
dessous du colon transverse. Le sac intérieur forme le
deuxième et le troisième feuillets de l'épiploon; le premier de ces deux vient de la face postérieure de l'estomac, l'autre va tapisser la paroi postérieure de l'arrière-
cavité des épiploons, après avoir passé par dessus le colon
transverse et avoir concouru à former le mésocolon
transverse. On appelle *arrière-cavité des épiploons* cet
espace que forment l'estomac en avant et la colonne vertébrale, le pancréas, l'aorte, la veine cave et les piliers du diaphragme en arrière, l'épiploon gastro-hépatique en haut et le mésocolon transverse inférieurement. Cette arrière-cavité n'est, à proprement parler,
que la partie la plus élevée de la cavité propre du sac
intérieur du grand épiploon, avant qu'il se soit engagé

dans le sac extérieur, ce qui a lieu au niveau de la grande courbure de l'estomac d'une part et du bord antérieur de l'arc du colon de l'autre. C'est dans ce même point que l'on voit les feuillets de l'épiploon se séparer; ainsi, les deux premiers, c'est-à-dire, l'antérieur du sac externe et l'antérieur du sac interne atteignent ensemble le grand bord de l'estomac; là ils se séparent pour l'embrasser et se jeter l'un sur sa face antérieure, l'autre sur la postérieure se trouvant alors ainsi séparés par tout le volume du ventricule et venant ensuite se réunir de nouveau sur la petite courbure pour former l'épiploon gastro-hépatique. Les deux feuillets postérieurs, c'est-à-dire le postérieur du sac externe et le postérieur du sac interne, atteignent ensemble l'arc du colon, se séparent, en passant l'un au dessous, l'autre au dessus de cet arc; le premier se réfléchissant en bas, l'autre continuant de s'élever tapisse la paroi postérieure de l'arrière-cavité des épiploons, et vient enfin ressortir par l'hiatus de Winslow, dont il forme le côté postérieur en passant sur la veine-cave inférieure. Il est superflu de dire que tout-à-fait en haut cette lame se continue avec le feuillet inférieur du petit épiploon. Revenons à *l'hiatus de Winslow* : cette ouverture est située entre la portion verticale du duodénum et la scissure transversale du foie; elle regarde à droite et légèrement en bas; son côté antérieur est formé par les canaux hépatique, cystique et cholédoque, l'artère hépatique et la veine-porte, enveloppés dans l'épaisseur du bord droit du petit épiploon, qui n'est autre que le côté antérieur de l'hiatus de Winslow; son côté postérieur est constitué par la veine-cave ascendante revêtue toujours par la lame postérieure de l'arrière-cavité des épiploons; dans le point le plus élevé de ce côté on aperçoit la saillie du lobule de Spigel; son angle inférieur est formé par le prolongement séreux lui-même qui s'engage entre le duodénum et le canal cholédoque pour se glisser derrière la première portion de cet intestin et gagner le pylore, etc.

Entre la grosse tubérosité de l'estomac et la rate existe le double repli séreux connu sous le nom d'épiploon *gastro-splénique*, mais on se fait généralement une idée fausse de sa position ; on croit qu'il fait suite au grand épiploon, qu'il naît en quelque sorte du prolongement du grand bord de l'estomac sur la tubérosité, il n'en est rien ; là existe bien en effet la fin du grand épiploon, qui est tout-à-fait indépendante de l'épiploon gastro-splénique, lequel se détache, en arrière de celui-ci, de la face postérieure de la tubérosité et se trouve en réalité formé par la duplicature de la seule lame séreuse qui tapisse la face postérieure du ventricule, et non point de la réunion de cette lame avec celle qui passe sur la face antérieure ou supérieure de l'organe. Il y a donc sur la grosse tubérosité un double repli séreux ; l'un antérieur fait partie du grand épiploon et offre le caractère propre de ce quadruple repli, c'est-à-dire la présence d'un tissu adipeux abondant. L'autre, postérieur, c'est l'*épiploon gastro-splénique*, composé de deux espèces d'ailerons réunis à angle, l'un enveloppant les vaisseaux courts, l'autre enveloppant l'artère splénique ; le premier plus élevé va du diaphragme à la rate, et le second plus bas va de l'estomac à la rate. La position propre du postérieur est due au rapport particulier que la rate affecte relativement à la grosse tubérosité de l'estomac, ainsi que nous l'avons vu ailleurs.

Du mésentère. Ainsi que nous l'avons vu, le feuillet le plus postérieur de tous ceux qui forment le grand épiploon, après avoir tapissé la moitié inférieure de la circonférence de l'arc du colon, vient former la lame inférieure du mésocolon transverse, se trouve là au-dessous du pancréas et au dessus de la troisième portion du duodénum, descend au devant d'elle en se plaçant devant l'artère mésentérique supérieure, enveloppe toute la masse de l'intestin grêle, revient en arrière de la mésentérique supérieure et au devant de la fin du duodénum, se jette sur les côtés, au devant des colons lombaires, droit et gauche, sur le cæcum et sur l'S iliaque, les enveloppe plus ou moins complétement et revient sur la paroi abdominale se continuer avec le feuillet pariétal. Cette lame, également descendue au devant de la colonne vertébrale, de l'aorte, des piliers du diaphragme, se jette sur l'artère mésentérique inférieure et descend avec elle jusqu'au rectum qu'elle enveloppe et forme derrière lui le *mésorectum*, dont les deux lames se touchent si l'intestin est revenu sur lui-même, et sont écartées s'il est distendu : cette portion du péritoine descend sur le rectum jusqu'à 3 pouces ou 3 pouces 1/2 de la surface cutanée du périnée, cela à 15 lignes au devant de l'anus, elle n'atteint pas la prostate.

Le péritoine enveloppe d'autant moins le rectum qu'on l'examine plus bas où il ne fait guère que passer devant lui ; il se jette sur les côtés pour venir tapisser les parois du bassin, gagne les fosses iliaques, et se continue avec la portion qui avait enveloppé plus ou moins incomplétement et le cæcum et l'S du colon. En avant du rectum, le péritoine se jette sur la vessie, mais ici il forme un repli semi-lunaire qui circonscrit l'entrée de l'excavation recto-vésicale, et qui embrasse les deux vésicules séminales, en dehors desquelles il se prolonge, sur les côtés de la face postérieure de la vessie, en formant ce que l'on a nommé ses ligamens postérieurs. La séreuse arrive sur le fond du réservoir de l'urine, ne descend point sur sa face antérieure, mais gagne la paroi abdominale et se continue avec le péritoine que nous avons vu le tapisser. Tout ce que nous venons de dire se rapporte à l'homme. Chez la femme, le péritoine passe du rectum sur la face postérieure ou inférieure du quart supérieur du vagin environ, remonte sur la face postérieure de l'utérus, s'étend sur les côtés pour former la lame postérieure des ligamens larges, enveloppe en partie l'ovaire et son ligament en formant l'aileron postérieur de ces ligamens larges, passe par-dessus la trompe de Fallope, forme le bord supérieur de ces larges replis, descend ensuite sur la face antérieure de la matrice jusqu'au devant du col utérin, n'arrive pas jusqu'au vagin, revient aussitôt sur la face postérieure de la vessie; sur les côtés il forme la lame antérieure des ligamens larges, enveloppe le ligament rond, en constituant ainsi l'aileron antérieur. Le péritoine qui enveloppe les franges du pavillon de la trompe offre un pertuis, seul exemple de perforation d'une membrane séreuse; nous l'avons indiqué dans l'étude des organes génitaux de la femme.

Le péritoine est doublé dans toute son étendue par une lame fibreuse qui lui est intimement unie et à laquelle cette membrane doit la résistance dont elle jouit et dont on ne saurait se rendre raison sans cela. Par sa surface extérieure la séreuse abdominale est unie avec les parties environnantes, soit parois, soit viscères, au moyen d'un tissu cellulaire plus ou moins serré suivant les points où on l'examine. Ainsi, l'union est intime derrière la ligne blanche et sur la face inférieure du diaphragme; elle est au contraire excessivement lâche dans les régions des flancs et des lombes. Ce tissu cellulaire communique avec le tissu cellulaire général et extérieur à travers toutes les ouvertures que présentent les parois abdominales; il communique également avec celui du médiastin antérieur par l'ouverture triangulaire existant entre l'appendice xyphoïde et le diaphragme. Nous avons vu que sur les viscères, l'adhérence du péritoine était d'autant plus intime qu'on s'éloignait davantage du point par lequel il arrive sur eux.

DES VOIES AÉRIENNES.

Les voies aériennes, ouvertes à la face, par un double orifice propre, les narines antérieures, reçoivent encore l'air dans beaucoup d'instans, par la cavité buccale; mais cette cavité ne fait point partie essentielle des voies que l'air doit normalement parcourir. Le pharynx où les fosses nasales et la bouche sont également ouvertes, est en même temps destiné au passage des alimens et de l'air. Sa communication avec les narines, d'une part, et avec la bouche de l'autre, est indispensable à l'introduction de l'air dans les organes respiratoires; soit que ce fluide ait traversé ses canaux propres, soit qu'il se soit introduit accidentellement par la bouche, ce qui est inévitable dans la préhension des alimens et la déglutition. Ce qui distingue essentiellement les canaux par lesquels l'air doit se répandre dans les poumons, c'est leur état permanent de béance, et, comme l'a fait observer M. Gelez, mon préparateur, tout conduit tégumentaire pouvant donner passage à l'air ambiant présente nécessairement dans sa structure un appareil cartilagineux sous-jacent à la muqueuse, et à défaut de cartilages un squelette osseux, en un mot une paroi solide destinée à soutenir la muqueuse et à conserver incessamment leur ouverture dilatée, disposition harmonieusement en rapport avec la libre circulation de l'air et la continuité non interrompue, mais point toujours perçue, des impressions olfactives que l'atmosphère est chargée de nous transmettre. Le nez et les fosses nasales, le pavillon de l'oreille et le conduit auditif interne, la trompe d'Eustache et la caisse du tympan ; enfin, le tube laryngo-bronchique offrent tous ces conditions d'organisation.

DU LARYNX.

Le larynx commence cette portion du conduit respiratoire qui s'étend du pharynx aux poumons ; il a été surnommé l'organe phonateur ; en effet, il rassemble autour de lui tous les élémens de mouvement capables de faire varier son calibre intérieur, et par conséquent de produire les vibrations sonores de tous les tons, mais sans les articuler ; ainsi, pièces solides, articulations et muscles, tout se meut sur la colonne d'air expiré, et la voix se forme.

Le larynx est un organe médian et symétrique, placé à la partie antérieure et supérieure du cou, au dessous de l'hyoïde, au devant du rachis, dont il est séparé par le pharynx, saillant sous les tégumens et quelques muscles assez minces ; enfin, ouvert dans le pharynx en haut, et dans la trachée en bas. Cet organe est mobile dans sa situation ; beaucoup de muscles extrinsèques lui impriment une locomotion en plusieurs sens.

Sa forme est évasée supérieurement et comme triangulaire, elle est au contraire étroite comparativement et cylindrique inférieurement. D'ailleurs, voici ses parties constituantes :

Sa charpente comprend :

A. *Des cartilages*, au nombre de cinq, dont trois impairs et deux pairs ; tels :

1° *Le cricoïde*. Celui-ci est assez bien dit la base du larynx, car les autres cartilages s'appuient sur lui ;

il est annulaire, il présente plus d'étendue en hauteur,
en arrière (*près d'un pouce*), qu'en avant (*trois à
quatre lignes*). On lui considère une surface extérieure
sur laquelle on observe, à chaque extrémité de son arc
antérieur, une petite facette articulaire plane, facette
thyroïdienne ; puis, sur son arc postérieur, une dépression de chaque côté de la ligne médiane, celle-ci est
marquée par une crête verticale. Une surface intérieure,
lisse, tapissée par la muqueuse. Une circonférence supérieure qui paraît elliptique par la coupe supérieure
de l'anneau cricoïdien, coupe oblique de bas en haut,
et d'avant en arrière ; elle est surmontée en arrière et
de chaque côté par une facette articulaire, oblongue ;
facette *arythénoïdienne*, regardant en haut et en dehors.

2° *Le thyroïde*, monté sur le précédent, en avant
du larynx ; ce cartilage a la forme d'un quadrilatère,
recourbé sur lui-même en parabole. Il présente donc :
une face superficielle convexe ; on y remarque une
arête anguleuse au milieu, au point de flexion et surtout en haut ; de chaque côté elle est plane. Une face
profonde ; comme elle ne répond au larynx que par
son angle ou sinus rentrant et médian, latéralement
elle fait partie du pharynx par les lames. Un bord supérieur ; il est sinueux et particulièrement échancré au
milieu. Un bord inférieur ; il paraît également échancré au milieu, par la présence de deux petits tubercules, desquels part une crête linéaire, oblique en
haut, en dehors et en arrière, vers des saillies correspondantes du bord supérieur. Des bords latéraux,
arrondis, tournés en arrière ; ils arc-boutent contre
les rachis ; ils sont prolongés en haut et en bas par les
angles dont nous allons parler. Enfin, quatre angles
ou apophyses nommées *cornes* ; deux sont inférieures,
et de plus, s'articulent avec l'arc antérieur du cri-

coïde ; on les appelle *petites cornes*. Deux sont supérieures, allongées, déjetées en haut et en arrière, ce sont les *grandes cornes* du cartilage thyroïde.

3° *Les arythénoïdes.* Nous en avons la paire. Ils sont situés particulièrement à la partie postérieure et supérieure du larynx, au-dessus du cricoïde; de forme prismatique, ils présentent trois faces, postérieure, interne et antérieure, les deux dernières sont couvertes par la muqueuse. Une base, qui est à cheval sur le bord supérieur de la lame postérieure du cricoïde qu'elle embrasse en s'articulant avec lui par deux de ses angles prolongés, l'antérieur et le postérieur externe. Un sommet surmonté de tubercules cartilagineux appelés *corniculés*, en raison de leur forme.

4° *L'épiglotte.* Lame fibro-élastique remplissant le rôle d'opercule du larynx; destinée qu'elle est à fermer complétement l'ouverture épiglottique pendant le passage de corps qui pourraient s'introduire dans les voies aériennes, elle est située derrière la base de la langue; redressée quand elle doit laisser passer le courant d'air, abaissée et horizontale quand il s'agit de protéger le larynx. Assez semblable par la forme à un foliole de myrte, il est permis de lui distinguer une partie libre et large, une autre étroite, adhérente ou pédicule; une face supérieure ou linguale, un peu convexe à deux versans dans le sens transversal, concave au contraire dans le sens vertical, une face postérieure disposée d'une façon inverse, et puis une circonférence. Son pédicule est fixé en avant par des trousseaux de ligamens jaunes, à la base de la langue et au corps de l'os hyoïde. Ce pédicule se fixe encore à l'os hyoïde, au cartilage thyroïde, et se trouve séparé de la membrane hyo-thyroïdienne par une masse de tissu cellulaire-adipeux (*glande épiglottique*); par des replis muqueux l'épiglotte est liée d'abord au pharynx (*epiglotti-pharyngiens*) , aux cartilages arythénoïdes (*arytheno-epiglottiques*) ; enfin , par son extrémité inférieure à l'angle rentrant du cartilage thyroïde au dessus de l'insertion des cordes vocales , à l'aide d'un ligament jaune (*thyro-épiglottiques*). La structure de l'épiglotte est simple ; repli de la muqueuse, et dans cette duplicature une lame de tissu jaune fibro-élastique, des vaisseaux et des nerfs ; elle paraît comme poreuse, et l'on s'explique par-là sa fragilité, en raison des pertuis nombreux des follicules qu'elle contient. L'épiglotte seule ne s'articule pas.

B. *Des articulations.* On a fait cette distinction :

1re *catégorie. Articulations extrinsèques*, ce sont plutôt des *unions* que des *articulations*, telles que celles qui sont établies *entre l'hyoïde et le thyroïde.*

Il n'y a qu'une membrane ou aponévrose *thyro-hyoïdienne* (ligamens thyro-hyoïdiens moyen et latéraux des auteurs), étendue de toute la longueur de la surface postérieure de l'os hyoïde, à toute la longueur du bord supérieur du cartilage thyroïde, y compris les cornes ; elle est en rapport, en avant, avec les muscles sous-hyoïdiens, et, en arrière, avec la prétendue glande épiglottique, qui la sépare de l'épiglotte et de la muqueuse laryngée.

Entre le cricoïde et le premier anneau de la trachée. Une simple membrane fibreuse unit les bords de ces cartilages.

2e *catégorie. Articulations intrinsèques*, telles que :

La *double articulation crico-thyroïdienne*, double arthrodie ; les surfaces articulaires sont connues, disons qu'autour d'elles sont disposés de forts trousseaux fibreux que l'on peut, à la rigueur, distinguer en antérieur, postérieur et latéraux ; une synoviale s'y trouve annexée. Le glissement et un certain mouvement de bascule sont permis à l'articulation de ces cartilages ; tous deux sont encore unis dans leur intervalle par une membrane fibreuse (*ligament crico-thyroïdien moyen, ou membrane crico-thyroïdienne*), qui joint leurs bords voisins.

La *double articulation cryco-arythénoïdienne* : ici il y a une sorte d'emboîtement ; on connaît les surfaces articulaires, une enceinte ligamenteuse plus prononcée en arrière et en dedans les circonscrit : une synoviale les tapisse. Des mouvemens de bascule et de légère rotation se passent dans ces articulations. Les arythénoïdes sont encore liés entre eux par le *ligameut inter-arythénoïdien* ; à l'épiglotte par un repli muqueux (*arythéno-épiglottique*) ; de plus, au thyroïde par les *ligamens thyro-arythénoïdiens, ou cordes vocales.* Arrêtons-nous sur ce point ; les cordes vocales sont quatre ligamens sous-muqueux, deux de chaque côté et superposés (supérieur et inférieur), étendus horizontalement de la partie moyenne de l'angle rentrant du thyroïde aux arythénoïdes, les supérieurs, au milieu de la face antérieure de ces cartilages, les inférieurs à l'apophyse antérieure même de leur base. Notons que les supérieurs sont séparés des inférieurs par un espace où la muqueuse semble s'enfoncer et former un sinus (*ventricules du larynx*), lui-même surmonté par une autre arrière-cavité dirigée en haut ; enfin, que l'espace intercepté par les cordes vocales droites et celle du côté gauche est la *glotte*.

Les cartilages et membranes fibreuses dont nous venons de parler, s'encroûtent souvent avec l'âge de matière calcaire ; de là les points d'ossification sénile dont leur tissu se pénètre.

C. *Des muscles.* Toujours même division, appliquée aux muscles comme aux articulations. *Muscles extrinsèques* (ceux de la région sous-hyoïdienne, ainsi que ceux du pharynx qui impriment au larynx des mouvemens de totalité) ; *muscles intrinsèques* ou *laryngiens* proprement dits ; ils sont la plupart sous-muqueux, au nombre de neuf, quatre pairs, un impair, savoir : les *crico-hyoïdiens*, insérés au devant des articulations du même nom, obliquement dirigés de l'angle rentrant formé par la petite corne, et le bord inférieur du cartilage thyroïde, à la partie latérale de l'arc antérieur de l'anneau cricoïdien. Ils divergent donc de bas en haut, et d'avant en arrière, laissant apparaître dans leur intervalle la membrane crico-thyroïdienne ; le corps thyroïde les recouvre en partie. Les *crico-arythénoïdiens postérieurs*, appliqués à toute la face pharyngienne de l'arc postérieur du cartilage cricoïde, toutes leurs fibres, se dirigent de la ligne médiane de l'arc postérieur du cricoïde vers l'angle postérieur de la base des cartilages arythénoïdes; la muqueuse du pharynx les recouvre ; les *crico-arythénoïdiens latéraux*, petit groupe de fibres musculaires qui s'élève obliquement en haut et en arrière, du côté de la circonférence supérieure du cricoïde à la base de l'arythénoïde, entre le précédent et le suivant représenté par les *thyro-arythénoïdiens*; ceux-ci viennent de la face postérieure du thyroïde à la base des arythénoïdes, et correspondent aux cordes vocales supérieures par leur face interne; le dernier est impair, c'est l'*arythénoïdien*, composé de fibres entre-croisées obliquement, les unes allant de la face postérieure de l'arythénoïde droit à la face postérieure de l'arythénoïde gauche, et les autres inversement, elles surmontent le cartilage cricoïde sans lui adhérer distinctement. Des muscles *arythéno-épiglottiques* ne sont pas encore démontrés chez l'homme.

Cette charpente comprend en outre :

D. Une muqueuse et ses glandules;

E. Un tissu cellulaire adipeux ;

F. Les élémens communs de la vie (vaiss., etc.) ; mais il est encore des choses qu'il faut déterminer avant ; aussi passons-nous actuellement au larynx en général.

Du larynx en général.

L'appareil laryngien, considéré dans son ensemble, a la forme d'un cône renversé, à sommet tronqué et tourné en bas ; il offre à considérer une surface extérieure et une surface intérieure.

S. extérieure. On y voit en avant la saillie moyenne du cartilage thyroïde ; ses deux surfaces planes et obliquement dirigées en arrière et en dehors ; les cornes et leurs articulations, celles des inférieures avec le cartilage cricoïde ; les membranes cricoïdienne et thyroïdienne ; les muscles crico-thyroïdiens. Vue en arrière, par le pharynx ouvert, on découvre toute la hauteur du larynx, mesurée depuis le bord supérieur du muscle arythénoïdien et le sommet des cartilages arythénoïdes, jusqu'au bord inférieur du cartilage cricoïde et du muscle crico-arythénoïdien postérieur. Cette partie forme la paroi antérieure de l'extrémité inférieure du pharynx, paroi agrandie encore par l'espèce de sinus intermédiaire entre le cricoïde et la face postérieure des lames du thyroïde.

S. intérieure. Si nous examinons la cavité du conduit laryngien, nous voyons qu'elle est triangulaire et évasée supérieurement ; cylindrique et un peu moins large au niveau du cricoïde, c'est-à-dire inférieurement. Mais la partie intermédiaire ou *glotte*, n'a déjà plus que la forme d'une fente étroite. Arrêtons-nous sur cette fente, car là se passe tout le jeu vocal. Avant tout, nous devons prévenir que la glotte n'est pas l'ouverture supérieure du larynx ; celle-ci, bien différente, doit porter le nom d'ouverture sus-glottique du larynx ; elle est limitée en avant par l'épiglotte , sur le côté par les replis arythéno-épiglottiques ; en arrière, par la face antérieure du cartilage arythénoïde et le repli inter-arythénoïdien. La *glotte* est située plus bas , la fente qu'elle représente est oblongue d'avant en arrière, triangulaire, à base tournée en arrière à l'opposé de l'ouverture sus-glottique , comprise entre les deux cordes vocales droites , et les deux cordes vocales gauches , et suivant quelques auteurs entre les cordes vocales inférieures seulement ; car, disent-ils, les supérieures manquent chez certaines espèces animales. Ses dimensions antéro-postérieures (10 à 11 lignes), et transversales (5 ou quatre lignes) , sont moindres chez la femme que chez l'homme ; d'ailleurs, les muscles laryngiens les font varier ; dans ces dimensions qui résultent de l'âge , du sexe et de l'individu, doivent résider toutes les différences de voix pour la même note. Nous avons déjà dit qu'entre les cordes vocales d'un même côté, existait une cavité quelquefois vaste et prolongée en haut et en avant, formant là ce que l'on peut appeler la cavité du ventricule laryngien ; or, c'est cette disposition qui a fait comparer cette partie à un appeau, les cordes vocales circonscrivant les deux ouvertures supérieure et inférieure de l'instrument , et la dilatation ventriculaire du larynx, en simulant la cavité. Voici comment sont constitués les ventricules du larynx ; la corde vocale inférieure , *ligament thyro-arythénoïdien*, aplatie de haut en bas, se prolonge par son bord externe, en lamelle fibreuse, qui remonte et vient s'unir au bord externe de la corde vocale supérieure qui, ordinairement fort peu distincte, n'est autre alors que le bord même de la lamelle fibreuse et d'autres fois est au contraire forte et constituée par un ligament bien prononcé. Ainsi donc contrairement aux idées généralement reçues, le fond des ventricules laryngiens est formé par une lamelle fibreuse qui va de l'une des cordes vocales à l'autre. Cette lame est tapissée en dedans par la muqueuse et se trouve doublée en dehors par le muscle thyro-arythépoïdien dans la plus grande partie de son étendue et par le muscle crico-arythénoïdien latéral, seulement en bas. Les bords voisins de ces deux muscles sont en contact, au niveau du bord externe de la corde vocale inférieure, sur laquelle ils ne prennent insertion ni l'un ni l'autre ; le premier de ces muscles, quoi qu'on en ait dit, ne peut s'y insérer ; car les fibres de son bord inférieur sont parallèles au ligament thyro-arythénoïdien, et ne sauraient par conséquent prendre aucun point d'insertion dans leur longueur.

La circonférence supérieure ou base, ne nous donne que le bord supérieur du cartilage thyroïde; l'épiglotte et l'ouverture épiglottique. La circonférence inférieure se continue avec la trachée.

La surface intérieure du larynx comprend encore la muqueuse.

En effet, tout cet intérieur du larynx est tapissé par la muqueuse descendue du pharynx; il sera sans doute facile à quiconque aura suivi la description que nous venons de donner d'en tracer le trajet de haut en bas sur toutes les parties constituantes de l'organe laryngien ; quant à ses glandules (épiglottiques et aryténoïdes, etc.) elles ont été ou seront indiquées ainsi que la membrane à laquelle elle appartiennent dans l'exposé général de la muqueuse des voies aériennes.

Enfin, pour achever l'étude du larynx, il ne nous reste plus qu'à indiquer les vaisseaux et les nerfs.

Vaisseaux. Les artères du larynx lui sont données par les thyroïdiennes supérieures et inférieures et quelquefois par l'antérieure de Neubauer. Les veines vont se décharger dans les branches correspondantes. Les vaisseaux lymphatiques se rendent aux ganglions jugulaires inférieurs.

Nerfs. Ils lui sont fournis par la huitième paire, (nerfs pneumogastriques) en outre des branches des grands sympathiques peuvent y être suivies.

De la trachée-artère et des bronches.

Le conduit respiratoire unique, qui fait suite au larynx, s'appelle trachée-artère ; les embranchemens se nomment bronches.

Parlons d'abord A. *De la trachée-artère.* Tuyau fibro-cartilagineux et membraneux, convexe en avant et sur les côtés; en arrière, on dirait un cylindre dont on aurait retranché le quart postérieur; situé comme le larynx au devant du rachis cervical, sur la ligne médiane, il s'étend depuis la cinquième vertèbre du cou, jusqu'à la troisième vertèbre du dos en se prolongeant dans le médiastin postérieur. Ce tuyau est encore mobile et extensible, il a de 8 à 10 lignes de diamètre, et 5 et 6 pouces de longueur; ses rapports doivent être examinés au cou et dans le thorax.

1° *Portion cervicale. En avant,* elle est couverte par la glande thyroïde et les muscles sterno-hyoïdien et thyroïdien, le plexus veineux thyroïdien.

En arrière, elle est en rapport avec l'œsophage, surtout sa moitié gauche; avec le rachis et ses muscles antérieurs.

Latéralement, avec les grands vaisseaux sanguins et nerveux du cou, qui la cotoient d'assez près, comme le larynx.

2° La *portion thoracique* correspond antérieurement

aux gros vaisseaux nés de la crosse aortique, à cette crosse elle-même, à la veine sous-clavière gauche, au thymus et au sternum. Toujours au devant de l'œsophage, elle est placée aussi entre les plèvres et les poumons de chaque côté, l'aorte descendante est à gauche, inférieurement la trachée se bifurque.

B. Les deux *bronches* droite et gauche.

Elles s'écartent à angle obtus, et se portent en bas et en dehors vers chaque poumon correspondant, qu'elles vont former en grande partie en se ramifiant; la bronche droite est plus large, plus courte et plus horizontale que la bronche gauche, qui est plus volumineuse, plus longue et plus oblique; la première est embrassée par l'anse ou la courbure de la veine azygos, comme la gauche par celle de l'aorte. Elles se subdivisent, au hile des poumons, en trois pour les trois lobes pulmonaires droits, en deux pour les deux lobes pulmonaires gauches: à ce point les bronches font partie des racines des poumons; leurs rapports avec les vaisseaux qui entrent ou sortent de ces organes vont être étudiés collectivement sous ce titre, *Racines des poumons*; leurs subdivisions se multiplient et composent, à proprement parler, les organes pulmonaires.

Dans leur ensemble, la trachée et les bronches représentent un arbre, l'arbre bronchique, comme on l'a dit; voici sa structure: *Organisation*. On trouve de dedans en dehors, d'abord une muqueuse (Voyez *Muqueuse des voies aériennes en général*); puis, celle-ci est comme encerclée par des anneaux fibro-cartilagineux incomplets, liés entre eux par du tissu fibreux. Chez l'homme les cerceaux cartilagineux au nombre de quinze à vingt pour la trachée, sont interrompus dans leur quart postérieur; ils sont placés horizontalement les uns au dessus des autres, séparés par des intervalles étroits, entre lesquels se trouve une membrane fibreuse, extension du périchondre, et qui réunit leurs bords voisins; plus les bronches se ramifient, plus aussi les cartilages se rétrécissent et se rapetissent; ce ne sont plus que des grains disséminés, enfin, ils se réduisent à rien, et disparaissent dans l'intérieur de l'organe respiratoire. Les extrémités de chaque cerceau sont unies par des fibres musculaires transversales, qui peuvent les rapprocher et par cela même servir à l'expectoration; ces fibres musculaires composent le plan postérieur et membraneux de la trachée et des bronches; là où le cartilage n'est plus, le tissu musculaire existe encore, d'après Reisseissen, il est expirateur. Enfin, on s'est arrêté sur la forme de certains cartilages, tel le premier, quelquefois complétement annulaire, comme le cricoïde avec lequel il est uni par les divers tissus nommés; tel le dernier qui correspond au commencement de chaque bronche, et puis sur des anomalies de continuité entre les cartilages voisins, mais ceci importe peu. Les usages de cette stucture fibro-cartilagineuse, sont faciles à comprendre, elle est tout-à-fait en rapport avec la nécessité fonctionnelle de la circulation de l'air. Aussi, là où circule l'air, les conduits qui lui donnent passage, sont-ils tous entretenus dans un état de béance permanente, par un système cartilagineux superposé à la muqueuse, et à défaut de cartilage, par un squelette osseux; faut-il rappeler pour prouver ce fait général, le nez et les fosses nasales, le pavillon de l'oreille, la trompe d'Eustache, la caisse du tympan; enfin, tout le tube laryngo-bronchique? La terminaison des bronches sera décrite avec le poumon.

DES POUMONS.

Les poumons sont des viscères thoraciques préposés à l'hématose, à laquelle ils concourent par l'absorption gazeuse dont ils sont le siége. Au nombre de deux, remplissant les deux côtés de la poitrine, et séparés l'un de l'autre par le cœur et les médiastins ; chacun d'eux a la forme d'un cône irrégulier, à base en bas, sommet en haut. Les deux poumons, pris ensemble et vus par la face postérieure, ressemblent assez bien au sabot fendu des ruminans. Leur couleur est grisâtre, marbrée de noir, en taches ou en tracés linéaires qui répondent aux espaces interlobulaires ; mais on ne voit apparaître cette matière colorante que vers l'âge de vingt ans ; elle croît en proportion de l'âge. Long-temps bornée à la surface, elle se dépose plus tard profondément dans les intervalles des lobules. Pendant l'enfance et la jeunesse, la couleur des poumons est d'abord rosée, puis grisâtre. D'ailleurs, rien de plus variable qu'elle. — Tout poumon sain et qui a respiré est léger et surnage l'eau. — Le poumon droit est un peu plus volumineux, plus large, mais moins étendu en hauteur que le poumon gauche. L'un et l'autre font suite aux bronches correspondantes qui les forment essentiellement.

Considérés à l'extérieur, les poumons sont étudiés de plusieurs côtés, de telle sorte que leurs rapports sont en même temps analysés. — Ainsi : une face externe, que tapisse la plèvre viscérale, convexe et en rapport avec la face interne des côtes et des muscles intercostaux ; on y aperçoit un sillon profond dirigé obliquement de haut en bas, et du bord postérieur à l'antérieur, divisant dans presque toute son épaisseur le poumon gauche en deux lobes, un supérieur plus petit, l'autre inférieur et postérieur plus grand, de même aussi pour le poumon droit; mais de plus, le lobe supérieur de ce dernier, est divisé en deux portions par une scissure secondaire dirigée obliquement en bas et en dehors, de là un lobe moyen; chose remarquable, c'est que le cœur tient la place du lobe moyen absent du poumon gauche, en se plaçant entre ses deux lobes. — Une face interne qui répond au cœur et aux médiastins. — Un bord antérieur, lequel est mince, tranchant, placé derrière les cartilages costaux; celui du poumon gauche est échancré pour loger la pointe du cœur. Un bord épais remplissant les gouttières profondes qui règnent le long de la colonne rachidienne dorsale. Une base large, un peu concave, reposant sur la face supérieure voûtée du diaphragme ou cloison thoraco-abdominale et dirigée comme elle de haut en bas, d'avant en arrière et de dedans en dehors, circonscrite obliquement par un bord mince s'insinuant entre les côtes et les insertions du diaphragme; elle répond médiatement aux viscères de l'abdomen, à droite au foie, à gauche à l'estomac, à la rate et même un peu aux reins. — Un sommet assez volumineux, s'élevant quelquefois au dessus de la première côte, dans la région susclaviculaire; affectant des rapports différens avec l'artère sousclavière à droite et à gauche.

Maintenant les poumons considérés à l'intérieur présentent une cavité anfractueuse où circule l'air ambiant. Sans plus de détails, passons immédiatement à la structure.

Structure des poumons.

Organes essentiels du phénomène le plus prochainement nécessaire à la fonction d'absorption nutritive, l'*hématose*, les poumons peuvent se réduire , par la pensée, à deux vastes poches sur les parois desquelles se ramifie tout le système circulatoire du petit arbre vasculaire dont le sang non hématosé vient subir l'influence vivifiante de l'air. Mais ces cavités, au lieu d'être simples et uniques pour chaque poumon, comme nous venons de le supposer, se composent d'une foule d'embranchemens cavitaires terminés en cul-de-sac et provenant tous des divisions et des subdivisions des bronches. Ainsi, comme on le voit, nous reconnaisssons avec les anciens anatomistes , avec Malpighi et avec M. Bazin , la terminaison en cul-de-sac de chaque rameau bronchique : c'est là que m'ont conduit d'abord les recherches que j'ai faites à l'occasion du concours pour la place de chef des travaux anatomiques dans la Faculté de Paris ; mais ces recherches m'ont fait reconnaître dans le poumon une structure intime différente de celle que Reisseissen a admise, ainsi que de celle qu'a cru apercevoir M. Bourgery ; elles ne se rapprochent qu'en un point des idées de M. Bazin, la terminaison en véritables cœcums des dernières ramifications bronchiques. Le fond de ces cœcums m'a toujours paru légèrement renflé en manière de petites vésicules, non point comme on l'a pensé généralement pendant long-temps ; mais ces dilatations sont à peine marquées, et je pense, d'après ce que j'ai vu, qu'elles n'existent point chez les enfans, et sont le résultat, accidentel en quelque sorte, de leurs usages, ou peut-être des moyens que nous employons pour reconnaître leur forme et leur disposition. J'ai fait mes observations sur des poumons de divers animaux de la classe des mammifères, des rats, des cabiais, des lapins, des chats , des enfans : pour plusieurs de ces êtres, j'ai opéré sur des fœtus, n'ayant par conséquent point respiré, et cela particulièrement pour les individus de l'espèce humaine; j'avais dans tous les cas le soin de ne prendre que des poumons qui n'étaient point gorgés de sang, je les suspendais alors par le larynx dans un mélange d'eau distillée et d'alcool, et je versais ensuite, par petites portions, du mercure pur dans leurs canaux aérifères; je n'élevais que rarement la colonne du métal liquide au dessus de l'ouverture d'entrée ou laryngée. Quelquefois pourtant, au moyen d'un petit tube engagé dans ce canal, je l'élevais au dessus de ce point, tantôt de 6 lignes, tantôt de 1 ou de 2 pouces : dès les premiers instans on voyait bien le mercure arriver jusqu'à la surface de l'organe et s'y montrer comme à nu, mais cela dans quelques points seulement; ce n'était que successivement qu'on voyait une plus grande étendue de cette surface se garnir de globules argentés. Il ne m'a jamais été possible de remplir un poumon, de l'animal même le plus petit, de manière à en argenter toute la surface; toujours auparavant il s'est fait quelque rupture, et le mercure s'est échappé. Ce n'est donc que dans les lobes inférieurs que j'ai pu obtenir une injection bien complète.

Or, voici les premières observations que l'inspection seule permet de faire :

1° Les globules mercuriels qui apparaissent à la surface sont tellement superficiels qu'on les croirait immédiatement situés au dessous du feuillet de la plèvre;

2° Ils se montrent assez distinctement comme groupés par trois, et rappellent aussitôt les trois folioles terminales représentées par Reisseissen : au fond il y a bien quelque chose de cela, mais nous verrons plus tard ce qu'il en est en réalité.

3° Si l'on fait une piqûre légère sur l'un des globules, il s'écoule une grande quantité de mercure, et tout celui qui est dans la division bronchique afférente s'écoule ainsi que celui que contenait la trachée ; mais, pas un autre cæcum de la surface ne se vide, preuve patente qu'ils sont indépendans les uns des autres, qu'il n'y a point de communication entre eux, et partant que la structure n'est point cellulaire et aréolaire. Après avoir laissé les poumons ainsi injectés de mercure, et cela souvent pendant huit ou dix jours, dans l'alcool fort étendu, je les retirais et les faisais sécher, toujours pleins de mercure, ayant soin de diminuer la hauteur de la colonne, sans quoi il se faisait bien souvent des ruptures. La dessiccation est bientôt parfaite, et l'on peut alors faire les coupes qu'on juge convenables et les recherches qui font découvrir la distribution des ramifications bronchiques.

Si l'on coupe une tranche du poumon ainsi desséché, suivant la direction d'une division bronchique quelconque, grosse ou petite, de quelque ordre qu'elle soit, en passant par sa cavité, et que l'on continue de la découvrir autant que possible, toujours en enlevant des couches minces de la substance pulmonaire, on arrive à reconnaître une division trilobée, à peu près comme l'a représenté Reisseissen, mais avec cette légère différence que les trois embranchemens ou les trois folioles ne se séparent pas au même point; ils naissent successivement de points différens; deux, ne sont que des embranchemens collatéraux qui deviennent eux-mêmes terminaux, quand on atteint la surface pleurale de l'organe, l'autre est la continuation du rameau bronchique lui-même.

Si l'on poursuit chaque embranchement en particulier, on arrive à découvrir une disposition entièrement semblable, et ainsi de suite jusqu'à ce qu'on atteigne la terminaison dernière. Quelle que soit la direction du plan suivant lequel on a fait la coupe, on trouve toujours la même disposition.

Quand on examine sur ces coupes la cavité des ramifications que l'on a ouvertes, on découvre sur la partie intacte du canal des ouvertures assez rares dans les divisions principales, et de plus en plus nombreuses ou plus rapprochées dans les ramifications plus petites; l'on peut alors facilement reconnaître que ces ouvertures sont disposées de telle sorte que de quatre en quatre elles sont placées exactement suivant la même ligne, et que les canaux dont celles-ci sont l'entrée sontcompris dans un même plan; c'est-à-dire en résumé qu'elles sont alternes par quatre, ou disposées en manière de spirale dont chaque tour comprend trois ramifications, la quatrième commençant le tour de spirale suivant. De là on conçoit comment, quel que soit le plan suivant lequel la coupe ait été faite, on peut apercevoir ensemble trois canaux, le canal primitif et deux de ses embranchemens.

Mais on peut aller plus loin : en poursuivant un embranchement et une de ses ramifications successives, on finit par arriver à ce résultat, que la troisième subdivision revient au parallélisme, et suivant le même plan, avec l'embranchément duquel l'on est parti; d'où l'on doit conclure que chaque ramification forme un angle de 60 degrés avec l'embranchement qui lui donne naissance, car pour revenir au parallélisme à la troisième division il a dû parcourir une demi-circonférence. Il y a donc ainsi trois angles de 60 degrés chacun, donnant ainsi les 180 degrés de la demi-circonférence.

Par ce retour au parallélisme des divisions bronchiques successives, il est facile de concevoir comment la masse entière du poumon est canaliculée, et comment il y a absence de masses de tissu cellulaire qui, dans toute autre manière de concevoir la structure des poumons, seraient nécessaires pour remplir les vides qui existeraient nécessairement. Ces petites masses n'existent pas et pour nous, une simple lamelle cellulaire est interposée à toutes ces ramifications et les unit.

DE LA MUQUEUSE DES VOIES AÉRIENNES ET DE LA STRUCTURE PROPRE DES BRONCHES.

Elle commence aux narines antérieures au niveau desquelles elle offre un degré assez remarquable de sécheresse, quoiqu'elle soit pourvue d'un certain nombre de follicules muqueux ; son épaisseur est encore peu considérable, et sa densité y est remarquable ; mais bientôt, elle devient plus épaisse, surtout sur la partie inférieure de la cloison et sur le cornet inférieur ; elle devient de moins en moins épaisse à mesure qu'on se porte vers la partie supérieure ; elle s'enfonce dans le canal nasal, dans le sinus maxillaire, dans les celluleuses ethmoïdales, et par l'infundibulum elle se prolonge jusque dans les sinus frontaux, enfin elle va tapisser les sinus sphénoïdaux. A l'entrée de la plupart de ces cavités, du canal nasal, du sinus maxillaire et du sinus sphénoïdal, la membrane forme des replis qui garnissent ces ouvertures et les rétrécissent considérablement ; ainsi l'orifice du sinus sphénoïdal de rond et assez large qu'il est sur les os, est réduit à une fente verticale fort étroite ; l'entrée du sinus maxillaire, d'irrégulière ou à peu près triangulaire et très-large qu'elle est sur le squelette, devient extrêmement étroite, arrondie et d'une à deux lignes de diamètre ; l'orifice du canal nasal, se trouve garni d'une sorte de valvule semi-lunaire, antérieurement placée.

Sur le bord libre des cornets, de l'inférieur en particulier, la pituitaire forme également des replis qui dépassent ce bord, et cela davantage encore postérieurement qu'antérieurement. Dans le sinus maxillaire et surtout dans les sinus frontal et sphénoïdal, ainsi que dans les cellules ethmoïdales, la pituitaire devient excessivement mince, à tel point que plusieurs anatomistes la regardent comme de nature séreuse, elle y est en effet infiniment peu vasculaire et ne reçoit distinctement et directement aucun filet nerveux, ce qui explique l'adhérence si faible qui l'unit aux os ; ce dernier fait tranche d'une manière remarquable avec l'adhérence intime de la pituitaire aux surfaces osseuses, dans tout le reste de l'étendue de ces cavités, où elle est due à une disposition toute spéciale qui fait entrer, en quelque sorte, le périoste, comme partie constituante de la muqueuse ; l'épaisseur de cette membrane, que nous pourrons à présent appeler fibro-muqueuse, est parfois d'une ligne sur le cornet inférieur ; elle est à peu de chose près égale sur la partie inférieure de la cloison.

La pituitaire ferme complétement les orifices des trous vasculaires et nerveux qui pénètrent dans les fosses nasales ; ainsi, les trous de la lame criblée de l'ethmoïde, les trous sphéno-palatins et les trous palatins antérieurs.

La surface libre de cette membrane est rougeâtre, très-humide, elle nous offre un grand nombre d'orifices de follicules muqueux dont on peut même faire sortir le liquide par expression ; ce grand nombre d'organes sécrétoires est alimenté par une quantité considérable de vaisseaux, à tel point que M. Cruveilhier la dit évidemment érectile, mais elle n'a point la structure qui pourrait lui mériter ce nom, elle est seulement éminemment turgescente. Tout ceci rend raison des divers phénomènes morbides dont elle est le siége dans le coryza. Enfin, on peut facilement démontrer l'existence d'un réseau lymphatique superficiel, très-abondant que le hasard fit découvrir à M. le professeur Cruveilhier : on l'injecte facilement quand on pique très-superficiellement avec le tube à injections lymphatiques.

La peau, qui de la face se réfléchit dans les narines, conserve, dans une petite étendue encore ses caractères de tégument extérieur ; des follicules pilifères y donnent naissance à ces poils dont le développement est en raison direct de l'âge et qu'on nomme *vibrices* ; elle prend ensuite subitement les caractères que nous avons assignés à la pituitaire, laquelle se continue postérieurement d'une manière insensible, avec la muqueuse du pharynx et celle du voile du palais.

La portion la plus élevée du pharynx, appartient évidemment aux voies respiratoires ; car, d'un côté les trompes d'Eustache viennent s'y ouvrir, et de l'autre, pendant la déglutition, elle est séparée de la cavité que traverse le bol alimentaire, par le voile du palais relevé. Ici, la muqueuse propre aux canaux que l'air doit parcourir se trouve comme interrompue, elle recommence à l'orifice supérieur du larynx.

La muqueuse laryngienne commence sur la face postérieure de l'épiglote, et nous offre un grand nombre de trous qui sont les orifices extérieurs des follicules muqueux logés dans l'épaisseur de ce cartilage ; c'est à ces follicules qu'il faut appliquer la dénomination de glandules épiglottiques et bien reconnaître que la masse graisseuse située entre le pédicule de l'épiglote d'une part, le bord supérieur du cartilage thyroïde et la membrane thyro-hyoïdienne de l'autre, ne mérite nullement le nom de glande.

Cette muqueuse forme ensuite le repli *arythénoépiglottique* dans l'épaisseur desquels on trouve un tissu cellulaire séreux que l'on ne saurait mieux comparer qu'au tissu cellulaire sous-cutané des paupières, et qui est comme lui susceptible de s'infiltrer avec une grande facilité. Plus bas, la membrane enveloppe les cordes vocales supérieures, s'enfonce dans les ventricules du larynx et dans leur arrière-cavité, et leur adhère très-faiblement ; elle revient ensuite sur la corde vocale inférieure, et tapisse enfin la surface interne du cartilage cricoïde.

La muqueuse laryngienne est extrêmement mince, surtout sur les cordes vocales qu'elle laisse apercevoir à travers son épaisseur : elle est en général assez adhérente aux parties qu'elle recouvre : sa couleur est rose-pâle, et sa sensibilité est des plus vives dans sa portion supérieure ; au dessous de la glotte, elle est beaucoup moindre qu'au dessus. Enfin, elle est abondamment pourvue de follicules muqueux, et nous offre un grouppe de ces grandules qui a mérité le nom de *glande arythénoïde* : ce grouppe de follicules se compose de deux séries linéaires réunies à angles, de manière à représenter la forme d'un L majuscule. La branche verticale fait saillie sur la face antérieure du cartilage arythénoïde, et s'élève jusque sur le cartilage corniculé ; la branche horizontale se porte en avant, en suivant la corde vocale supérieure.

Dans la trachée, la muqueuse est extrêmement mince, et adhère fortement aux parties sous-jacentes qu'elle permet de voir à travers son épaisseur. Sa surface libre nous offre un nombre considérable de pertuis qui sont les orifices excréteurs des *glandules* qu'on nomme *trachéales*. Ces glandules forment une couche régulière, mais de plus en plus abondante à mesure que l'on se porte vers les bronches, et qui se trouve placée entre la couche fibreuse et la musculeuse ; les canaux excréteurs se glissent entre les faisceaux musculaires pour parvenir jusqu'à la muqueuse ; ceci s'observe sur la portion membraneuse de la trachée et des bronches. Mais entre les feuillets fibreux qui réunissent les cerceaux cartilagineux voisins on trouve d'autres glandules plus petites.

La muqueuse des voies aériennes, en devenant d'une ténuité excsssive, se prolonge jusque dans les dernières ramifications bronchiques qu'elle semble constituer à elle seule; mais elle n'en est pas moins doublée fort loin par la couche musculeuse qui se répand ici d'une manière uniforme sur toute la circonférence du canal membraneux; il en est de même des faisceaux élastiques longitudinaux qui constituent également alors une couche régulière de fibres longitudinales en dedans de la précédente.

En dehors de ces couches, les cerceaux cartilagineux se sont fractionnés en pièces isolées dont l'ensemble forme des anneaux qui entourent toute la circonférence des canaux que l'air doit parcourir; d'où résulte que les ramifications bronchiques prennent la forme cylindrique sans partie membraneuse. Cela arrive dès que les premières divisions bronchiques ont pénétré dans la masse du poumon. Ces pièces cartilagineuses sont disposées de manière à pouvoir chevaucher les unes sur les autres; elles deviennent de plus en plus minces, de plus en plus petites, et se réduisent enfin à de simples grains cartilagineux qui finissent par disparaître complétement à la dernière ramification du canal bronchique lorsque celui-ci devient entièrement membranenx.

DE LA PLÈVRE.

C'est un sac séreux imperforé, tapissant immédiatement la surface du poumon par sa lame viscérale qui fait essentiellement partie de ce viscère, en se développant d'autre part sur la surface interne de la cavité thoracique correspondante.

Il existe une plèvre de chaque côté, entièrement indépendantes l'une de l'autre, et toujours tenues à une certaine distance par la présence de quelque organe ou de masses cellulo-graisseuses.

Pour la décrire, nous allons adopter une marche différente de celle qui est généralement suivie et qui nous semble laisser beaucoup de vague et beaucoup d'incertitude sur sa disposition en quelques points : Ainsi nous allons la supposer partir d'un point unique et central de la surface extérieure du poumon : de là nous la concevrons facilement s'irradiant sur toute cette surface convexe, s'insinuant dans les scissures de l'organe, passant de la surface d'un lobe à la surface du lobe correspondant. Cette lame viscérale de la plèvre atteint ainsi les bords antérieur et postérieur, le sommet et la base du poumon, se réfléchit de toutes parts sur sa face plane, arrive jusqu'à sa racine et forme autour d'elle une gaîne cylindroïde qui se porte de dehors en dedans, l'abandonne bientôt, s'élargit de nouveau en se portant presque directement en avant, en arrière, en haut et en bas, dans toutes les directions, atteint ainsi les cartilages costaux, les côtés du rachis, l'ouverture supérieure du thorax ainsi que la première côte et le diaphragme ; elle se prolonge ensuite de toutes parts sur la face interne de la paroi costale thoracique, qu'elle tapisse entièrement. Ce sac séreux est doublé par une mince lame fibreuse qui lui donne sa résistance. Un tissu cellulaire très-délié unit intimement la plèvre à la surface du poumon, à la structure duquel elle paraît contribuer essentiellement. Sur la paroi costale l'adhérence est faible ; quelques petites masses graisseuses se trouvent communément ici, entre la membrane et les plans musculeux. Sur le diaphragme l'adhérence est intime, surtout au niveau du centre phrénique. On doit remarquer que la plèvre adhère assez fortement encore au péricarde, mais bien moins qu'au diaphragme.

L'intervalle que les deux plèvres laissent entre elles porte le nom de médiastin, mais la racine du poumon, le péricarde et la base du cœur, placés sur la ligne médiane ont fait distinguer un médiastin antérieur et un médiastin postérieur. Ces espaces communiquent l'un avec l'autre au dessus de ces parties, et permettent à la crosse de l'aorte de passer du premier dans le second, en embrassant la racine du poumon gauche. Au dessous et latéralement, l'adhérence des plèvres avec le péricarde sépare les médiastins l'un de l'autre.

Le médiastin postérieur est de forme prismatique; l'une de ses faces est tournée en arrière : on trouve là la colonne vertébrale, la fin des muscles longs du cou, l'œsophage, la veine azygos dont la crosse embrasse la racine du poumon droit, le canal thoracique, les nerfs pneumo-gastrique et des ganglions bronchiques. La veine-cave descendante est placée sur la limite des deux médiastins et à droite, tandis que la veine sous-clavière gauche croise à peu près horizontalement de gauche à droite cet intervalle. Le tronc brachio-céphalique, la carotide et la sous-clavière gauche (*aorte ascendante*) passent derrière cette veine. Ainsi se trouve établie la séparation des extrémités supérieures des médiastins.

Le médiastin antérieur est rétréci au milieu; on le voit évasé supérieurement, où il occupe la ligne médiane ; mais au dessous il devient beaucoup plus large en se déviant à gauche, et s'étend jusque derrière les cartilages costaux de ce côté. Le cœur se loge dans sa cavité et chez le fétus le thymus règne dans toute sa longueur, depuis la thyroïde jusqu'au diaphragme.

Cet organe diminue de hauteur, de bas en haut ; il finit par disparaître complétement et se trouve remplacé par une masse de tissu cellulaire adipeux.

THYROIDE.

Situé au devant de la trachée, cet organe auquel le nom de glande ne convient en aucune façon, est à mes yeux un organe d'hématose, remplissant des usages analogues à ceux de la rate, c'est-à-dire qu'il est chargé de faire subir à la masse considérable de sang qu'il reçoit par ses quatre ou cinq artères, une modification d'autant plus nécessaire que l'on s'éloigne moins de la vie fœtale où elle joue un rôle important. A cette époque, la rate et le foie paraissent aussi, essentiellement destinés à suppléer les poumons, le foie seul reste par suite chargé d'une fonction spéciale et différente, mais nous pensons qu'encore il ne perd point entièrement son utilité comme annexe des organes de la respiration. Les larges communications veineuses de la glande thyroïde avec les veines sous-clavières et par suite avec la veine cave supérieure, offrent de l'analogie avec les communications directes des veines hépatiques, et disons mieux de la veine porte avec la veine cave ascendante.

Cet organe offre à peu près la forme d'un croissant à concavité supérieure, mais sa partie moyenne appelée *isthme* moins haute que les parties latérales, manque bien rarement ; aussi les cas où l'on a vu les lobes latéraux entièrement séparés, sont-ils tout-à-fait exceptionnels.

L'isthme de la thyroïde est placé au devant des premiers anneaux de la trachée. Souvent de son côté supérieur il s'élève un prolongement de forme variable, qu'on désigne parfois sous le nom de pyramide et que M. Cruveilhier avec plusieurs autres anatomistes seraient tentés de regarder comme des traces d'un canal excréteur qui aurait peut-être existé chez le fœtus; ce prolongement n'est à nos yeux qu'une sorte de corne moyenne comme on en voit presque constamment deux latérales. Les lobes de cet organe s'élèvent sur les côtés du larynx et du pharynx, par une pointe plus ou moins allongée qu'on nomme ses *cornes*. La portion moyenne vers la partie inférieure de laquelle se rapprochent les lobes latéraux, descend souvent fort bas et se rapproche beaucoup du sternum.

La face postérieure du corps thyroïde est concave transversalement pour s'accommoder à la forme des organes au devant desquels elle est située. La face antérieure est convexe mais d'une manière tantôt régulière et tantôt irrégulière, elle est recouverte par les muscles sterno-thyroïdiens, sterno-hyoïdiens et omoplato-hyoïdiens.

Ses bords répondent à la colonne vertébrale et sont cotoyés par l'artère carotide; et l'on peut dire aussi par la veine jugulaire interne et le nerf pneumo-gastrique. Ces organes sont souvent placés entre le rachis et la thyroïde, cela lorsque ce corps offre un certain développement.

Sa couleur est tantôt fauve et tirant un peu sur le jaune et tantôt d'un rouge foncé, lie de vin; elle offre, sous ce rapport, de l'analogie avec les organes, dont nous la rapprochons, la rate et le foie.

Il paraît composé de lobules que quelques anatomistes disent des vésicules; ces vésicules, dit-on, communiquent entre elles dans chaque lobe en particulier, tandis qu'il n'y a pas de communication entre celles du côté droit et celle du côté gauche; une sorte de capsule cellulaire l'enveloppe de toutes parts et se pro-

longe ensuite dans son épaisseur pour envelopper chaque lobule en particulier. Les sections que l'on pratique sur la thyroïde dans quelque point que ce soit,
laissent écouler un liquide séro-sanguinolent, que
Meckel dit analogue à la sérosité du sang.

D'après ce que nous avons dit touchant les usages
propre de cet organe, nous ne parlerons pas de son
prétendu canal excréteur.

DU CŒUR.

Placé dans le médiastin antérieur et rejeté à gauche,
le cœur enveloppé dans le péricarde offre avec les
parties voisines des rapports éloignés que nous indiquerons à l'occasion de ce sac fibro-séreux ; pour ce
qui lui est propre il nous suffira de noter que l'organe
central de la circulation est libre dans le péricarde
dont la capacité est plus grande que ne l'exigerait son
volume. Il faut noter surtout que le sac qui contient
le cœur est précisément plus vaste dans les points où
le cœur est le plus petit, c'est-à-dire à sa pointe,
d'où résulte que le centre de ses mouvemens de soulèvement, peut être regardé comme placé au point
de l'origine des gros vaisseaux, là la capacité du péricarde n'est pas beaucoup plus grande qu'il ne faut
pour contenir la base du cœur.

La forme générale du cœur est celle d'un cône légèrement aplati dans le sens antéro-postérieur, et
dont la base, dirigée en haut, à droite et en arrière,
est surmontée par l'origine des artères aorte et pulmonaire qui occupent la partie médiane antérieure,
et par les oreillettes placées en arrière de ces vaisseaux
et qu'on voit s'étendre jusque sur les parties latérales.

La pointe de l'organe dirigée en bas, à gauche et
en avant, répond au cartilage de la sixième vraie côte

gauche ; généralement on la dit échancrée ; mais cette échancrure, qui se trouve formée par la réunion de la pointe des deux ventricules, et qui résulte de la réunion des sillons antérieur et postérieur des artères coronaires, se trouve située à droite du sommet du cœur, sur la partie la plus déclive du bord inférieur ou droit; il en résulte que le sommet proprement dit du cône, est constitué par la pointe du ventricule gauche.

La face antérieure du cœur regarde en même temps en avant, en haut et à droite ; aussi quelques uns l'appellent-ils face supérieure. Quand on laisse le cœur en place, et que l'on s'est borné à le mettre à découvert en incisant le péricarde en avant et dans toute sa longueur, on voit cette face avec sa forme triangulaire, que divise en deux moitiés inégales un sillon vertical parallèle à l'axe du corps et qui loge l'artère coronaire antérieure entourée de tissu cellulaire graisseux. La portion gauche de cette face offre une largeur à peu près égale dans toute son étendue ; sa forme générale est celle d'un ellipse allongé, surmonté par l'appendice de l'oreillette gauche qui arrive jusqu'au bord ; un embranchement de l'artère coronaire antérieure la divise en deux portions, l'une supérieure l'autre inférieure. La portion droite, plus étendue, est de forme triangulaire et se trouve légèrement déprimée ; le sillon précédemment indiqué forme son bord gauche, le bord droit du cœur forme son côté inférieur ; enfin, son côté supérieur mesure à peu près toute l'étendue de la base du cœur lui-même ; sur la moitié gauche de celle-ci, s'élève l'artère pulmonaire ; dans ce point, existe généralement une petite quantité de tissu cellulaire graisseux ; sa moitié droite est surmontée par l'appendice de l'oreillette droite, et là se trouve souvent accumulée une assez grande quantité de graisse. L'aorte qui s'élève derrière l'origine de l'artère pulmonaire et qui se trouve placée ici entre ce vaisseau et l'appendice auriculaire droit, s'aperçoit encore à la partie supérieure dans la cavité du péricarde.

Le cœur, vu par la face postérieure ou inférieure, est également triangulaire et se trouve divisé, comme la face antérieure, en deux portions inégales par un sillon que parcourt l'artère coronaire postérieure ; la petite quantité de graisse qui accompagne ce vaisseau est toujours très-peu considérable, à l'inverse de ce que nous avons vu en avant ; nous trouvons ici la portion située à gauche du sillon, beaucoup plus étendue que celle qui est située à droite, et cela dans un rapport inverse et bien plus grand qu'en avant. La forme de chacune de ces portions est triangulaire, toujours bombée à gauche et légèrement déprimée à droite. Ce qui doit frapper surtout, c'est la longueur bien moins considérable de l'axe du cœur vu postérieurement, comparée à l'étendue dans le même sens de la face antérieure. La face postérieure de l'organe central de la circulation est surmontée par les oreillettes, qui en occupent toute l'étendue transversale, et dont la hauteur, sur un cœur dans l'état normal, égale au moins la moitié de la face postérieure des ventricules. Au dessus de la moitié droite de cette face postérieure, c'est-à-dire au dessus du ventricule droit, on remarque l'entrée de la veine cave ascendante dans l'oreillette du même côté : au dessus de la portion gauche, on trouve la paroi postérieure de l'oreillette gauche, et dans la portion la plus élevée l'entrée des deux veines pulmonaires droites dans cette cavité. Dans ce même sens, les oreillettes s'élèvent jusqu'au point où la lame séreuse du péricarde se réfléchit sur le cœur lui même.

Le bord gauche du cœur, un peu obliquement dirigé en bas, en avant et à gauche, regarde à gauche, en arrière et en haut; il est en même temps fort épais.

Le bord droit, dont le peu d'épaisseur lui a mérité le nom de bord mince ou bord tranchant, très-oblique en bas, à gauche et en avant, et presque horizontal, repose sur le diaphragme et regarde en bas, à droite et en avant. Une petite quantité de graisse se trouve déposée sur toute son étendue.

On est embarrassé quand il s'agit de préciser ce que l'on doit entendre par base du cœur; doit-on comprendre sous ce nom, en même temps, et la portion des ventricules surmontée par l'aorte et l'artère pulmonaire et le côté supérieur des oreillettes; ou bien doit-on n'appliquer cette dénomination qu'à la base des ventricules seuls. Nous adoptons cette dernière manière de voir en raison de la plus grande facilité qu'elle offre pour la description, et de la plus grande précision qu'elle permet d'y apporter. Considérée sous ce point de vue, et dans la position naturelle du cœur, nous dirons la base de cet organe coupée verticalement; ce qui résulte et de la direction générale du cœur oblique en avant, et de la plus grande étendue de sa face antérieure, comparée à l'étendue de sa face postérieure. Cette base regarde donc directement en arrière, indépendamment de son obliquité de haut en bas et de gauche à droite.

Des ventricules du cœur. Séparés l'un de l'autre par la cloison inter-ventriculaire, le droit est situé à droite et en avant de celui du côté gauche, qui se prolonge en arrière de lui, en raison de l'obliquité de la cloison dont le bord antérieur répond au sillon de l'artère coronaire antérieure, et dont le postérieur vient répondre au sillon que nous avons remarqué sur la face postérieure; or, de ces deux sillons, le premier est plus à gauche, et le second beaucoup plus à droite; par suite la cloison est dirigée, suivant un plan très-oblique d'avant en arrière et de gauche à droite; il faut remarquer qu'elle est convexe à droite dans la cavité du ventricule droit, et concave au contraire, à gauche dans celle du ventricule gauche; d'où la capacité de ce ventricule, moins grande, comme on le dit, que celle du ventricule opposé, offre avec celle-ci une différence moins prononcée qu'on ne le pense généralement.

La cavité du ventricule droit et celle du ventricule gauche, nous offrent également trois parois : leur forme à chacune est celle d'une pyramide triangulaire présentant l'une et l'autre une paroi antérieure plus étendue en largeur pour le ventricule droit, plus étendue en longueur pour le ventricule gauche; une paroi postérieure, moins étendue dans tous les sens, pour le premier; enfin une paroi interne constituée par les deux côtés de la cloison, concave à gauche, convexe à droite, comme il a déjà été dit.

La base de chacun des ventricules nous offre deux orifices : l'un auriculo-ventriculaire, l'autre artériel. Les premiers, plus larges que les autres, regardent en arrière et sont pourvus chacun d'une valvule dite *mitrale* à gauche et *tricuspide* à droite; toutes les deux, insérées au pourtour de l'orifice de communication entre le ventricule et l'oreillette; la valvule mitrale recouvrant complétement en avant cet orifice, que l'on n'aperçoit point quand le ventricule gauche est ouvert par sa face antérieure. Dans cette circonstance, on voit bien distinctement sur la paroi postérieure les deux colonnes charnues principales, donnant naissance aux cordes tendineuses qui vont s'insérer aux deux angles qui ont fait donner à cette valvule le nom sous lequel on la désigne. On voit très-distinctement les plus internes de ces cordons venir s'entrelacer et se confondre sur la portion intermédiaire du bord de la valvule; dans l'épaisseur de ce bord on remarque souvent une sorte de grain cartilagineux. La portion antérieure du bord adhérent de la même valvule est insérée exactement sur le point de séparation de l'orifice aortique et de l'orifice auriculo-ventriculaire et ferme celui-ci très-exactement au moment de la contraction du ventricule. Mais cette valvule ne se borne point à la portion que l'on voit aussitôt que le ventricule est ouvert, et qui se trouve placée entre les deux orifices que la base de cette cavité nous présente, à laquelle viennent aussi se rendre les deux colonnes charnues principales; car si on la soulève, on voit que de la moitié postérieure de la circonférence de l'orifice auriculo-ventriculaire descend également un prolongement membraneux, moins large, mais auquel viennent se rendre également des cordes tendineuses fournies par d'autres colonnes charnues plus courtes et moins isolées de la surface intérieure de la cavité. L'ouverture de communication entre les deux cavités gauches du cœur, ventricule et oreillette, ne se trouve donc point fermée par une seule lame antérieure, comme on le pense assez généralement; mais elle est au contraire garnie sur toute sa circonférence par un prolongement circulaire dont la lèvre antérieure est plus étendue que la postérieure, et dont l'ensemble représente assez bien les paniers destinés à prendre certains poissons.

L'orifice aortique est placé directement au devant du précédent et nous offre les trois replis semilunaires dits *valvules sigmoïdes*, dont le gauche recouvre, par son bord supérieur, l'entrée de l'artère coronaire postérieure, et dont l'antérieur recouvre celui de la coronaire antérieure. Ces ouvertures ne sont qu'incomplétement fermées par ces valvules.

La valvule tricuspide offre une disposition sembla-

semblable à celle de la valvule mitrale, mais cela d'une manière beaucoup moins distincte. De ses deux lèvres, l'une est en même temps antérieure et droite, l'autre postérieure et gauche ; la première est la plus large et présente deux angles auxquels viennent se rendre les tendons de deux colonnes charnues qui s'élèvent l'une de la paroi antérieure, l'autre de la paroi postérieure de la cavité; la seconde lèvre reçoit l'insertion des tendons d'une autre colonne qui s'élève de la paroi interne ou cloison. Ces trois colonnes, allant se rendre chacune à un angle distinct de la valvule, ont fait donner à celle-ci le nom de tricuspide. Il faut noter que, l'une des commissures de ces deux lèvres répondant à l'entrée de l'artère pulmonaire , il en doit résulter qu'au moment de la contraction, le reflux du sang dans l'oreillette est moins complétement empêché que du côté opposé.

L'orifice de l'artère pulmonaire est situé en avant, mais plus haut et un peu à gauche de celui de communication entre les deux cavités à sang noir. Toujours on aperçoit , entre l'origine de l'artère pulmonaire et le bord adhérent de la valvule tricuspide , une surface assez large constituée par les fibres charnues du cœur. L'entrée de l'artère pulmonaire est garnie, comme celle de l'aorte, des trois valvules sigmoïdes placées l'une en arrière, la seconde en avant et la troisième à droite.

La surface interne des ventricules est tapissée de faisceaux charnus dont les uns très-petits forment, vers la pointe, une sorte de réseau à mailles d'autant plus larges qu'on se porte davantage vers la base ; les unes, adhérant dans toute la longueur d'un de leurs côtés, sont dites *colonnes charnues du troisième ordre;* les autres, n'étant confondues avec la substance du cœur qu'à leurs deux extrémités , et formant un pont

dans leur partie moyenne, sont dites *du deuxième ordre.* Mais il est des faisceaux d'un plus grand volume,
beaucoup moins nombreux et qui, fixés par leur base
à la substance de l'organe, donnent naissance par leur
sommet aux fibres tendineuses qui vont s'insérer aux
angles du bord libre des valvules auriculo-ventriculaires;
ils sont appelés colonnes charnues du premier ordre.

L'épaisseur des parois des ventricules est beaucoup
plus grande à gauche qu'à droite, leur rapport est de
un à cinq ou six environ; celle de la cloison est seulement un peu moindre que celle des parois antérieure et postérieure du ventricule gauche.

A leur origine les deux troncs des systèmes artériel, pulmonaire et général, offrent les rapports
suivans : l'artère pulmonaire, est située exactement
en avant de l'origine de l'aorte, mais aussitôt elle se
porte très-obliquement à gauche, en haut et en arrière, tandis que l'aorte se porte à droite et en haut.
Après un trajet d'un pouce, et toujours contenus
dans le péricarde, ces deux gros troncs vasculaires
arrivent sur le même plan; puis l'artère pulmonaire
devient de plus en plus postérieure et se place en arrière de l'aorte, dont la crosse embrasse sa division
droite; mais ici déjà les vaisseaux sont hors du péricarde et ne doivent pas nous occuper en ce moment.

Des oreillettes. Situées derrière l'origine des artères
aorte et pulmonaire, elles occupent toute l'étendue
de la base des deux ventricules réunis, *base du cœur.*
L'oreillette droite offre une capacité plus grande que
la gauche; la différence entre elles est plus considérable qu'entre les ventricules. La cloison qui les sépare
n'est point placée dans le prolongement du plan de la
cloison des ventricules; elle ferait partie d'un plan qui
diviserait, d'avant en arrière, la totalité du cœur en
deux moitiés égales.

La forme des oreillettes est cubique ; on distingue à chacune six parois : la paroi antérieure de l'une et de l'autre est remarquable par le prolongement infundibuliforme dont elle offre l'entrée ; ce sont ces prolongemens qui viennent se montrer à l'extérieur du côté de la face antérieure à droite et à gauche des grosses artères qui naissent de la base des ventricules ; on les nomme *auricules* ou *appendices auriculaires*. Tous les deux s'élèvent un peu à gauche sur cette paroi de l'oreillette correspondante. La paroi postérieure de l'oreillette droite nous présente en bas la grande ouverture d'abouchement de la veine-cave inférieure, et tout-à-fait en haut de la même paroi, celle de la veine-cave supérieure ; l'espace qui les sépare est bien peu considérable ; aussi beaucoup d'anatomistes regardent-ils ces deux veines comme marchant à la rencontre l'une de l'autre et venant confondre leur paroi postérieure. Au dessous de l'ouverture de la veine cave inférieure s'élève un léger repli qui se prolonge à droite, autour de cette ouverture, et vient du côté gauche se continuer avec l'extrémité inférieure de la colonne antérieure de l'anneau de Vieussens ; aussi nomme-t-on souvent cette valvule, *valvule antérieure du trou ovale*. Ses usages chez le fœtus, où on la trouve plus large que chez l'adulte, ne sont pas connus d'une manière bien positive ; on suppose qu'elle sert à diriger immédiatement la colonne de sang qui arrive par la veine-cave inférieure vers l'oreillette gauche. (C'est la *valvule d'Eustache*.) Nous aurons peut-être un peu plus tard l'occasion d'y revenir.

Au dessous du point où la valvule d'Eustache se continue avec l'anneau de Vieussens, est l'ouverture ordinairement simple, parfois multiple, de la grande veine coronaire ; de la partie inférieure de son pourtour s'élève un repli valvulaire qui la ferme plus ou moins complétement et auquel on donne le nom de *valvule de Tébésius*, ou petite valvule d'Eustache.

La paroi postérieure de l'oreillette gauche n'offre à noter que les deux orifices des veines pulmonaires droites; ces orifices sont situés en haut et à droite de cette paroi, tout près de la cloison, et sont placés l'un au dessus de l'autre.

La paroi interne de l'oreillette droite est plus étendue que celle de l'oreillette gauche, sur la partie supérieure de laquelle on voit les deux orifices des veines pulmonaires gauches.

Enfin la paroi interne des deux oreillettes est constituée par la cloison de ces cavités; fort mince à sa partie moyenne, offrant de chaque côté un enfoncement qui, beaucoup plus marqué à droite, a mérité le nom de *fosse ovale*; à gauche il est à peine appréciable. Cette partie mince est entourée d'un anneau musculaire appelé *anneau de Vieussens*, dont la portion antérieure, qui se prolonge au dessus et au dessous de cet enfoncement, est saillante et fort distincte du côté de l'oreillette droite; du côté de l'oreillette gauche on voit parfois en arrière une sorte de bourrelet apparent, mais beaucoup moins que ne l'était celui du côté droit. En arrière du bourrelet semi-lunaire antérieur ou droit existe souvent une sorte de cul-de-sac formé à gauche par la lame mince qui ferme l'ouverture du *trou de Botal*, comme on l'a nommé chez le fœtus, et souvent on peut faire passer un stylet ou la pointe des ciseaux jusque dans l'oreillette gauche, en soulevant une petite portion de cette lame, surtout lorsqu'elle est lâche et qu'elle offre un excès d'étendue. En arrière, la fosse ovale semble se continuer avec la veine-cave inférieure. La valvule d'Eustache, qui semble être un reste de la paroi antérieure de cette veine et qui chez le fœtus irait directement s'aboucher avec le trou de Botal, s'efface et se détruit en quelque sorte par le progrès de l'âge, et permet alors au sang de s'épancher dans l'oreillette, en même temps que le développement de la paroi postérieure et gauche de la même veine semblerait avoir pris de l'extension au point de venir fermer complétement le trou de Botal, en se glissant à gauche de l'anneau de Vieussens, pour venir s'appliquer sur lui et finir même par y adhérer.

La paroi supérieure des oreillettes n'offre rien à signaler.

La paroi inférieure nous présente les orifices auriculo-ventriculaires, avec la gouttière circulaire qui les entoure.

Les auricules et la paroi antérieure des oreillettes, surtout à droite, offrent un réseau bien prononcé constitué par des faisceaux charnus qui s'étendent jusque sur la paroi externe de l'oreillette droite.

Structure des ventricules. Des travaux de Lower, de Sténon, de Wolf, de M. Gerdy et de M. Cruveilhier, il résulte que : 1° Les orifices auriculo-ventriculaires sont chacun essentiellement constitués par un anneau fibreux, de forme légèrement ovalaire, dont le grand diamètre est dirigé d'avant en arrière, pour le droit, et transversalement pour le gauche. Ces anneaux offrent des expansions qui occupent la plus grande partie de la largeur des deux lèvres des valvules mitrale et tricuspide que complètent les tendons des colonnes charnues du premier ordre et le double repli de la membrane interne propre des ventricules qui s'étend sur les deux faces des lames fibreuses auxquelles aboutissent les tendons que nous venons d'indiquer.

Dans l'angle rentrant que forment en avant, et par leur rapprochement, les deux orifices auriculo-ventriculaires, existe un autre anneau, également fibreux, c'est l'anneau aortique. Devant celui-ci on trouve encore l'anneau fibreux de l'artère pulmonaire, situé un peu plus haut et un peu plus à gauche que lui ; le premier offre une épaisseur et une résistance plus grandes, et tous les deux donnent naissance, par leur côté supérieur, à une double rangée de prolongemens se composant chacune de trois festons ; les plus extérieurs s'avancent et ferment en partie les espaces que laissent entre eux les trois angles d'origine des deux artères principales du corps. Les prolongemens intérieurs s'avancent dans l'épaisseur des valvules sigmoïdes ; ceux des aortiques sont plus épais et plus larges que ceux des pulmonaires.

La plupart des fibres charnues du cœur, tant des ventricules que des oreillettes, naissent des anneaux fibreux auriculo-ventriculaires.

Les faisceaux charnus des ventricules doivent être distingués en ceux qui sont propres à chaque ventricule et ceux qui sont communs à tous les deux. Les premiers constituent, comme on l'a dit, une sorte de barillet ouvert à ses deux extrémités ; l'ouverture supérieure, c'est l'orifice auriculo-ventriculaire, est beaucoup plus grande que celle qui répond à la pointe de l'organe ; or, les uns admettent avec Sénac, que ces faisceaux charnus forment une spirale non interrompue depuis l'orifice de communication avec l'oreillette, jusqu'à la pointe tronquée de chaque ventricule ; d'autres ont cru reconnaître qu'ils forment des anneaux plus ou moins complets superposés ; enfin, ils ont paru à M. Cruveilhier former des cercles, dont les deux extrémités étaient fixées à l'anneau fibreux auriculo-ventriculaire et qui se croisaient à angle très-aigu. Nous n'avons pu distinguer d'une manière précise aucune de ces dispositions absolues ; nous admettons l'existence de cercles superposés, mais non point d'une

manière parfaitement régulière , un certain nombre
se coupant très obliquement. Plusieurs nous ont paru
partir et aboutir aux zônes fibreuses, les autres
lui restant entièrement étrangères : les deux extrémités d'un grand nombre de ces derniers anneaux
s'entre-croisent et ont fait croire à la disposition en
spirale.

Les deux ventricules sont ainsi entièrement indépendans l'un de l'autre , et dans cet état ils peuvent
être séparés avec facilité , ainsi que l'a démontré M. le
professeur Cruveilhier; mais les faisceaux charnus
communs forment d'abord une couche superficielle,
qui de la base de l'organe atteint sa pointe, pénètre
alors dans la cavité de chaque ventricule à travers
l'ouverture du sommet et vient constituer à l'intérieur
une couche plus profonde dont les fibres remontent et
viennent prendre leur insertion, sur les anneaux fibreux auriculo-ventriculaires, mais à l'intérieur. La
couche tout-à-fait extérieure seule est véritablement
commune aux deux ventricules , car ses portions
réfléchies sont nécessairement indépendantes dans
chaque cavité ventriculaire propre; or, voici les détails spéciaux qu'une inspection attentive montre :
Les fibres charnues qui naissent de toute l'étendue
du côté antérieur de la base du cœur se dirigent obliquement à gauche et recouvrent la plus grande partie
supérieure et gauche de la face antérieure du ventricule droit, toute celle du ventricule gauche et une
portion gauche et inférieure de la face postérieure ;
toutes ces fibres gagnent la pointe des ventricules et
se partageant en deux faisceaux inégaux, un plus
petit pour le ventricule droit et un plus considérable pour le ventricule gauche. Les fibres qui ont
pris naissance de la partie postérieure de la base
de l'organe, se dirigent de gauche à droite, gagnent

la pointe du cœur, se divisent en deux faisceaux à peu près égaux, mais le gauche l'emporte encore sur le droit; toutes ces fibres musculaires parvenues au sommet du ventricule auquel elles sont destinées, s'introduisent dans leur cavité par l'ouverture inférieure, en formant une sorte de soleil à rayons courbes, se réfléchissent et remontent sur la surface intérieure de la cavité ventriculaire; mais ici elles se comportent de trois manières différentes; les unes, continuant leur trajet *tourbillonné*, se prolongent sur la face intérieure de la paroi sur laquelle elles étaient descendues et forment avec leur portion descendante des 8 de chiffre, dont les anneaux inférieurs sont extrêmement petits et dont les deux branches sont séparées par les fibres propres de cette paroi. La seconde vient au contraire se jeter sur la surface intérieure de la paroi opposée et forme simplement des anses ou des arcs très-allongés; enfin il en est d'une troisième espèce qui s'élèvent libres au milieu de la cavité ventriculaire et qui constituent les colonnes charnues du premier ordre, c'est-à-dire donnant naissance aux tendons des valvules tricuspide et mitrale.

Structure des oreillettes. On y trouve premièrement des fibres que nous nommerons fibres à anse, les unes obliques, les autres verticales, partant en avant de l'anneau fibreux auriculo-ventriculaire et venant s'y terminer postérieurement; elles représenteraient bien les fibres circulaires mais incomplètes, de ces cavités dont on pourrait considérer l'axe comme placé horizontalement. Pour celles qui appartiennent à l'oreillette gauche, un premier faisceau est intermédiaire à l'auricule et aux veines pulmonaires gauches; un second, fort étroit, passe entre ces deux veines; ceux-ci sont obliques à gauche et en dehors; le troisième, beaucoup plus large, est vertical et occupe tout l'intervalle des veines

pulmonaires gauches et droites ; un quatrième, très-
étroit, passe entre ces deux dernières. Pour l'oreillette
droite, nous voyons que les fibres à anse passent toutes
à droite des veines caves, s'élèvent entre l'auricule et ces
veines, qu'elles cotoient, et viennent postérieurement
se fixer sur le cercle fibreux, à droite de la veine cave
inférieure : tout-à-fait à droite, les fibres deviennent
très-obliques et s'écartent les unes des autres. Au
même ordre de fibres, nous rapporterons l'anneau
musculaire qui, sur la cloison, circonscrit la fosse
ovale, en avant, en haut et en bas, et fait parfois le
tour entier.

En second lieu, nous trouvons placées parallèlement à l'anneau fibreux, des fibres circulaires formant
du côté gauche, un plan continu, plus large en avant,
où il tapisse toute la paroi antérieure et qui est bien plus
étroit en arrière : à droite, ces fibres sont bien plus
rares, et laissent entre elles des espaces, d'où résulte
avec les fibres à anse, et tout-à-fait à droite, un rai-
seau bien distinct, à le voir par transparence. Sur la
paroi antérieure, dans les auricules des deux côtés,
cette disposition des fibres charnues prend une apparence aréolaire, bien prononcée.

On a dit encore qu'autour des orifices d'entrée des
veines pulmonaires, il existait des sortes de sphincters ;
mais il n'y a là qu'une fausse apparence, dépendant
de ce que les fibres à anse sont obligées de s'é-
carter pour laisser passer ces veines, et, s'infléchissant
autour d'elles, semblent les entourer.

Les fibres à anse et les fibres circulaires ne forment
pas deux plans entièrement distincts et superposés ;
mais elles s'entrelacent et sont alternativement plus
ou moins superficielles.

Il existe encore pour les oreillettes, des fibres communes qui constituent un faisceau transversal anté-

rieur et qui s'étend d'un auricule à l'autre, en passant derrière les artères aorte et pulmonaire ; ces fibres,
à leur terminaison de chaque côté, concourent à la
formation de la disposition aréolaire des auricules.

Du péricarde.

Ce sac séro-fibreux présente, au premier abord,
une forme différente de celle du cœur, ou du moins
il offre une position inverse ; sa base repose sur le diaphragme, où elle adhère fortement au centre phrénique, et regarde en bas, en arrière et à droite. Le sommet est tourné en haut et se dirige un peu à gauche.
Sa capacité, plus considérable que ne l'exige le volume ordinaire du cœur, paraît aux uns n'offrir que
la capacité nécessaire à la plus grande dilatation normale de l'organe, M. Cruveilhier est de ce nombre ;
d'autres, avec Sénac, la croient fort excédante. Il
nous a toujours semblé qu'elle était non seulement en
rapport avec la dilatation dont le cœur est susceptible,
mais qu'elle était encore en raison nécessaire du déplacement qui constitue un des points essentiels des
pulsations du cœur ; ceci nous explique le fait remarquable de ses plus grandes dimensions dans les points
précisément, qui correspondent à la partie la moins
volumineuse du cœur ; c'est là que le déplacement de
l'organe central de la circulation est le plus étendu.
Nous avons déjà dit en parlant du cœur, que sa base
ne présentait pas une différence fort grande relativement à la capacité du péricarde en ce point.

Le péricarde est formé de deux lames, une fibreuse
extérieure, composée de fibres entrecroisées dans
toutes les directions ; cette membrane est blanche et
a été comparée à la dure-mère : ce rapprochement
est fort exact. Ce feuillet s'élève jusqu'à un pouce de

hauteur sur l'origine des gros vaisseaux et se prolonge en manière de gaîne jusqu'à une petite distance.

La lame séreuse le tapisse à l'intérieur, en lui adhérant fortement. Elle s'élève aussi sur l'origine des gros vaisseaux, mais moins haut que la lame fibreuse, se réfléchit et vient ensuite tapisser immédiatement la surface même du cœur, auquel elle est intimement unie. Parvenue à la pointe de cet organe, elle ferme exactement l'ouverture qui s'y rencontre. Sa disposition, relativement aux gros vaisseaux qui partent du cœur, est remarquable : autour des artères aorte et pulmonaire, elle forme une gaîne commune et complète, de manière à ce que le doigt porté dans le péricarde puisse librement passer derrière eux ; tandis qu'à la veine cave supérieure, elle ne fournit qu'un demi-canal qui n'enveloppe que son côté antérieur. La veine cave inférieure est presque complétement entourée par cette membrane, qui forme derrière elle un double repli analogue aux mésentères. La disposition de la séreuse du péricarde, relativement aux veines pulmonaires, est semblable à celle que nous avons vue sur la veine cave supérieure.

Le péricarde répond antérieurement au sternum et aux cartilages des quatre dernières vraies côtes ; mais dans sa moitié gauche, le bord antérieur du poumon correspondant vient se prolonger devant lui et l'éloigne des parois thoraciques. En arrière, le péricarde est en rapport avec les organes contenus dans le médiastin postérieur ; sur les côtés, il est en rapport avec les poumons dont le séparent les plèvres, et se trouve cotoyé à droite et à gauche par l'artère et le nerf diaphragmatiques supérieurs.

Racine des poumons.

Sous ce nom, l'on comprend l'ensemble des canaux

aériens et sanguins qui vont se distribuer au poumon ou qui en sortent. Ils sont de trois ordres : les bronches, les artères pulmonaires, et les veines pulmonaires. Quand on a ouvert le péricarde en arrière, et qu'on regarde de ce côté après avoir isolé tous les canaux, on voit : 1° les deux bronches s'écartant à angle aigu pour se plonger dans chaque poumon ; mais avant d'y pénétrer elles se divisent en deux branches principales, l'une plus haut et un peu en avant, qui gagne le lobe supérieur du poumon correspondant, l'autre plus inférieure et plus volumineuse gagne le lobe inférieur ; à droite la première se subdivise aussitôt pour fournir au lobe moyen.

2° Au devant des bronches et à travers la partie supérieure de l'angle que forme la bifurcation de la trachée, on aperçoit les artères pulmonaires droite et gauche et particulièrement la première : leur direction est horizontale ; on les voit ensuite reparaître en dehors des bronches vers le milieu de la longueur de celles-ci, et aussitôt elles se subdivisent : une première branche plus élevée, marche au dessus de la division supérieure de la bronche correspondante et va pénétrer avec elle dans le lobe supérieur du poumon. La branche inférieure passe derrière la même division de la bronche, puis derrière la veine pulmonaire supérieure de ce côté, et gagne le lobe pulmonaire inférieur en se plaçant au dessus et un peu en arrière de la bronche.

3° Plus bas et sur le même plan, on trouve toujours dans l'écartement des bronches l'oreillette gauche et les quatre veines pulmonaires qui viennent s'y aboucher. Ces veines se comportent de la façon suivante : la supérieure passe au devant de la division inférieure de la bronche, puis également devant la division inférieure de l'artère pulmonaire, reste au dessous de la division inférieure de cette artère et pénètre dans le lobe supérieur avec elle : la veine pulmonaire inférieure du même côté, descend, rampe au dessous de la division inférieure de la bronche et pénètre dans le lobe inférieur du poumon, ayant au dessus d'elle la branche correspondante de l'artère pulmonaire ; la bronche se place en arrière.

Lorsque ces trois ordres de canaux pénètrent dans la substance du poumon, les veines se placent au devant des artères, les bronches restent en arrière, cela pour le lobe supérieur. Pour le lobe inférieur, nous avons trouvé la trachée au milieu, l'artère au dessus et un peu en arrière, et la veine plus bas et en arrière également. Plus loin, dans l'épaisseur de la substance pulmonaire, il n'y a plus rien de régulier pour ces rapports ; l'artère et la veine passent alternativement en arrière, en avant, au dessus, au dessous des divisions bronchiques, mais toujours on voit marcher l'artère et la veine ensemble.

La trachée-artère est en dehors du péricarde, et en arrière, tandis que la division première de l'artère et les veines pulmonaires y sont contenues : toutes les divisions secondaires de la première, et les premières divisions des dernières, sont au contraire en dehors de ce sac séro-fibreux. Il est inutile de revenir ici sur les rapports de l'œsophage, et d'indiquer ceux de l'aorte descendante ainsi que ceux des nerfs pneumo-gastriques. Ils se retrouveront plus tard.

FIN DU TOME PREMIER.

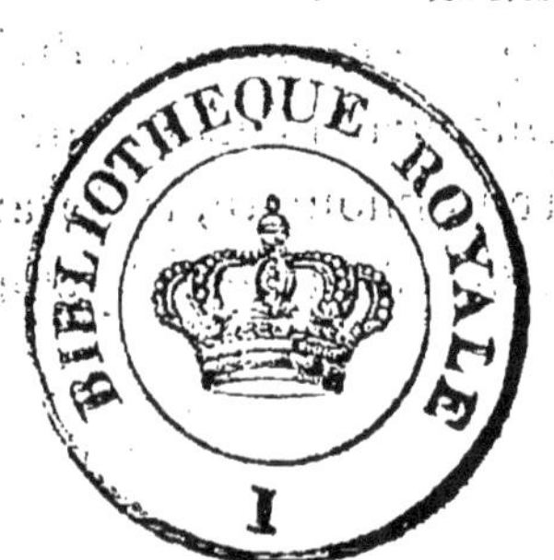

TABLE DES MATIÈRES.

DES OS DE LA TÊTE. 81

CONNEXION DES OS DU TRONC. 117

FIN DE LA TABLE DU TOME PREMIER.

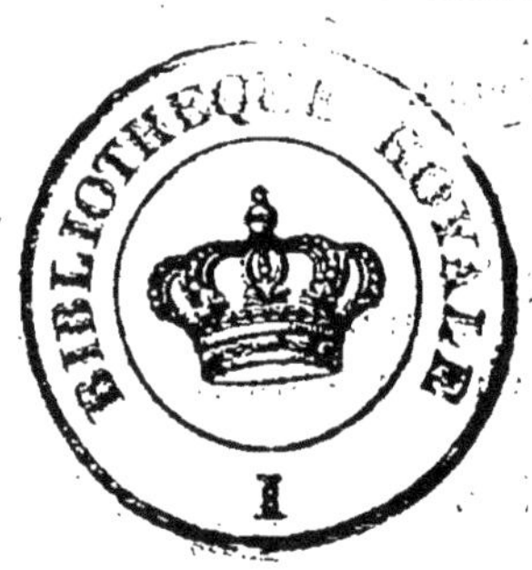